JN409717

글로벌 시대의 병원경영

글로벌 시대의 병원경영

인 쇄 일 : 2015년 9월 20일
발 행 일 : 2015년 9월 30일

저 자 : 권영대, 김광점, 송상용, 오상현, 이현주
발 행 인 : 현영덕
펴 낸 곳 : 도서출판 YOUNG
등록번호 : 105-90-67568

주 소 : 경기도 고양시 일산동구 호수로 358-25 동문굿모닝타워2차 1005호
전화번호 : 031) 904-7905~6
팩스번호 : 031) 904-7907
E-mail : youngpub@naver.com

ISBN 978-89-92843-77-5 93320 [정가 25,000원]

이 책은 저작권법에 보호를 받는 저작물이므로 무단전제와 무단복제를 금지하며
이 책 내용의 전부, 또는 일부를 이용하려면 반드시 저작권자의 동의를 받아야 합니다.

글로벌 시대의 병원경영

권영대 · 김광점 · 송상용 · 오상현 · 이현주 공저

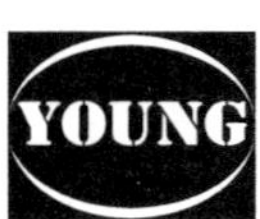

저자 약력

권영대

현재 가톨릭대학교 의과대학 인문사회의학과 및 의료경영대학원 교수, 의료경영연구소 소장이다. 서울대학교 의과대학을 졸업하고, 동 대학원에서 의료관리학 전공으로 석사 및 박사학위를, 아주대학교에서 경영학 석사학위를 취득하였다. 삼성서울병원 의료기획팀장, 기획실 실차장으로 병원 경영 실무를 경험하였으며, 의료경영 분야의 다양한 연구, 교육 경력을 가지고 있다.

김광점

현재 가톨릭대학교 의료경영대학원 교수이며, 동 대학원 교학부장을 맡고 있다. 서울대학교 경영대학을 졸업하고, 동 대학원에서 석사학위를 받았으며, 고려대학교 대학원에서 경영학박사학위를 받았다. 주)선경인더스트리에서 기업을 경험했고, 보건산업진흥원(구, 한국보건의료관리연구원)에서 의료서비스 산업에 대한 경험을 했다. 여러 병원을 대상으로 경영컨설팅을 했고, 몇 개의 정책연구에도 참여했으며, 우리나라 병원의 사례연구, 역사적 발전과정 연구를 통해서 한국형 의료경영학의 발전에 기여하려는 목표를 갖고 연구하며 가르치고 있다.

송상용

현재 성균관대학교 의과대학 삼성서울병원 병리과 교수, 바이오뱅크 은행장, 미래혁신센터 센터장이다. 서울대학교 의과대학을 졸업하고, 동 대학원에서 병리학 전공으로 석사 및 박사학위를 취득하고, 미국 National Institutes of Health (NIH)에서 세포외물질과 암전이 상관관계에 대한 연구를 하였다. 대한병리학회 연수교육이사와 기획이사를 역임하고, 삼성서울병원 경영혁신팀장, 의료기획팀장, 인사기획실장, 환자행복추진실차장, CRM 추진실장을 역임하며 학회와 병원에서 기획, 인사, 혁신, 고객만족(CS, CEM, CRM) 등 다양한 경영 실무를 경험하고 현재는 디지털헬스케어, 미래예측, 통합진료시스템, 병원해외진출전략 등의 실무를 담당하고 있다.

오상현

현재 구미대학교 보건의료행정학과 교수 겸 (사)한국청년취업연구원 부원장이다. 미래창조과학부, 한국연구재단, 고용노동부, 보건산업진흥원 등으로부터 다수의 연구용역을 수행하였고 영남대학교에서 경영학 박사학위를 취득하였다. 현재 중국 국립 서안의과대학교 제2부속 병원과 함께 서안 K-Beauty Medical Center 합작투자 프로젝트의 사업책임을 수행하고 있으며, 관심분야는 의료시스템 해외진출, U-헬스케어, 빅데이터 및 서비스플랫폼 설계이다. 2011년 미국의 세계인명사전 마르퀴스 후즈(Marquis Who's Who) 후 및 영국의 케임브리지 국제인명센터(IBC)에 등재된 바 있다.

이현주

현재 가톨릭대학교 국제보건연구소 연구위원, 가톨릭대학교 의료경영대학원 외래교수이다. 한국연구재단, 보건의료연구원, 식약청, KOICA 등으로부터 다수의 연구용역을 수행하였고 보건사회연구원 한국의료패널 평가위원, 한국인터넷정보학회 운영이사이며 University of Pittsburgh MBA, 이화여자대학교 경영학 박사학위를 취득하였다.

PREFACE

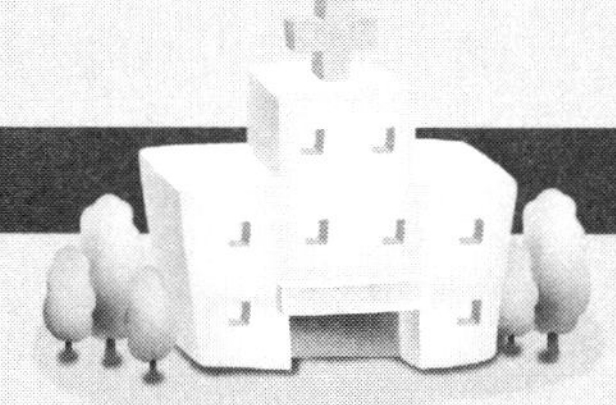

머리말

사회 전반적으로 보건의료서비스의 영리성 여부를 둘러싼 논란이 여전히 진행중이고, 제도적으로 보건의료서비스에서 영리 추구를 허용하는 것은 그 바람직성에 대한 입장의 큰 차이를 고려할 때 현실적으로 요원해보인다. 이념적 논란이 진행되는 중에도 의료경영의 현장에서는 해마다 적지 않은 수의 의료기관이 경영 부진으로 도산하고, 의료인이 되기 위해서 긴 시간을 보내야 했던 의료인들은 경영상의 문제로 인하여 신용불량자가 되고 있다. 경영상의 부진으로 인한 책임은 고스란히 개별 의료기관이 져야 하는 까닭이다. 그래서인지 많은 병원, 의원의 '원장님'들은 급변하는 환경과 경쟁 속에서 생존하기 위해서 애쓰면서 어떻게 '경영'을 해야하는지 궁금해하면서 지푸라기라도 잡는 심정으로 여기저기 모여서 서로 정보를 공유하고 컨설팅도 받고 있다.

비록 의료계에서 '경영'이라는 표현이 '돈', '수익성'에 대한 것을 강조할 때만 사용되는 개념으로 오해되고 있지만, 급격한 환경 변화 속에서 개별 조직이 생존하고 발전하기 위한 방안을 종합적으로 고민하는 기술이자 학문으로서의 경영은 우리나라의 의료 분야에서도 본래의 의미에 걸맞게 이해되고 활용되어야 마땅하다.

이 책의 기획은 경영에 목말라 하는 현장의 경영자들과 그들을 지원하기 위하여 병원 또는 의원 안에서 '경영' 기능을 수행하고 있는 실무자들에게 도움을 주기 위한 목적을 갖고 시작되었다. 그렇게 하기 위하여 경영학을 공부한 사람만이 아니라 의학과 경영학을 함께 공부한 사람도 참여하고, 지금 현재 병원에서 경영에 참여하고 있는 의사도 함께 참여하여 병원 경영에 관한 이론과 실무를 아우르는 책으로 만들어보고자 했다. 흔히 병원경영학 교과서에서 다루는 내용과 달리 경영에 대한 내용뿐 아니라 병원 경영 현장에서 이루어지는 실무가 어떻게 되어야 하는지를 다루는 장을 여러 장 포함시키고자 한 것은 그러한 목적에서였다.

이 책에는 병원 경영에 영향을 미치는 환경으로서 건강보험에 대한 내용도 포함하는 한편, 최근 의료기관의 주된 화두인 의료의 질 관리와 환자 안전에 관한 내용도 포함시켰다. 환자들이 의료서비스를 이용하는 과정에서 가능한 한 만족할 수 있도록 하기 위한 방안도 다루었고, 그러한 서비스 제공의 중심인 사람의 관리, 그 과정에 포함되는 사람들 사이의 원활한 상호작용을 가능하게 하는 조직관리에 대한 내용도 다루었다. 점점 치열해지는 의료기관 사이의 경쟁에 대응하기 위한 전략적 경영에 관한 내용도 다루었다. 이뿐 아니라 다른 산업과 달리 의료현장에서 특수하게 발생하는 업무인 원무관리, 여러 물적 자원의 관리에 대한 내용도 포함시켰다.

이 책의 기획과 출판은 '도서출판 영'의 열정과 인내심 없이는 불가능했다. 여기저기 흩어져 있는 여러 명의 말 안 듣는 저자들을 독려하여 하나의 작업으로 완성시킨 출판사의 추진력과 보기 좋은 모습으로 만들어낸 디자인팀의 능력을 칭찬하고, 수고에 감사를 드린다.

여러 주제를 다루고, 여러 주제를 다루기 위해서 여러 명의 저자가 함께 짧은 기간에 작업을 진행하다보니 하나하나 부분을 자세히 들여다보면 각 주제에 접근하고 기술하는 방식과 수준에도 차이가 보이고, 전체로서 구성된 모습을 조망하면 하나의 책으로 잘 조정된 모습을 갖추는 데 부족한 점이 눈에 들어온다. 의욕을 갖고 시작했음에도 불구하고 병원 경영에 관한 많은 수의 교과서가 있는데 또 하나의 책을 더한 데 그친 것은 아닌가 하는 아쉬움도 있다. 독자 여러분의 질책을 받아 다음에 더 완성된 모습으로 찾아뵐 수 있기를 바라면서 부족한 모습이지만 내어놓는다.

2015년 8월

저자 일동

CONTENT

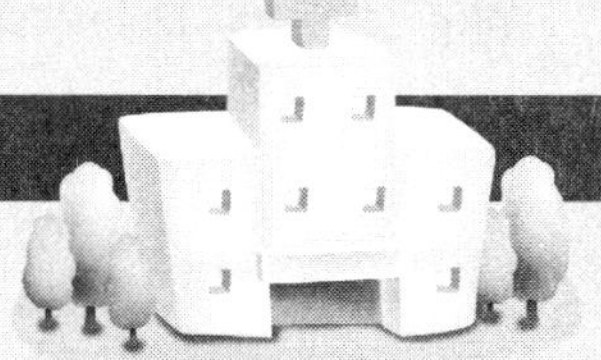

차례

CHAPTER 01

병원과 경영

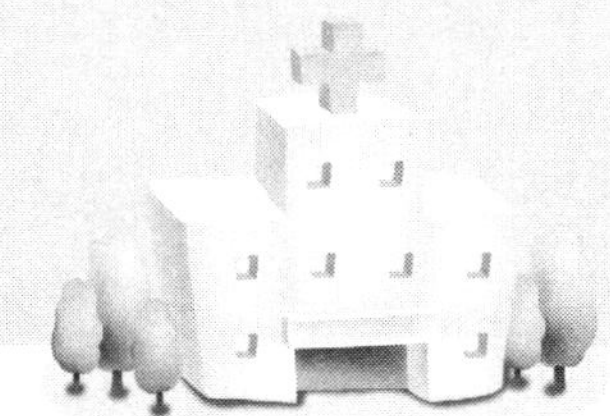

1. 경영의 정의와 활동

1.1 경영의 정의

일상생활에서 흔히 쓰는 단어 중에서 비교적 전문성을 가진 경우가 '경영'이라 할 수 있다. 일반적으로 기업을 대상으로 사용하지만 국가나 대표적인 비영리 조직인 교회, 사찰, 시민운동단체 및 병원에도 경영이라는 단어를 자연스럽게 사용한다. 또한, 농업경영, 산림경영 등 과거에는 경영과 거리가 멀다고 여겼던 분야나 산업에도 이제는 경영이라는 단어를 쉽게 접목해서 쓴다. 심지어는 자기경영, 생활경영과 같이 각 개인의 일상사에도 경영이라는 단어를 사용하는 데 주저하지 않는다.

일상적으로 사용하는 경영이라는 단어에 대해서 우리는 어떻게 정의하고, 어떤 개념을 가지고 있을까? (실제로 일상생활에서 흔히 사용하는 용어의 구체적인 정의를 물어보면 대개는 쉽게 대답하지 못 한다.)

경영이라는 말을 들었을 때 연상되는 단어를 물어보면, 많은 사람들이 '영리'나 '이윤 추구'라고 대답한다. 이는 기업과 같은 영리 조직에서 보다 많은 이윤을 창출하기 위한 활동이나 방법이 경영이라고 생각하기 때문일 것이다. 쉽게 말하면, 가게를 운영하는 상인이 어떻게 하면 이윤을 더 많이 남길 수 있을까 고민하고 이를 실현하기 위해 노력하는 것이 경영이라고 생각하는 경우가 많다는 이야기이다.

경영(經營, Management)의 정의에는 여러 가지가 있으나 가장 간단히 정의해보면 '조직을 관리하고 운영하는 활동'이라고 할 수 있다. 기업, 학교, 병원과 같은 조직을 세울 때는 그 조직의 설립과 운영을 통해 달성하려는 고유의 목적이 있으며, 단기와 중장기의 운영 목표가 있다. 조직의 고유한 설립 목적이자 존재 이유를 일반적으로 '사명(Mission)'이라고 한다. 병원을 예로 들면, '진료, 교육과 연구를 통해 지역사회의 건강에 기여함'을 사명으로 하는 경우가 많다. 이와 같은 조직의 설립 목적을 효과적, 효율적으로 달성하려는 활동을 경영이라고 할 수 있다.

흔히 사용하는 '비즈니스 마인드(Business Mind)', '경영 마인드'라는 말의 핵심적 개념은 효과성(Effectiveness)과 효율성(Efficiency)이다. 효과성은 우리가 세운 목표의 달성 정도를 의미하며, 효율성은 투입 자원에 대비한 효과(산출)의 정도를 말한다. 즉, 경영의 핵심은 목적이나 목표를 효과적이고 효율적으로 달성하려는 노력과 활동이다. 조직을 설립하고 운영할 때는 사용할 수 있는 자원(Resource)을 가지고 있다. 예를 들어, 크든 작든 기업을 설립할 때는 일정한 자본금을 가지고 시작한다. 돈 이외에 토지, 건물, 장비, 인력 등의 유형적 자원과 기술, 시간, 정보, 지식 등의 무형적 자원 등 다양한 형태의 자원을 이용해서 조직의 목적과 목표를 달성하려는 것이다. 그런데 사용할 수 있는 자원은 무한하지 않고 한정되어 있다. 이와 같이 한정된 자원을 가지고 조직의 목적과 목표를 달성하려고 하기 때문에 효과성과 효율성이 중요하다.

이러한 내용을 기초로 경영의 개념을 다시 정의해보면, '한정된 자원을 이용하여 조직의 목적과 목표를 효과적이고 효율적으로 달성하기 위한 노력과 활동'이라고 할 수 있다. 경영을 이렇게 정의한다면, 영리나 이윤 추구의 개념을 굳이 경영과 결부시킬 필요는 없다. 비영리 조직의 경우라면 이윤의 추구나 창출이 조직의 고유한 목적이 아니지만 한정된 자원을 가지고 조직의 목적과 목표를 달성해야 한다는 점에서는 영리 조직과 다를 바가 없다. 국가는 국민의 안녕과 행복을 추구하고, 병원은 지역사회 주민의 건강과 삶의 질 향상에 기여하고, 시민운동단체는 특정 분야의 자발적인 시민운동을 통해 시민들의 권리 신장과 공익 증진에 기여한다는 고유의 목적이 있으며, 이를 효과적, 효율적으로 달성하기 위해서 경영활동을 필요로 한다는 점에서는 아무런 차이가 없다. 따라서 조직의 목적과 성격이 무엇이든 간에 그 조직의 고유한 설립 목적 달성과 운영 목표를 달성하기 위해서 경영은 반드시 필요하다.

경영과 함께 관리(管理)라는 말도 흔히 사용한다. 일반적으로 경영과 관리는 거의 같은 의미로 사용하고 있으나 엄격하게는 의미 구분이 가능하다. 의식적이지 않더라도 우리가 일상적으로 사용하는 다음과 같은 사례를 통해서 경영과 관리의 의미를 구분할 수 있다.

경영	관리
전략경영	시간관리
글로벌경영	출퇴근관리
윤리경영	입·퇴원관리

일반적으로 관리는 보다 구체적이고 일상적인 대상을 상정하고, 단기간의 시간 범위를 가지며 실행의 성격이 강한 데 비해서 경영은 상대적으로 더 상위의 추상적인 개념이고, 중장기적인 시간 범위를 가지며, 기획의 성격이 강하다고 할 수 있다.

1.2 경영의 구체적 활동

경영의 구체적인 활동으로는 어떤 것이 있을까? 경영을 더 잘 이해하기 위해서는 구체적인 경영활동이 무엇인지를 살펴보면 도움이 된다. 경영활동을 간단하게 잘 설명하는 데는 'PDCA 사이클'이 유용하다. 처음 주장한 E. Deming의 이름을 따서 'Deming Cycle'이라고 부르기도 한다. PDCA란 Plan, Do, Check, Act의 약어로서 경영활동이 이루어지는 순서나 과정을 나타낸다. Check(C) 대신 Study(S)를 사용해서 'PDSA 사이클'이라고도 한다.

조직 전체를 대상으로 하는 큰 범위의 경영활동이든 단일 부서의 경영활동이든 경영은 대개 기획(P), 실행(D), 평가(또는 검토; C), 조치(또는 정착; A)의 순서로 이루어진다. 경영의 목표 설정, 내·외부 환경의 분석, 실행 전략이나 방법의 설정, 일정계획, 예산 수립과 가용 자원의 점검과 확보 등이 기획 단계의 구체적인 경영활동이다. 이러한 계획에 맞추어 집행 또는 실행하는 단계가 그 다음이다. 실행이 이루어지면 그 다음, 실행의 결과나 효과를 측정한다. 이는 첫 단계인 기획에서 수립한 계획이나 목표와 비교하여 그 차이를 확인하는 과정을 포함한다. 점검과 평가를 마친 후에는 필요한 추가 조치를 시행하는 마지막 단계의 활동이 있다. 계획대로 잘 실행된 경우에는 실행을 지속해 나가거나 확산시키고, 계획대로 이루어지지 못한 경

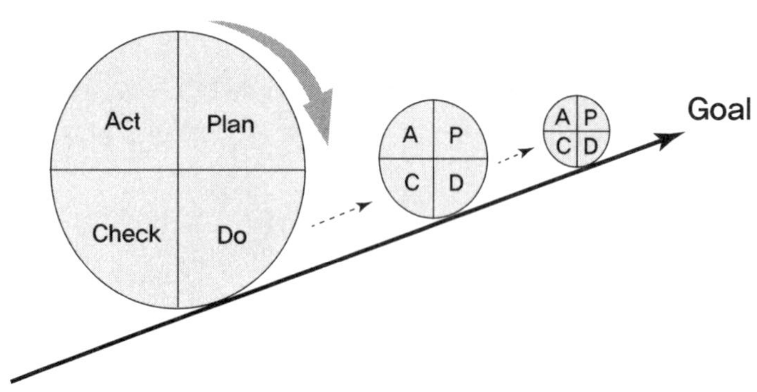

그림 1-1 PDCA 사이클

우에는 문제의 원인을 찾아내서 개선하고 다시 실행하는 과정을 밟는 것이 일반적이다. 이러한 순환 과정은 목표를 달성했다고 해서 한 번에 끝나지 않고 새로운 목표의 설정이나 목표의 상향 수정과 함께 연속된 순환과정을 밟는 것이 일반적이다(**[그림 1–1]** 참조).

PDCA 사이클과 달리 경영활동이 이루어지는 과정을 '기획(Planning)-조직화(Organizing)-지휘(Leading)-통제(Controlling)'로 나타낼 수도 있다. 조직화란 어떠한 형태로 조직을 구성할 것인가를 결정하고, 조직이 가진 자원을 배분, 조정하는 활동으로, 조직의 구성, 책임과 권한의 설정, 업무 방침 설정 등 조직 운영의 구체적인 기본 틀을 만들고 실행하는 단계이다. 지휘활동은 조직의 구성원이 업무를 잘 수행할 수 있도록 동기를 유발하며, 이끌고 지원하는 활동으로, 경영자의 경영 능력과 리더십이 특히 강조된다. 통제활동은 평가와 수정이 이루어지는 단계로, 목표나 계획과의 일치 여부를 평가하며 필요 시 계획이나 실행을 수정, 개선하는 활동을 시행한다. 이들 주요 경영 기능 간의 순서와 상호관계를 정리해보면 **[그림 1–2]**와 같다.

구체적인 경영활동을 살펴보는 또 하나의 접근방식은 경영활동의 영역(기능)을 구분해 보는 것이다. 실례로, 경영을 주된 연구분야로 하는 경영학의 세부 영역에는 재무관리, 회계학, 조직 및 인적자원관리, 마케팅, 생산관리, 전략경영, 국제경영, 경영정보 등이 있는데, 실제 기업의 부서명을 봐도 인사(인적자원), 재무, 경리, 회계, 기획(조정), 경영전략, 영업, 마케팅, 생산, 정보 등의 명칭을 공통적으로 사용한다는 것을 알 수 있다. 약간의 차이는 있으나 가장 기본이 되는 경영활동의 영역은 인사활동(인적자원관리), 재무활동, 마케팅활동, 생산활동, 기획(전략)활동 등으로

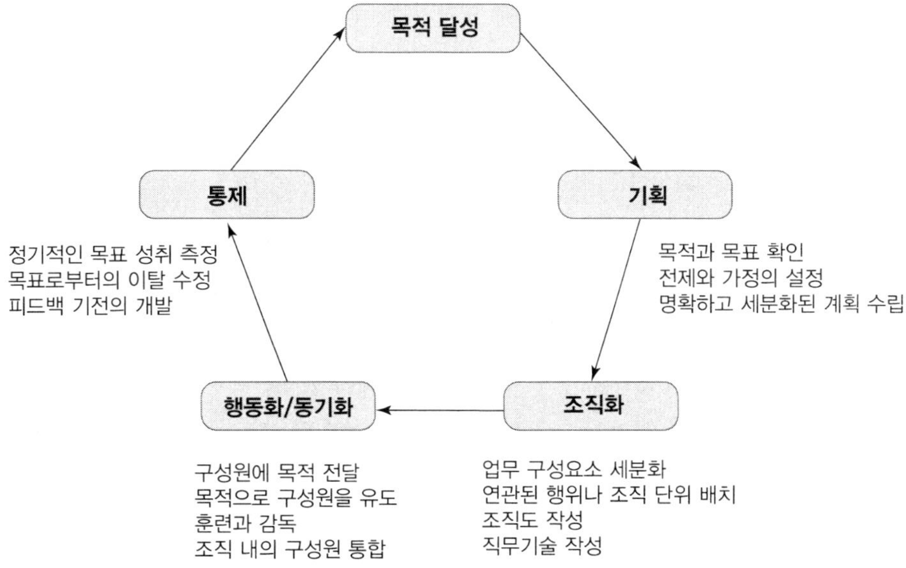

그림 1-2 경영기능 간의 상호관계

크게 구분할 수 있다.

- 인사활동(인적자원관리)은 조직 내 인력 관리와 관련된 모든 활동, 즉 필요한 인력의 모집, 선발, 채용과 배치, 교육과 훈련, 평가와 승진, 퇴출 등 다양하고 중요한 활동들을 포함한다. 우수한 인적자원을 획득하고 적재적소에 배치하며 지속적으로 그들의 역량을 향상시키고 동기를 부여하는 인사활동이야말로 조직의 성공적 운영을 뒷받침하는 가장 중요한 동력원이다.
- 재무활동은 조직에 필요한 자본을 조달하고 효과적으로 운용하는 활동으로, 관련이 많은 업무로는 경리, 회계, 세무 등이 있다. 기업의 경우에는 이윤의 창출과 극대화가 조직의 궁극적인 목표이기 때문에 재무관리는 조직의 관리활동에서 가장 중요한 부분의 하나로 간주된다.
- 마케팅활동은 넓게 정의해서 고객의 욕구와 조직의 목표를 만족시키기 위한 제품과 서비스의 교환 활동이라 할 수 있다. 즉, 고객의 욕구와 니즈를 정확히 분석하여 이를 기초로 제품과 서비스를 만들어내고, 관련 정보를 소비자에게 전달하고, 판매를 촉진시키며, 소비자에게 제품과 서비스가 효과적으로 전달되도록 하는 활동을 총칭한다.

- 생산활동은 자원을 활용하여 제품과 서비스를 직접 창출하는 활동을 말한다. 병원에서는 진료가 대표적인 생산활동이라 할 수 있다.

조직에는 수직적인 경영 계층이 존재한다. 한 명의 경영자가 관리할 수 있는 인력의 수(범위)는 한정되어 있으므로 조직이 커지면서 수직 계층을 만들어 중간 관리자를 두는 것은 필연적이다. 대부분의 조직에는 일선에서 업무를 수행하는 구성원으로부터 최고경영자에 이르기까지 몇 단계의 계층이 형성되어 있다. 이러한 수직적 계층을 크게 3단계로 구분하면 일선경영층, 중간경영층, 최고경영층으로 나눌 수 있다. 경영활동의 가장 중요한 핵심기능을 의사결정이라고 보면, 각 계층이 수행하는 의사결정의 내용과 특성에는 차이가 있다.

- 일선경영층의 의사결정은 주로 기능적 의사결정으로, 각자가 맡은 특정 업무의 효율적이고 효과적인 수행과 관련된다.
- 중간경영층의 의사결정은 관리적 의사결정이라 할 수 있는데, 자신이 속하거나 관리하는 부서의 목표 달성을 위한 자원의 획득, 효율적 사용과 관련한 의사결정이 주종을 이룬다.
- 최고경영층이 수행하는 의사결정은 전략적 의사결정으로, 조직 전체의 중장기적인 목표 설정, 조직 내 자원배분과 관련되며, 조직 전체에 영향을 미치는 활동이다.

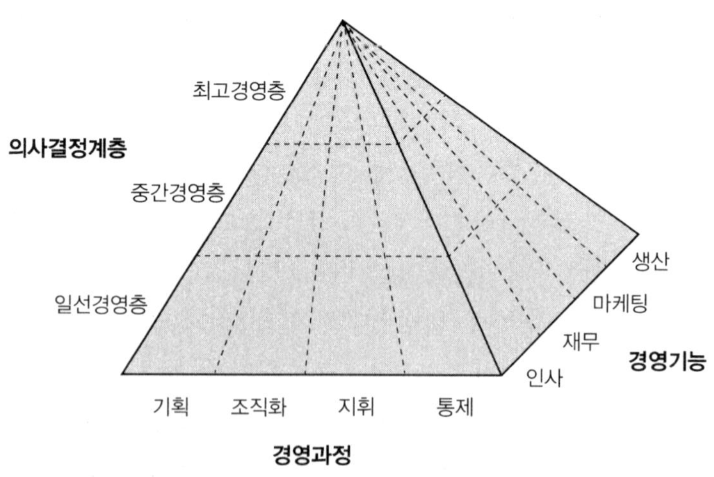

그림 1-3 세 가지 차원으로 본 경영활동의 세부 구분

지금까지 살펴본 세 가지 차원에서의 경영활동 즉, '경영활동의 과정이나 순서', '경영활동의 주요 영역(기능)', '의사결정 측면에서의 경영의 수직 계층'을 하나의 틀 속에 종합해 보면 **[그림 1-3]**과 같다. 이 그림이 모든 경영활동을 다 포함하지는 못하나 경영활동에 대한 포괄적인 시각을 제공해 준다. 경영이라는 단어와 함께 **[그림 1-3]**을 머릿속에 떠올리면 경영의 개념을 구체화시키는 데 도움이 될 수 있을 것이다.

2. 병원과 경영

2.1 병원의 역할과 기능

병원의 기능이라면 진료만을 떠올리기 쉽지만 병원의 규모가 커질수록 병원의 역할과 기능은 다양해진다. 세계보건기구(WHO)는 병원의 역할과 기능에 관해 다음과 같이 정의를 내리고 있다. "병원은 지역사회 주민의 예방, 치료 및 재활을 포함하는 포괄적 의료를 행하는 지역사회 의료체계의 중심기관이다. 또한 병원은 의료관련 종사자의 훈련과 생물·사회학적 연구를 수행하며, 지역사회 각급 의료기관이 효과적이고 효율적으로 운영될 수 있도록 제반 지원을 수행하여야 한다." 병원의 핵심 기능은 진료, 연구, 교육(훈련)과 지역사회 지원으로 요약할 수 있다는 의미이다.

단순한 의료의 필요(니즈)는 양적으로 많고, 반면 복잡한 의료의 필요는 양적으로는 적다. 어떤 증상이 있다고 해서 모두 의료 전문인력에 의해 치료되어야 하는 것은 아니다. 대부분의 증상은 아주 간단한 것이어서 아무런 조치 없이 자연 치유되거나, 의사의 관여 없이도 간단히 치료할 수 있다. 의사의 치료와 같이 고도의 의학기술을 필요로 하는 것은 전체 의료의 적은 부분에 불과하다. 의사에게 갈 필요가 있는 질환도 대부분은 그리 복잡한 것이 아니다. 내용이 매우 복잡하여 입원 치료와 같은 고도의 의료서비스를 필요로 하는 경우는 양적으로는 매우 적어 전체 환자 중 소수에 불과하다. 그러나 이들 복잡한 질환을 진단, 치료하기 위해서는 복잡한 시설, 기기와 고도의 의학기술을 필요로 하며, 많은 의료자원을 사용하게 된다.

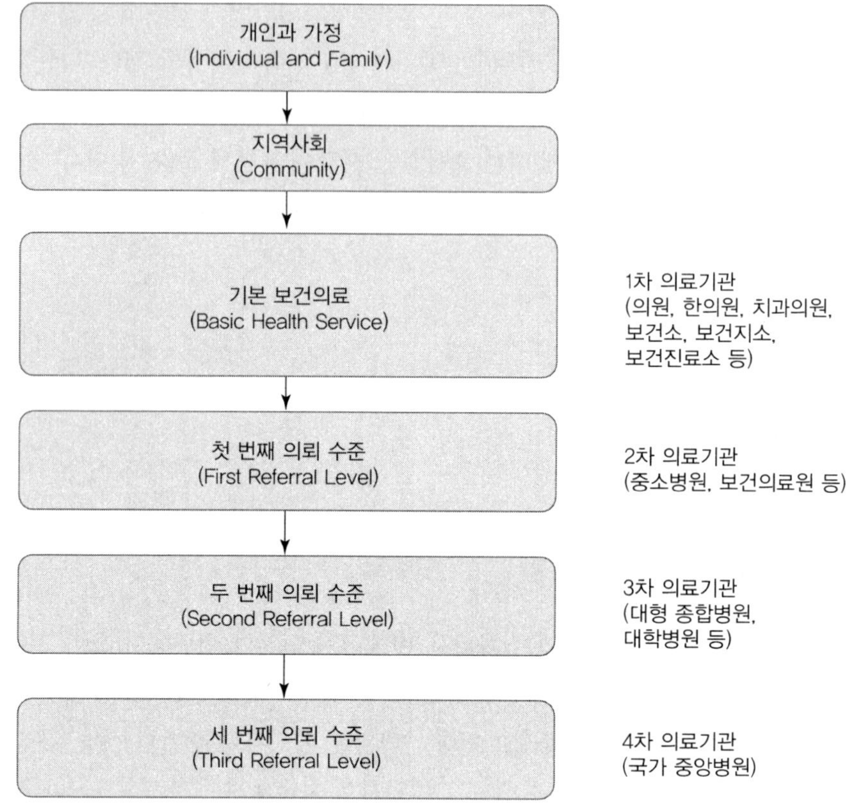

그림 1-4 의료서비스 제공의 단계

이와 같이 의료서비스는 필요의 복잡성에 따라 요구되는 시설, 기기 및 인력의 종류가 다르기 때문에 의료서비스는 단계화하고, 단계별로 기능이 적절히 분화되는 것이 바람직하다.

의료서비스의 제공체계는 **[그림 1-4]**와 같이 단계화할 수 있다. 이러한 의료제공체계에서 병원은 의원, 보건소 같은 기본 보건의료 단계에서 해결하지 못하는(해결이 적절하지 않은) 환자를 진료하는 것이 주된 기능이다. 병원도 규모와 기능 수준에 따라 첫 번째 의뢰 수준(2차 의료기관)과 두 번째 의뢰 수준(3차 의료기관)으로 나눌 수 있다.

병원의 가장 중요한 기능인 진료도 과거에 비해 훨씬 다양하고 복잡하게 변화, 발전하였다. 급성기 입원치료, 중증 환자를 위한 집중진료, 외래진료, 응급환자진료, 수술과 특수치료, 재활과 사회복귀지원, 아급성진료(Subacute Care)와 장기요양진료, 예방과 건강증진 등 계속해서 그 복잡성과 전문성이 높아지고 영역과 기능도 다양해지고 있다.

진료의 발전을 위해서는 연구의 뒷받침이 반드시 필요하다. 기초의학의 지식과 기술 연구는 병원 외부에서 이루어지는 것이 대부분이지만, 이러한 기초 지식과 기술을 임상에 실제로 적용하기 위해서는 병원에서의 중개연구(Translational Research)와 임상시험(Clinical Trial)이 필수적이다. 병원은 다수의 전문인력으로 구성되어 있으며 전문 서비스를 제공하는 조직으로 지식산업의 특성이 강하다. 최근에는 병원 연구 기능의 중요성과 병원이 보유한 우수 자원에 주목하여 병원을 중심으로 한 메디클러스터(Medi-Cluster)의 조성을 통해 의료산업을 육성하려는 정책과 연구 중심 병원 육성 사업이 시행되고 있다. 실제로 국내외 대형병원의 사례를 보면, 인력 구성과 수익 측면에서 연구가 차지하는 비중이 점차 증가하고 있다.

연구 외에 교육도 병원의 중요한 기능이다. 의과대학 학생, 간호대학 학생, 의료기사 양성 과정의 학생 등 전문분야 예비 의료인력의 실습교육이 병원에서 이루어지며, 인턴, 전공의(레지던트), 임상강사(펠로우) 등의 졸업 후 수련과정, 이미 배출된 의료 전문 인력의 평생교육(보수교육), 환자와 가족, 그 외에 지역사회 주민과 일반인을 위한 건강교육 등 병원이 제공하는 교육 과정과 프로그램은 실로 다양하다.

진료, 연구와 교육의 3대 기능을 기반으로 해서 병원은 지역사회 여러 기관(조직)과의 연계를 통해 이들을 지원하는 기능도 수행한다. 1차(2차) 의료기관에서 진료가 어려운 환자를 의뢰 받아 진료를 수행하며, 집중 치료가 끝난 후에는 환자를 처음 의뢰한 의료기관으로 다시 돌려보낸다. 진료 의뢰와 역의뢰의 연계 외에도 지역사회의 의료기관에 정보와 기술 제공, 인력교류와 교육 · 훈련 제공, 시설과 장비의 공동 사용(개방병원제) 등의 지원 기능을 수행한다. 그 외에 학교보건, 산업장보건 등에 참여하거나 지원 기능을 수행하는 등 의료 분야 외의 지역사회 기관이나 조직에 다양한 지원 활동을 벌인다. 병원의 사회적 책임(Corporate Social Responsibility)과 사회공헌활동도 강조되는 추세이다. 무료진료나 의료봉사 활동 차원을 벗어나 지역사회 건강관리, 사회적 기업과의 연계 활동, 교육과 문화 활동, 친환경 경영 등 다양한 사회공헌활동을 하는 병원이 늘어나고 있다.

이처럼 병원이 수행하는 기능 자체가 복잡하고 다양해지면서 병원의 조직체계도 이에 맞추어 크고 복잡하게 변모하였다. 조직이 크고 복잡해지면 병원의 경영

또한 어려워진다. 병원의 기능이 다양하고 전문성이 높으며, 이러한 기능의 수행을 위해 거대하고 복잡한 조직으로 변화하였다는 것 그 자체가 병원경영을 보다 어렵게 만드는 중요한 요인이다.

2.2 병원조직의 특성과 경영

의료기관, 특히 병원은 인간이 만든 조직 중 가장 복잡한 조직이라는 평가를 들을 정도로 내부 구성이 매우 복잡하다. '노동집약적'이라는 말이 나올 정도로 의료서비스는 사람의 기술과 노동력에 의존도가 높기 때문에 병원은 우선 많은 인력을 필요로 한다. 더구나 인력의 대부분이 면허나 자격을 가진 전문 인력(전문가)으로 구성되어 있으며, 전문 인력의 종류 또한 매우 많다. 전통적으로 자율성(Autonomy)을 중시하는 특성을 가진 전문 인력과 다양한 배경(학력, 경력, 분야, 연령 등의 차이)을 가진 많은 인력을 하나의 조직 속에서 조화롭게 통합시키는 일은 매우 어려운 일이다. 또한 전문 인력의 직종 간에는 기능의 구분이 분명하여 업무나 기능의 대체가 어려운 경우가 대부분이라 인력의 효율적 운용이 쉽지 않다. 이처럼 인적자원관리는 병원경영에 있어서 최우선 과제이자 중요한 과제라 할 수 있다.

인력 구성과 마찬가지로 병원의 조직체계 또한 상당히 복잡하다. 대형병원의 조직도와 일반 대기업의 조직도를 비교해보면 병원의 조직체계가 얼마나 복잡한 것인가를 쉽게 알 수 있다. 오늘날 우리가 보고 있는 병원의 복잡한 조직체계가 만들어진 것은 역사적으로 그리 오래된 일이 아니다. 고대 로마제국의 군사병원이나 중세 이슬람제국 대도시의 병원에서도 현대 병원의 모습과 유사한 시스템을 볼 수 있으나, 당시 병원은 현재와 같은 다양한 역할과 기능을 수행하지 않았으며 조직도 그렇게 복잡하지 않았다. 산업혁명을 거치면서 과학기술의 발전과 이에 기초한 의학의 발전이 병원을 의료의 중심기관으로 자리 잡게 만들었다. 근래 백여 년 사이에 병원은 진료, 교육과 연구의 기능 수행을 통해 지역사회 의료의 중심기관 역할을 수행하는 조직으로 발전하게 되었고, 그에 맞는 복잡한 조직체계를 갖추게 되었다.

경영의 측면에서 주목할 만한 병원조직의 특성 중 또 다른 하나가 이원화된 권위체계(Dual Pyramid)이다. 병원 인적 구성과 조직체계가 복잡하지만 크게 나누면 의료 전문조직과 이를 지원하는 행정(경영)조직으로 생각할 수 있다. 의료 전문조직은 직접 진료를 담당하는 의료 전문인력과 직접 지원인력으로 구성된 조직으로 진료과, 전문 진료센터와 진료 팀, 간호조직, 검사조직, 약무조직 등이 핵심을 이루는 조직체계다. 의료 전문인력의 특성이 조직을 움직이는 원리(특히 자율성과 전문가적 권위와 권력이 중요)로 작용한다. 반면, 행정(경영)조직은 인적자원관리, 재무관리, 경리 · 회계, 구매 및 물류관리, 시설 및 장비관리 등 진료가 원활히 이루어질 수 있도록 지원하는 기능을 주된 업무로 하는 조직체계다. 여기에는 일반적인 조직의 운영원리(제도, 규정, 공식적인 책임과 권한 등)가 적용된다. 따라서 양 조직체계는 서로 다른 권위에 의해 조직이 통제되고 운영되는 특성을 가지고 있다. 이러한 차이는 상호 의사소통의 장애물이 되고 상호 이해 부족의 문제를 유발한다. 이로 인해 상호간에 존중과 화합보다는 갈등과 불화가 일어나기 쉽다. 병원조직 전체 차원에서는 상이하고 이원화된 권위체계를 하나의 통합된 시스템으로 원활하게 운영해 나가는 중요한 과제가 있는 셈이다. 이는 실제 병원경영에 있어서 최고경영자를 비롯해서 모든 경영자가 일상에서 빈번하게 마주치고 고민하는 중요한 과제이다.

병원조직은 24시간 운영되는 시스템이다. 외래 진료와 주요 행정(경영) 기능은 주간에만 운영하지만, 입원 병동, 특수 집중진료시설, 응급실, 수술장(응급수술 기능), 분만실 등과 이를 직접 지원하는 진료지원부서는 365일 휴일 없이 24시간 운영을 한다. 따라서 병원의 구성원 중 상당수는 3교대 근무 또는 야간 당직 근무를 해야 하며, 그렇지 않은 부서나 인력도 응급 상황을 대비한 준비태세를 항상 갖추고 있어야 한다. 중요 시설도 응급 상황을 대비해서 항상 일정 정도의 여유분을 유지하고 있어야 한다.

특정 시간대에만 운영하는 기능과 24시간 운영하는 기능이 혼재되어 있으므로 인력, 시설과 장비의 효율적 운용이 쉽지 않으며, 응급 상황을 대비한 시스템을 갖추고 운영하는 것 자체가 일상적인 병원경영에 있어서는 큰 부담이 되고 있다. 실제로 외래보다는 입원진료 부문이 수익성이 낮고, 응급실과 중환자실은 적자 운영의 대표적인 분야로 병원경영의 어려움을 가중시킨다. 명분 및 필요성과 실제 운영의 효율성 간의 괴리나 불일치 문제는 병원경영에서 해결해야 하는 어려운 과제가 되고 있다. 병원경영자의 노력만으로 해결하기 어려워 사회적 지원이나 공동 부담(특별 수가 인상, 공적 지원 등)으로 해결하기도 한다.

3교대 근무제는 비용이나 효율성의 문제뿐만 아니라 인력 관리의 측면에서도 어려움을 유발한다. 최근 병원경영에서 심각한 문제가 되고 있는 간호사 인력 구인난에는 여러 가지 원인이 있지만, 3교대 근무와 같은 고강도 근로 조건으로 인한 높은 이직이나 퇴직률도 중요한 이유가 되고 있다. 이와 같이 병원의 기능과 조직체계의 특성으로 인한 경영의 어려운 과제를 해결하는 것이 병원경영자에게는 중요한 임무라 할 수 있다.

병원은 진료 기능 중심으로 운영되는 조직이지만 경영이 필요하고 중요하다는 점에서는 다른 조직과 다를 바가 없다. 건강을 국민의 기본 권리로 간주할 만큼 의료서비스는 우리 사회에서 필수적인 기능이며, 병원은 공공의 선을 위해 존재하는 공익적인 기관의 성격을 강하게 가지고 있다. 하지만 병원도 하나의 조직체로서 생존하고 발전해야 한다. 경영의 필요성이 적은 것이 아니라 지금까지 설명한, 경영이 쉽지 않은 조직적 특성 때문에 경영의 전문성을 더욱 필요로 한다. 지금까지는 이러한 경영의 전문성에 대한 필요성이 충족되지 못하여 그 중요성조차 간과되었지만, 향후 병원경영의 전문성 제고는 병원의 생존과 발전을 위해서 해결해야 할 최우선 과제라고 할 수 있다.

2.3 병원의 미래와 경영

1800년대 후반 이후 100여 년간 병원은 전 세계적으로 의료제공체계의 핵심적인 기관으로 성장, 발전하였다. 과거 단순한 요양이나 환자들의 수용시설 기능에 그쳤으며 심지어 '죽음의 집'이라는 별칭으로까지 불렸던 병원이 의료제공체계의 핵심적인 기관, 지역사회의 건강을 책임지는 위상으로 발전하기까지는 몇 가지 중요한 원동력이 있었다. 의과학의 발전, 방사선과 같은 전문 기술의 발달과 임상 적용, 전문간호의 발전, 의학 교육의 발전, 의료보장체계의 발전과 정부의 역할 등이 현대 병원의 발전에 기여한 중요한 요인으로 간주된다.

미래의 병원은 현재와 다른 모습으로 다시 발전해 갈 것이다. 입원 중심에서 외래 진료 중심으로, 정보통신기술의 적극적 활용으로 시간과 공간적 제약을 극복한 의료서비스의 제공, 환경친화적 시설과 기능, 지역사회 문화 중심 시설로서의 기능 강조, 병의원 및 관련 조직과의 수직 및 수평 네트워크의 강화, 지식산업 특성 강화(연구 중심 병원 등), 치료 중심에서 예방, 건강 증진 등 포괄적 의료서비스 제공 등의 여러 가지 변화를 예견할 수 있다. 의과학과 보건의료기술(HT, Health Technology)의 발전은 물론이고, 정보통신기술(ICT), 생명공학기술(BT)과 나노기술(NT), 문화기술(CT) 등 기반기술의 급속한 발전과 병원에의 적용이 미래의 병원을 현재의 병원과는 다른 모습으로 빠르게 변화시킬 것으로 기대된다.

그런데 이러한 기술적 발전 외에도 경영이 향후 병원 발전의 중요한 원동력이 될 것으로 보인다. 급속하게 변화하는 외부 환경과 이에 따른 불확실성의 증가는 병원의 생존과 발전에 있어서 경영의 중요성을 새롭게 인식시키는 확실한 계기가 되고 있다. 특히 의료시장의 개방, 글로벌 헬스 케어 활성화(해외 환자 유치, 의료기관의 해외진출 등), 영리 병원(투자개방형 병원) 인정의 가능성과 민간의료보험의 활성화, 의료의 산업화에 대한 관심과 산업 육성을 위한 정부의 지원정책 등 사회복지의 인프라적인 측면 외에 의료를 산업적 측면에서 보려는 사회적 관심과 관련 정책은 병원경영에 대한 관심과 중요성을 부각시키고 있다.

우리나라의 의료 수준은 주요 선진국과 비교할 때 임상 기술의 측면에서는 근접하거나 크게 차이가 나지 않는다는 평가를 받고 있다. 계량적 또는 객관적 평가 지표에 근거한 결과는 아니나 의료 전문가들의 평가로는 우리나라 임상 기술은 충분한 경쟁력이 있으며 몇몇 분야에서는 세계 최고 수준이라는 평가까지 받고 있다. 그럼에도 불구하고 국내 의료기관을 찾는 외국 환자들은 아직 적은 숫자이며, 우리나라 병원 중 세계적으로 높은 인지도나 최고 수준으로 평가를 받는 곳은 거의 없는 실정이다. 국가적 차원의 외부 요인을 비롯해서 많은 이유가 있겠으나 병원의 경쟁력 차원에서는 진료 외적인 서비스의 수준이 아직 국제 수준에 미치지 못하고, 마케팅을 비롯한 전반적인 병원경영 능력의 낙후가 중요한 요인으로 간주된다. 우리나라 병원들이 세계 시장에서 경쟁하고 생존할 수 있는 수준으로 발전하기 위해서 가장 시급하게 보완되어야 할 부분도 경영의 전문성 제고와 역량 강화라 할 수 있다.

3. 경영자의 역할과 기능

3.1 경영자의 중요성

살아 있는 생명체와 마찬가지로 조직에도 생명주기(Life Cycle)가 있다. 아무리 크고 경쟁력이 있는 기업이라도 오랫동안 최고의 자리를 유지하기는 어려우며, 심지어는 순식간에 쇠퇴의 길로 접어들어 몰락하는 경우도 쉽게 볼 수 있다. 우리나라 국

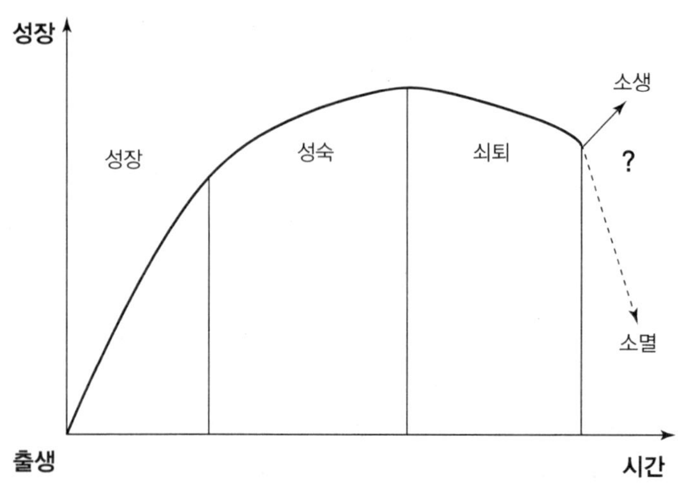

그림 1-5 조직의 생명주기(Life Cycle)

민의 평균수명은 80세가 넘었지만 기업의 평균수명은 이보다 훨씬 짧은 30년 미만이라고 알려져 있다. 더구나 세계적으로 시장에서의 경쟁이 더욱 치열해지고 환경 변화의 속도가 빨라지면서 과거에 비해 기업의 평균수명은 점점 더 짧아지는 추세를 보이고 있다. 기업의 생명주기는 환경 변화 예측과 대응전략 실행의 정확성, 적절성과 속도에 크게 영향을 받는다. 그런데 환경 변화의 예측과 조직의 대응전략 결정을 통해 조직을 올바른 방향으로 나아가도록 하는 일은 바로 경영자가 해야 할 가장 중요한 기능이자 임무이다. 결국 경영자의 능력이 조직의 생명주기를 결정짓는 중요한 요인이 되는 것이다.

조직에서 경영자의 기능이 특히 중요한 시기는 조직이 급성장하거나 쇠퇴하는 시기이다. 조직이 급성장하는 시기는 기회이자 위기의 시기다. 외형적 규모의 급속한 성장에 맞추어 시스템과 운영의 발전이 뒤따르지 못 하는 경우가 많으며, 대규모 투자나 중장기적으로 조직에 큰 영향을 미치는 중요한 의사결정이 많이 이루어지기 때문에 특히 이 시기에 경영자의 기능이 중요하다. 경영자의 역량에 따라 계속 성장하기도 하지만, 급작스런 위기 상황을 맞아 제대로 성장하지도 못 하고 소멸하는 경우도 쉽게 볼 수 있다. 조직의 쇠퇴기는 소멸로 진행해 가는 위기의 시기이지만 다시 한 번 소생하여 한 단계 도약, 성장하는 기회의 시기가 될 수도 있다. 소멸이냐, 소생이냐의 경로를 결정짓는 데는 경영자의 역량이 결정적인 중요 요인이 된다. 뛰어난 최고경영자를 새로이 영입하거나 위기에 봉착한 최고경영자가 탁월한 리더십과 경영능력을 발휘하여 위기를 벗어나고 다시 소생한 기업의 사례에서 그 중요성을 확인할 수 있다.

위기를 극복하고 성공을 거둔 자동차산업의 경영자들

1916년 항공기 엔진회사로 출발하여 합병을 거치며 바이에른 자동차회사로 거듭난 독일 기업 BMW는 뛰어난 엔진 기술을 바탕으로 2차 세계대전 뒤 최고급 사양의 자동차를 내놓았다. 당시 중견 회사원 월급이 350 마르크였는데, 'BMW 클라세 500'의 가격은 1만 5천 마르크나 됐다. 설상가상으로 회사는 "이 차를 사는 사람은 운이 좋은 것"이라고 선언했는데 이것이 몰락의 신호탄이 됐다. 1959년 파산 지경에 이른 이 회사에 경쟁사인 다임러 벤츠가 합병을 제안했다. 결국 대주주 헤르베르트 크반트는 회사의 근거지인 바이에른 주정부에 지원을 호소했다. 그는 만일 주정부가 원조해 준다면 자신이 과반수 지분을 사들이겠다고 말했다. 크반트는 전 재산을 털어 약속을 지켰고, 이것이 종업원들의 지지를 이끌어내 극적인 회생이 시작됐다. 그렇지만 크반트는 저가 정책으로 전환하지 않았다. 오히려 그는 더욱 고급차에 매달렸고, 다만 회사의 이미지를 바꾸었을 뿐이다. 크반트는 가격을 낮추라는 이사회의 권고를 무시하는 한편, 자사 차량이 '스포츠 리무진'이라는 광고를 내보냈다. 이것은 소형인 폭스바겐이나 대형인 벤츠와 직접 경쟁하지 않으면서도 부유한 청장년층 고객을 흡수할 수 있는 틈새시장 전략이었다. 이 전략이 성공을 거두면서 BMW는 지금까지 스포츠 리무진 시장의 절대 강자로 불리고 있으며, 60년대 이래 40년이 넘도록 흑자를 이어가는 중이다. 하지만 크반트의 결단이 아니었다면 오늘날 그 존재를 찾기 힘들었을지 모른다. 그는 합병으로 챙길 당장의 이익보다 회사의 잠재력에 모든 것을 걸었던 것이다.

〈내일신문〉, 2005. 12. 29. 일부 발췌

2008년 12월10일 일본 경차업체인 스즈키의 창업가문 출신인 스즈키 오사무 회장이 경영 일선에 복귀했다. 20여 년간 회사 경영을 책임지다가 2000년 회장에서 물러난 뒤 다시 등장한 것이다. 스즈키 회장은 복귀선언을 하며 "남에게 불 속의 밤을 줍게 하기보다는 내가 먼저 줍겠다"며 "1~2년 안에 경기가 좋아질 상황은 아니기 때문에 경기가 좋아질 때까지는 싫어도 회사 경영을 책임질 것"이라고 말했다. 스즈키 회장은 특유의 리더십으로 회사를 반석 위에 올려놓은 경영자다. 그는 1978년 첫 사장 취임 당시 3천억 엔에 불과했던 그룹 매출이 2007년 3조5천억 엔으로 늘어나는 데 기초를 다졌다. 스즈키는 일본 경차 시장 부문에서 30년 넘게 1위를 달리고 있다. 스즈키 회장이 복귀한 뒤 이 회사는 세계 1위 자동차 업체인 토요타도 적자로 돌아서는 상황에서도 흑자를 내는 등 승승장구하고 있다.

스즈키 회장은 도쿄에서 대학을 졸업한 뒤 1958년 스즈키에 입사했다. 스즈키 조 당시 사장의 데릴사위였다. 착실히 경력을 밟아가던 그에게 1977년 위기가 찾아왔다. 그 해 6월 2대 사장을 맡았던 장인이, 10월에는 창업자가, 11월에는 현직 사장이 모두 건강 악화로 물러나면서 그가 회사를 책임져야 했다. 더구나 1960년대 급성장하던 경차 시장은 일본 경제의 고도성장기가 끝나가던 1970년대 들어 급격히 위축되기 시작했다. 1970년 경차 판매 대수는 125만대로 신차 판매량의 30%를 차지했지만, 5년 뒤엔 58만대로 뚝 떨어졌다. 자동차 시장은 성장했지만 돈을 번 사람들이 경차보다는 큰 차를 선호하면서 경차 시장이 13%로 줄어든 것이다. 시장에선 '경차 시대가 끝났다'는 얘기까지 흘러나왔다. 스즈키 오사무는 답답한 마음에 예전에 일했던 주물 공장을 찾았다. 그는 경트럭을 타고 다니는 직원들을 발견했다. 직원들은 평일에는 출퇴근용으로 쓸 수 있고 휴일에는 채소 운반용으로 사용할 수 있는 경트럭을 많이 탄다고 했다. 집에서 농사를 짓는 경우가 많았기 때문이다. 승용차를 선호하던 고객들이 실용적인 상용차를 좋아하기 시작했다는 직감이 스쳐 지나갔다. 그는 "소비자의 니즈라는 말이 생소한 때였지만, 바로 시장의 요구를 읽었던 순간"이라고 회상했다. 이때 개발된 차량이 박스카 '알토'다. 알토를 생산원가 절감으로 다른 경차보다 40% 이상 저렴한 대당 35만 엔의 가격으로 1979년 출시했다. 첫 달 8천4백대, 두 달째는 1만대가 넘게 팔렸다. 반짝 인기가 아니었다. 30년이 지난 지금, 다섯 번의 리뉴얼을 거친 알토는 500만 대에 가까운 누적 판매량으로 스즈키의 대표 상품 지위를 굳히고 있다.

스즈키의 연간 매출은 3조 엔 이상이지만 스즈키 회장은 여전히 중소기업이라고 생각한다. 그는 "매출 3조 엔 중 실제로 창출한 부가가치는 부품을 제외한 3천억~5천억 엔 정도"라며 "우리 회사는 대기업이 아니라 중소기업"이라고 말한다. "죽을 때까지 평생 현역으로 달릴 것"이라는 말도 강조한다. 언젠가는 젊은 세대에게 회사를 물려주겠지만, 회사가 완전히 위기를 극복할 때까지는 경영 조타수로 남겠다는 다짐이다.

〈한국경제신문〉, 2013. 10. 18. 일부 발췌

앞의 사례에서 언급한 BMW와 스즈키 자동차의 성공은 경영자의 능력과 결정이 기업의 발전과 성공에 얼마나 중요한가를 잘 보여준다. 특히 최고경영자의 강한 책임감과 위기를 극복하고자 하는 의지가 얼마나 중요한 가를 새삼 확인할 수 있다. 반면, 경영자의 무관심과 미흡한 역량이 위기를 불러오고 조직의 몰락까지 초래한 사례는 더 쉽게 찾아볼 수 있다.

3.2 경영자의 역할과 기능

최고경영자를 비롯하여 조직의 주요 경영진은 단순히 조직 전체나 소속 부서를 대표하는 상징성을 가지는 존재가 아니라 실제 그 조직의 생존과 발전 여부를 결정짓는 핵심요소이다. 경영자는 우선 조직의 리더로서 적절한 리더십을 발휘하여 구성원들이 자발적으로 조직 활동에 참여하고, 업무에 몰입하도록 동기를 부여하는 기능을 수행하여야 한다. 또한 전문적인 경영 지식과 기술을 활용하여 구체적인 경영활동을 수행하고, 구성원들의 경영활동을 지원, 조정, 평가하는 기능을 수행하여야 한다. 하지만 무엇보다도 중요한 기능은 조직이 나아가야 할 방향을 결정짓고, 구성원들이 그 방향으로 확신을 가지고 함께 갈 수 있도록 하는 것이다. 조직의 발전방향은 내 · 외부 환경 변화의 분석과 조직의 사명(Mission)을 기초로 미래의 비전(Vision)을 설정하고, 이를 달성할 수 있는 효과적 전략(Strategy)을 수립함으로써 결정된다. 최고경영자는 조직 전체 차원에서, 중간경영층은 소속 부서의 차원에서 이러한 방향성을 결정짓는 의사결정의 주체이다.

경영학은 과학(Science)이자 예술(Art)이라고 한다. Art는 예술이라는 의미 외에 기술이나 교양의 뜻도 있다. 이는 과학적인 접근과 대비되는 인간적인 측면을 강조하는 것이라 할 수 있다. 의학도 생물학, 화학, 물리학 등의 자연과학에 기초한 응용과학이지만 의학을 기초로 한 의료는 과학적인 접근만으로 이루어지지 않는 것과 마찬가지이다. 의사와 환자 간의 교감, 의사소통과 신뢰는 물론이고 의료제공체계와 제도, 법률, 정책, 재정 등의 지원이 원활히 기능할 때 의료서비스의 생산과 이용이 가능해진다.

현대 경영학은 과거에 비해 훨씬 과학적인 부분을 강조하고, 실제로 과학적인 접근과 방법론(계량적 분석, 모델링, 시뮬레이션 등)이 경영 현장에서 많이 활용되고 있다. 그러나 여전히 인간의 능력, 감(感)이나 판단이 필요하고, 이에 의존하는 경우도 많다. 경영학을 전혀 공부하지 않아도 뛰어난 경영자로서 돋보이는 성과를 만들어낸 사례도 많이 있다. 오늘날의 경영자는 Science와 Art를 겸비해야 한다. 경영자로서 필요한 지식과 기술을 잘 갖추어 과학적인 접근으로 경영활동을 해야 하며, 이와 함께 인간적인 면에서도 자질 향상과 바람직한 품성 배양을 위해 노력해야 한다. 오늘날 바람직한 경영자나 리더의 조건으로 강조되는 도덕성과 윤리의식, 솔선수범, 희생과 섬김, 이해와 포용, 지원과 협조, 의사소통과 공감 능력 같은 자질과 품성은 성공하는 경영자가 되기 위해서 반드시 필요하다.

4. 경영자로서의 의료 전문인력

4.1 의료 전문인력의 특성

병원 인력의 큰 부분을 구성하고 있는 의료 전문인력은 전문가 집단의 특성을 가지고 있다. 이러한 전문가 집단에 대한 이해는 병원경영에 있어서 매우 중요하다. 다양한 직종의 많은 전문인력을 하나의 조직체계 속에서 통합해 나가기 위해서는 전문가의 특성에 대한 이해가 필수적이다. 또한, 이들 의료 전문인력은 병원경영에 있어서 중요한 경영자의 역할을 수행하는 경우가 많기 때문에 이들의 특성에 대한 이해, 특히 경영적인 관점에서의 이해와 고려는 매우 중요하다. 의료 전문인력을 포함해서 전문가들이 갖고 있는 주요 특성은 다음과 같다.

전문가는 여러 가지 특성을 가지고 있는데, 그 중에서 가장 중요한 특성은 자율성(Autonomy)을 중시한다는 점이다. 누구로부터도 간섭이나 통제를 받지 않고 자신의 판단과 기술로써 업무를 수행하고 의사결정을 하려는 성향이 강하며, 이러한 자율성이 최대한 보장되는 조직 환경을 선호한다. 예를 들어, 의사는 의과대학(의학전문대학원) 교육과정과 졸업 후 수련과정을 거쳐 전문의로서 활동할 수 있게 되면, 각자가 자신의 책임하에 독립적인 진료 행위를 하는 것이 일반적이다. 물론 동료의사와 협의하고 조언을 구하기도 하지만 최종적인 판단과 의사결정은 혼자 하는 것이 일반적이며, 이에 대해 동료나 타인의 간섭이나 규제를 받는 것을 매우 꺼린다. 의료법에도 의료인이 행하는 의료기술의 시행에 대해 누구도 간섭하지 못한다고 명시하여 의료인의 권리(자율권)를 보장하고 있다(의료법 제12조 '의료기술 등에 대한 보호'). 전문인력이 만족하면서 신나게 일하도록 하기 위해서는 최대한 자율성을 보장해야 하지만, 특정 개인이나 직종의 자율성 보장이 조직 전체 차원에서 경영의 효율성이나 효과성을 저해하거나 이로 인해 이해관계가 충돌하는 경우도 발생한다. 따라서 병원의 경영자는 전문인력의 자율성을 보장하면서도 이들을 하나의 조직체계 내에서 조화롭게 통합시켜 나가는 중요한 과제를 해결해야 한다.

전문가 집단에서 권위(Authority)와 권력(Power)의 원천으로는 지식과 전문기술의 우위를 우선 들 수 있다. 선배 의사가 후배 의사에 대해 가지는 권위나 권력은 일반적으로 물리적인 권력, 규범적인 권력(법이나 규정에서 명시한 권력), 보상적인 권력

(급여, 보너스, 휴가 등을 제공하는 힘), 인간적인 측면(도덕성 등)보다는 전문적인 지식과 기술에서 앞서기 때문에 생긴다. 따라서 전문가는 부단히 새로운 지식과 기술을 습득하기 위해 노력하며 이러한 기회를 매우 중요시한다. 의사들은 환자 진료 외에 공부하고 연구하는 데 많은 시간을 할애하며, 학술대회, 세미나와 연수 같은 지식과 기술의 습득 기회를 충분히 갖기를 원한다. 병원의 경영자는 진료와 진료 관련 업무 외에도 연구, 교육과 훈련에도 적절한 자원을 배분해야 하며, 이러한 투자는 의료 전문인력의 직무 만족도를 높이고 나아가 인적자원의 역량 강화, 진료의 질 향상을 비롯한 병원 경쟁력 강화에 기여할 수 있다.

전문가를 양성하는 교육 · 훈련 과정에는 아직도 도제식 교육의 특성이 많이 남아 있다. 도제식 교육이란 선배 전문가나 스승과 함께 일하면서 그들의 지식과 기술을 모방하며 습득하는 교육 방식이다. 과학적이고 체계적인 교육시스템이 아니라 개인의 경험과 능력에 주로 의존하는 불합리한 방식이라는 비판을 받지만, 교육자료(매체)를 통해서는 얻기 어렵고 환자 진료 과정에 직접 참여하여 관찰을 통해서 습득할 수 있는 전문 지식과 기술을, 훌륭한 선배 전문가로부터 효과적으로 체득할 수 있다는 장점이 있다. 이러한 도제식 교육시스템은 의료 전문가 집단에 엄격한 위계질서를 형성하는 기전이 된다. 엄격한 위계질서는 효율적인 조직 운영의 장점이 있으나 상향식(Bottom-Up) 의사소통이 원활하지 않아 조직의 통합과 결속에 장애물로 작용할 수 있고, 지나치게 권위적인 조직문화를 만드는 원인이 되기도 한다.

전문가는 때로 자신이 속한 조직보다 자신과 같은 전문가 집단에서의 평가와 위상을 더 중요시한다. 자신이 일하고 있는 병원의 구성원들로부터 '열심히 일하고 조직에 많은 기여를 하는 구성원'이라고 평가 받는 것보다 전문 학회나 전문가 집단에서 자신의 연구 성과나 전문성에 대해 좋은 평가를 받기를 더 원하는 것이다. 전문가는 또한 자신이 속한 조직에서의 역할과 기능 외에 사회적 책임과 역할을 요구받기도 한다. 지역사회 주민을 위한 교육, 중앙 및 지방 정부의 보건의료 정책 수립과 집행 과정의 참여와 자문 · 평가, 전문 학회의 활동, 타 조직에 대한 지원과 공동활동, 지역사회를 위한 전문적인 봉사 활동 등 병원 외부로부터 다양한 요구를 받는다. 이러한 외부 요구와 병원에서의 역할과 임무를 균형 있게 수행할 수 있도록 경영자의 배려와 관심이 필요하다.

공정하고 객관적인 성과평가와 이를 근거로 한 적절한 보상은 인적자원관리에 있어서 가장 기본이 되는 원칙이다. 평가와 보상시스템에 문제를 가진 조직은 우수

인력의 채용과 유지, 구성원의 동기유발을 제대로 하기 어렵다. 전문가의 역할과 기능이 다양하면 성과의 평가와 보상도 이에 맞추어져야 한다. 직접적인 재무적 성과와 관련된 역할과 기능(예, 진료 수익 창출)만을 평가하고, 보상도 금전적 보상으로만 이루어진다면 전문인력이 수행하는 다양한 기능의 활성화와 직업적 욕구를 충족시키기 어렵다.

4.2 의료 전문인력과 경영자의 역할 함께 수행하기

병원에 근무하는 의료 전문인력은 전문가로서의 위상과 지위가 올라가면서 경영자로서의 역할과 기능을 함께 요구 받게 된다. 실제로 우리나라 병원의 최고경영자는 대부분 의료 전문인력(의사)이다. 자신의 전문 분야에서 인정받은 전문가는 일정 수준 이상의 경력을 쌓게 되면 경영자의 역할을 맡을 가능성이 높아진다. 병원 내 진료과를 비롯하여 기존 여러 부서의 책임자나 최고경영진의 역할을 요청 받기도 하고, 새로운 프로그램의 개발 또는 실행을 맡거나 새로운 부서나 조직의 설립에 참여하는 경우도 생긴다. 최근의 의료기관 인증제를 비롯해서 외부의 평가나 인증시스템에서 의료서비스의 책임자나 부서장이 자신의 분야에서 자격을 갖춘 전문인력이기를 요구하는 경우가 많아지고 있다. 의료 전문가가 경영자로서의 역할 수행을 요구 받는 일은 앞으로도 많을 것이다. 의료 전문가가 자신의 전공 분야에서 전문가의 역할 수행과 함께 자신이 속한 병원에서 경영자의 역할도 잘 수행하기란 쉽지 않은 일이다. 이 두 가지 역할을 함께 잘 수행하기 위해서는 다음과 같은 사항에 유의하여야 한다.

1) 언제나 이중 지위의 입장을 분명히 인식하여야 한다.

경영자의 역할을 수행해도 대부분의 경우에는 의료 전문가의 지위를 유지하게 된다. 이는 전문 분야에 관한 많은 기술적 문제에 대해 판단을 내려야 함을 의미한다. 반면, 경영자의 역할을 수행하는 데는 개별 전공의 특성과 무관하게 조직 전체에 수평적으로 적용하는 과정인 일반적인 기술을 실행해야 한다. 따라서 두 가지 역할의 수행은 전문가(Specialist)이자 만능인(Generalist)에 대한 요구를 함께 충족시켜야 함을 의미한다. 이는 서로 다른 색깔과 디자인의 모자 두 가지를 함께 가지고 번갈아 가면서 쓰는 상황에 비유할 수 있다.

의료 전문가는 특정 분야에서 전문가로 성장하기 위한 교육과 훈련을 대학과 병원에서 체계적으로 받지만, 대학이나 병원에서 경영자를 양성하기 위한 체계적인 경영교육과정을 제공하는 경우는 많지 않다. 대부분의 경우에는 관심을 가진 소수의 개인이 혼자 공부하거나 외부의 관련 교육과정을 찾을 수밖에 없는데, 이 일도 쉽지 않다. 따라서 제대로 준비되지 않은 채 경영자가 되는 의료 전문가를 흔히 볼 수 있다. 의료 전문가로서 경영자의 역할을 수행할 가능성이 있는 대상자에게 경영자 역할 수행을 준비할 수 있도록 체계적인 교육훈련 프로그램을 병원에서 제공할 필요가 있다. 이들이 당장 경영자의 역할을 맡지 않는다 해도 경영에 대한 이해 수준이 높아지면서 병원경영에 참여할 기회가 늘어나고, 경영자와의 원활한 의사소통을 기대할 수 있다.

2) 두 가지 역할 사이에서 균형 유지를 위해 노력해야 한다.

의료 전문가는 전문직과 경영자의 역할 간에 균형을 맞추는 데 있어 비전문직 종사자보다 훨씬 더 어려움을 느낀다. 익숙한 전문가의 역할에 비해 경영자 역할이 편안하지 않으므로, 어려운 상황에 부딪히면 자신의 강점인 전문가 역할로만 돌아가고 경영자 역할은 무시하거나 소홀히 하기 쉽다. 기술 전문직 종사자로서 그리고 경영자로서도 유능하기 위해서는 이 두 가지 분야의 흐름을 파악하려고 노력하는 것이 필수적이며, 이 두 가지 역할의 중요성을 동등하게 인정하고 균형을 맞추도록 노력해야 한다.

3) 경영의 전문성을 인정하고 조직 전체를 보는 관점을 가져야 한다.

의료 전문인력은 대부분 경영자의 중요성에 비해 자신이 속한 전문직의 중요성을 과대평가하는 경향을 보인다. 자신의 전문 분야를 제외한 다른 특정 직업의 의미와 중요성에 대한 이해가 부족한데, 특히 전문 분야 그 자체로서 경영을 인정하지 못하는 경우가 많다. 보편적인 원리와 이론으로 조직 전체에 적용하는 것이 경영의 접근법이지만, 경영도 전문성 높은 지식과 기술에 기반을 둔 하나의 전문분야임을 인정해야 한다. 의료 전문인력이 경영자의 역할을 수행할 때 보이는 특성 중에 조직 전체의 이해보다 자기 부서(분야)의 이해를 우선시하는 경향이 있다. 전문인력이 자신이 속한 분야의 자율권을 강조하면서 타인이 자신의 분야에 간섭하거나 자신이 타 분야에 개입하는 것을 꺼리는 성향에서 비롯된 것으로 볼 수 있다. 이는 조직 내에서 경영자에 대한 신뢰를 저하시키고 리더십을 약화시키는 원인이 될 수 있다. 최고경영자가 아니더라도 경영자의 역할을 수행할 때는 조직 전체를 바라보는 관점이 필요하며, 조직 속에서 해당 부서의 역할과 기능의 의미를 찾아야 한다.

의료 전문인력이 병원에서 경영자의 역할을 수행하는 경우나 그와 반대로 일반 경영자가 병원의 경영자 역할을 수행하는 경우 모두 의료의 전문성, 병원조직의 특성과 경영의 전문성에 대한 이해와 해당 분야의 지식 및 기술이 필요하다. 특히 의료 전문인력이 경영자 역할을 함께 잘 수행하기 위해서는 경영자 역할의 중요성을 충분히 인식하고, 역할 수행에 필요한 다양한 역량을 갖추도록 노력해야 한다. 경영 지식과 기술의 습득은 물론이고, 리더와 경영자로서 필요한 인간적인 측면의 자질(품성)과 역량을 갖추기 위한 노력도 병행해야 한다.

CHAPTER 02

건강보험

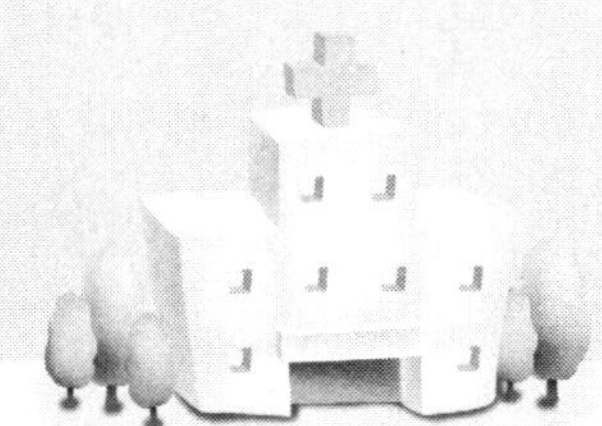

1. 개요

건강보험제도는 국민이 질병이나 부상으로 인해 발생한 의료비용으로 인하여 가계에 과도한 부담이 되는 것을 방지하기 위하여, 정기적으로 보험료를 납부하고 국민건강보험공단이 관리하다가 질병이나 부상 발생시 급여를 제공함으로써 위험을 분담하고 필요한 의료서비스를 받을 수 있도록 하는 사회보장제도이다. 사회보장제도로서의 의료, 즉 의료보장제도는 각국의 고유한 문화와 전통을 배경으로 하는 역사적 산물로서 단순 분류에는 어려움이 있으나 일반적으로 다음과 같이 세 가지로 대별된다.

1) 사회보험방식 (SHI, Social Health Insurance)

사회보험방식은 국가가 의료보장에 대한 기본적 책임을 지지만, 국민도 자기 책임을 일정부분 인정하는 체계이다. 정부기관이 아닌 보험자가 보험료를 통해 재원을 마련하여 의료를 보장하는 방식으로, 독일, 프랑스 등에서 시행되는 제도이다.

2) 국가보건서비스방식 (NHS, National Health Service)

국가보건서비스방식은 국가가 의료보장에 대한 모든 책임을 지고, 모든 국민이 무상으로 의료서비스를 제공받는 방식이다. 보험료는 일반조세로서 재원을 마련하고, 대부분의 의료기관은 국유화 또는 공공화되어 있으며, 영국, 스웨덴, 이탈리아 등의 유럽 여러 나라에서 시행되는 제도이다.

3) 국민건강보험방식 (NHI, National Health Insurance)

국민건강보험방식은 사회보험방식과 국가보건서비스방식의 혼합형으로 정부가 단일 보험자가 되어 전 국민과 전 의료기관을 상대로 보험운영을 하고, 보험료는 조세는 아니지만 조세적 성격으로 운용되는 특징이 있다. 대표적인 국가는 한국과 대만이다.

구분	사회보험	국가보건서비스	국민건강보험
국민책임	유	무	유
국민분류	유	무	유
재원	보험료	조세	보험료
의료비지급	행위별수가제 총액계약제	인두제	행위별수가제 총액계약제
관리기구	보험자(조합, 금고)	정부	정부기구
의료비통제	약	강	강
보험료형평성	질병중심	피보험자중심	질병중심
소득재분배	무	유	유
서비스수준	고	저	고
가입자연대의식	고	저	저
국가	독일, 프랑스, 일본	영국, 호주, 스웨덴, 이태리	한국, 대만, 네덜란드

한국의 국민건강보험제도는 다음과 같은 특성이 있다.

① 강제성

한국의 국민건강보험제도는 피보험자인 국민 전체와 의료서비스 공급자인 의료기관 전체가 선택권 없이 의무적으로 가입하여야 한다. 이는 국민 전체의 가입을 통하여 의료비와 위험을 공동으로 해결하려는 국민건강보험제도의 목적을 실현하기 위해서 필요불가피한 선결 조건으로서 가입 대상인 국민은 강제적으로 가입되며 건강보험료 납부의 의무가 부여된다. 의료기관 역시 국민 고통에 대한 공동 해결을 위해 요양기관 역할을 강제적으로 수행하여야 한다. 이를 위해 국가는 국민건강보호법으로서 법적 정당성을 확보하고 있다.

② 차별성

한국의 국민건강보험제도는 민간보험과 달리 사회보험제도이기 때문에 국민의 경제적 능력에 따른 보험료 부과방식을 채택하여, 소득이나 보유한 재산에 비례하여 보험료를 부과하는 특징이 있다. 따라서 한국의 국민건강보험제도는 보험적 성격과 조세적 성격이 혼합된 특성이 있다. 궁극적으로 국민건강보험은 국민들의 건강에 대한 사회공동의 책임을 강조하여 보험료 부담은 소득과 능력에 따라 부담하고 급여는 균등하게 제공함으로써 사회적 연대를 강화하고 사회통합을 이루는 기능을 가지고 있다. 또한, 질병과 부상은 국민 개인의 경제생활에 큰 지장을 주기 때문에 각 개인의 경제적 능력에 따른 비용 부담은 소득재분배 기능을 하게 되는 것이다.

③ 평등성

납부 보험료의 차별성에도 불구하고 질병과 부상에 대한 보험급여 지급은 전적으로 질병과 부상의 정도에 비례하여 지급되는데, 민간보험이 보험료 수준과 계약내용에 따라 개인별로 다르게 지급되는 것과 매우 대조적으로서 이는 한국의 국민건강보험제도가 사회보험제도임에 기인하는 것이다. 단, 보장되는 의료서비스는 무한성이 아닌 일정한 수준까지이며, 이 수준은 재원에 영향을 받으나 적정성을 확보하도록 설정되는 것이 일반적이다. 이로 인하여 의료보장 기능을 다 할 수 있는 것이다.

1.1 사회보장

사회보장(Social Security)은 사회 구성원, 국민에게 어떤 형태의 위험이 발생할 때 사회적으로 또는 국가적으로 보호하는 제도를 의미하며, 근대국가 사회보장제도의 효시는 미국의 루즈벨트와 영국의 비버리지로 대표할 수 있다. 미국의 루즈벨트는 1934년 뉴딜 정책에서 사회보장제도의 필요성을 강조했고, 이듬 해인 1935년 사회보장법(Social Security Act)이 제정되어 미국 사회보장제도가 기초를 다지게 되었다. 영국의 비버리지는 1942년 보고서에서 아동수당, 보건의료서비스, 고용유지를 전제로 한 사회보험과 국가부조 정책 계획을 주창하였고, 이는 1948년까지 제도로 확립되어 영국 사회보장제도의 기초가 되었을 뿐만 아니라 자본주의 국가의 사회보장제도에도 큰 영향을 주었다. 한국은 1962년 제5차 개정헌법 제30조 제2항에서 처음으로 '국가는 사회보장의 증진에 노력하여야 한다'고 규정하여 국가적 의무로서 '사회보장'을 천명하였고, 이에 따라 1963년 11월 5일 법률 제1437호로 전문 7개조의「사회보장에 관한 법률」을 제정하였다

사회보장의 개념은 개인적, 국가적, 시대적, 학문적 관점에 따라 매우 다양하게 인식되고 있는데, 우리 나라의 경우 개인적 인식도가 차이가 많다. 이는 다른 어느 나라보다 빠른 경제 성장, 강제적인 제도의 집행, 정부와 정치권의 공감대 형성 노력 부족 등에 기인하는 것으로 추측된다. 그럼에도 불구하고 법(사회보장기본법 제3조 제1호)에 의한 '사회보장'이란 출산, 양육, 실업, 노령, 장애, 질병, 빈곤 및 사망 등의 사회적 위험으로부터 모든 국민을 보호하고 국민 삶의 질을 향상시키는데 필요한 소득, 서비스를 보장하는 사회보험, 공공부조, 사회서비스로 정의하고 있다. 각각을 살펴 보면, 사회보험은 사회 구성원 전체를 대상으로 각종 생활 위험으로부터 보호하는데, 건강과 소득을 보호하는 역할을 한다. 전체를 대상으로 하기 때문에 급여 수준이 위험 분산에 필요한 기본적인 수준인 경우가 많고, 소득재분배 역할을 한다. 공공부조는 생활 유지 능력이 없거나 생활이 어려운 국민의 최저생활을 보장하고 자립을 지원하는 구빈 기능을 담당한다. 보험료를 재원으로 하는 사회보험과 달리 일반조세를 재원으로 한다. 사회서비스는 사회 취약계층을 대상으로 인간다운 생활을 보장하고 상담, 재활, 돌봄, 정보의 제공, 관련 시설의 이용, 역량 개발, 사회참여 지원 등을 통하여 국민의 삶의 질이 향상되도록 지원하는 제도이다. 우리나라는 노인복지, 심신장애복지, 아동복지, 모자보건 등에 관한 법률을 제정하여 이들 계층의 사회 안정화를 지원하고 있다.

한국의 사회보장체계				
사회보험		공공부조		사회서비스
의료보장	소득보장	의료보장	소득보장	
건강보험	국민연금	의료급여	기초생활보장	노인복지
장기요양보험	고용보험			아동복지
	산업재해 보상보험			장애인복지
				가정복지

1.2 사회보험

사회보장기본법 제3조 제2호의 정의에 의하면 사회보험은 국민에게 발생하는 사회적 위험을 보험의 방식으로 대처함으로써 국민의 건강과 소득을 보장하는 제도를 말한다. 사회보험은 기본적으로 미래에 직면할 수 있는 사회적 위험에 대비하여 평소 경제활동을 통하여 소득이 있을 때 그 소득의 일부를 강제로 각출하여 사전에 대비하는 제도로서, 민영보험과 마찬가지로 가입자의 보험료를 재원으로 가입자에게 발생하는 위험을 분산하는 보험원리를 이용하고 있지만, 영리가 목적인 민영보험과 달리 비영리 공공성에 기반하여 운영되는 특징이 있다.

구분	사회보험(공보험)	민영보험(사보험)
책임주체	국가	개인
원칙	사회연대성	계약성
근거법률	사회보험법	상법(보험법)
가입방식	강제	임의
운영관리	국가, 공단	회사
보험료기준	소득수준비례	위험크기비례
수지상등 급여지급	저	고
급여	현금, 현물	현금
재정운용방식	수정적립방식, 부과방식	완전적립방식

1.3 공공부조

공공부조의 정의는 사회보장기본법 제3조 제3호에 의하면, 국가와 지방자치단체의 책임 하에 생활 유지 능력이 없거나 생활이 어려운 국민의 최저생활을 보장하고 자립을 지원하는 제도를 말한다. 1995년도까지는 공적부조라는 용어를 사용하였으나, 1995년 12월 30일 제정된 사회보장기본법에서 공공부조로 용어를 정리하였다. 공공부조는 사회보장제도 중 사회보험 다음으로 큰 비중을 차지하고 있는 비기여, 소득, 자산조사 프로그램을 말하며, 스스로 생활 유지 능력이 없거나 생활이 어려운 사람들에게 국가가 대한민국헌법이 보장하는 인간다운 생활을 영위할 수 있도록 하는 제도이다. 공공부조는 기여금을 지불하지 않는다는 측면에서 가입자들이 지불한 기여금(보험료)에 의한 소득, 서비스를 보장하는 사회보험과 구별되며, 공공부조가 사후적으로 빈곤의 문제를 해결하는 사회안전망인 반면, 사회보험은 사람들이 빈곤계층으로 떨어지지 않게 예방하는 제도이다.

구분	공공부조	사회보험
제도내용	저소득층의 최저생활 보장	사회위험에 대한 연대적 대응
지급대상	선별주의	보편주의
적용원리	무차별 평등주의	비례원리에 따른 형평주의
자격요건	소득 및 자산 조사	기여금 납부
재원	일반조세	보험료 및 국고
급여수준	최저생활 보장	사회적 적정성
수급권 성격	희박한 권리성	강한 권리성

1.4 사회서비스

사회서비스는 사회보장기본법 제3조 제4호에 의하면, 국가, 지방자치단체 및 민간부문의 도움이 필요한 모든 국민에게 복지, 보건의료, 교육, 고용, 주거, 문화, 환경 등의 분야에서 인간다운 생활을 보장하고 상담, 재활, 돌봄, 정보의 제공, 관련 시설의 이용, 역량 개발, 사회참여 지원 등을 통하여 국민의 삶의 질이 향상되도록 지원하는 제도로 정의하고 있다. 최근까지 사회복지 또는 사회복지서비스라는 용어를 사용하였으나, 2012년 1월 26일 개정된 사회보장기본법에서 사회서비스라는 용어로 변경되었다. 사회서비스는 현금급여와 더불어 현물급여의 형태로 지급되며 개별차원의 서비스를 제공한다는 점에서 공공부조와 구분된다. 즉, 기여금(보험료)을 지불하지 않았으나 일정한 소득 및 자산조사를 거쳐 그 조건에 해당하는 사람들에게 급여를 제공하거나 일정한 인구학적 기준만 충족되면(아동, 장애인, 노인 등) 기여금은 물론 소득 및 자산조사 없이도 급여를 제공하는 제도이다. 사회서비스의 재원은 주로 국가의 일반조세에 의해 충당되나 일부는 본인부담에 의해 충당되는 경우도 있다.

2. 운영

2.1 보험자(운영자)

국민건강보험은 국민건강보험공단, 건강보험심사평가원, 보건복지부, 건강보험정책심의위원회가 운영 주체로 활동하며 보험자 역할을 담당하고 있다.

1) 보건복지부

보건복지부는 건강보험 제도관련 정책 결정을 담당하는 기관으로서 보험료율 및 보험료 부과기준, 요양급여의 범위 등을 결정하며 관리운영주체인 건강보험공단의 예산 및 규정 등을 승인하는 역할을 한다. 세부 사항으로는 신의료기술평가, 급여기준(방법, 절차, 범위, 상한 등)과 약제, 치료재료의 상한금액 결정 및 급여의 상대가치를 결정하고 고시한다.

의사결정 기구로 건강보험정책심의위원회와 건강보험분쟁조정위원회가 있다. 건강보험정책심의위원회는 국민건강보험법에 의거한 기구로서 보험자, 가입자, 사용자 대표 8인, 의약계 대표 6인, 공익 대표 6인으로 구성되고, 급여 기준과 비용을 포함하는 주요 사항을 심의하고 결정하는 기능을 수행하고 있다. 건강보험분쟁조정위원회도 국민건강보험법에 의거한 기구로서 건강보험 분쟁에 대한 행정심판기구이다. 가입자와 피부양자 자격, 보험료, 급여와 비용 등에 대한 국민건강보험공단과 건강보험심사평가원의 이의신청 및 불복에 대한 사안 등을 심의한다.

2) 국민건강보험공단

국민건강보험공단은 보험자로서 건강보험 가입자 자격 관리, 보험료 부과 및 징수, 요양기관에 대한 비용지급, 제약회사와 협상을 통한 약가결정, 상대가치 점수당 단가계약 체결 등의 주요 업무를 수행하는 곳이다. 이외에도 건강보험에 대한 교육훈련 및 홍보, 조사 연구, 국제 협력 등 필요하다고 인정되는 업무들을 수행하며, 산하에 국민건강보험공단병원(일산병원)을 운영하고 있다. 의사결정기구로 이사회와 재정운영위원회가 있다.

국민건강보험공단병원은 보험자 직영 병원으로서 가입자(국민)의 의료이용편의를 도모하고 지역사회의 보건의료 수요를 충족시키며, 임상의학연구와 건강보험 전반의 각종 조사 분석을 통하여 국민 보건의료 수준 향상과 의학 및 건강보험 제도의 발전에 기여함을 목적으로 2000년 3월 3일 개원하였다.

3) 건강보험심사평가원

건강보험심사평가원은 국민건강보험의 심사 및 평가 전문기관으로서 요양급여비용 심사 및 요양급여 적정성 평가, 심사기준 및 평가기준의 개발 등을 수행하고 있다. 국민건강보험법에 의거한 특수공법인으로서 다섯 가지의 주 업무를 담당하고 있다. 건강보험심사평가원은 업무 수행을 위해 국민건강보험공단으로부터 부담금을 징수하는데, 공단의 전년도 보험료 수입의 30% 이내로 예산을 설정하고, 위탁업무를 수행 시는 위탁자로부터 수수료를 받을 수 있다.

① 심사

요양기관과 약국 등에서 가입자를 진료하고 투약했을 때, 진료비와 약제비를 건강보험법에 인정하는 기준으로 청구했는지를 심사하는 업무로서, 건강보험심사평가원의 대표적인 기능이다. 심사 기능은 의료 보장 취지에 합당한 적정진료를 가입자에게 보장하고, 혹시 있을 수 있는 부적절한 비용의 발생을 방지 또는 시정하는데 목적이 있다. 진료비심사평가위원회가 자문기구로서 그 역할을 하고 있다.

② 평가

평가는 의학적, 약학적 측면과 비용효과 측면의 비교 검토를 통하여 진료와 투약이 적정한가를 심의하여 요양기관에 결과를 알려주어 의료서비스의 질을 향상시키는데 목적이 있다. 평가를 통하여 부적절한 진료를 최소화하고, 진료와 투약의 오남용을 예방하며, 비용효과대비 경제적인 진료를 지향하는 효과를 기대한다.

③ 진료비 확인신청

건강보험법상 '요양급여대상여부확인'을 위하여 가입자들이요양기관 이용 후 본인이 부담한 진료비가 건강보험법에서 정한 기준에 맞게 책정되었는지를 확인해 주는 업무로서 행여 발생할 수 있는 진료비 지급 오류 시 환불을 받을 수 있도록 시정해 주는 데 목적이 있다.

④ 응급의료비대불

가입자가 교통사고 등 응급상황에 직면할 경우, 보호자가 없거나 경제적인 이유로 진료 진행이 어려운 경우가 있을 수 있는데, 이러한 경우를 대비하여 진료업무가 순조롭게 진행될 수 있도록 도와주는 데 목적이 있는 제도이다.

⑤ 정부정책지원

정부의 보건의료정책의 성공적 수행을 위하여 실행하는 각종 조사업무 중 요양기관과 관련된 조사업무를 담당하는데, 특히 요양기관 현지조사 지원이 대표적이다. 이는 가입자와 요양기관 간 발생할 수 있는 허위, 부당청구와 관련된 가입자 불신을 해결하는 데 목적이 있다. 또한 새로운 의료행위나 약제 또는 치료재료의 건강보험 적용여부 및 금액에 대한 경제성과 적용여부의 적정성 등도 검토한다.

2.2 가입자

건강보험은 크게 직장가입자와 지역가입자로 적용대상을 구분한다. 직장가입자는 사업장의 근로자 및 사용자와 공무원 및 교직원, 그리고 그 피부양자로 구성되고, 지역가입자는 직장가입자를 제외한 자를 대상으로 한다. 건강보험 대상자 중 피부양자는 직장가입자에 의하여 주로 생계를 유지하는 자로서 보수 또는 소득이 없는 자를 의미하며, 직장가입자의 배우자, 직계존속(배우자의 직계존속 포함), 직계비속(배우자의 직계비속 포함) 및 그 배우자, 형제, 자매를 포함한다. 우리나라는 사회보험인 건강보험과 공적부조인 의료급여를 통해 전 국민의 의료보장을 포괄하고 있다.

2014년 3월 기준으로 적용인구는 51,430,000명이고 이 중 건강보험 대상자가 49,970,000명(97.2%), 의료급여 대상자가 1,461,000명(2.8%)으로 구성되어 있다. 건강보험 대상자(97.2%)를 세분하여 살펴보면 직장 가입자가 35,188,000명(68.4%), 지역 가입자 14,782,000명(28.8%)으로 분포하고 있다.

1) 보험료

보험자는 건강보험사업에 드는 비용을 충당하기 위하여 국민건강보험법에 의거하여 보험료의 납부의무자로부터 보험료를 징수할 수 있다. 건강보험은 사회보험이기 때문에 국민건강보험법에 의거하여 정부 지원을 받을 수 있는데, 국가는 예산 범위 안에서 당해연도 보험료 예상수입액의 100분의 14에 상당하는 금액을 국고에서 공단으로 지원하고, 공단은 국민건강증진법에 의거하여 국민건강증진기금에서 자금(담배부담금 6%)을 지원받을 수 있다.

① 직장가입자 보수월액보험료

보수월액보험료는 직장가입자의 보수월액에 보험료율을 곱하여 보험료를 산정한 후, 경감률 등을 적용하여 가입자 단위로 부과 보험료를 산정하는 방법으로 공식은 아래와 같다.

건강보험료 = 보수월액 × 건강보험료율(2014년 5.99%)

※ 보수월액은 동일사업장에서 당해연도에 지급받은 보수총액을 근무월수로 나눈 금액

※ 국외근무자는 건강보험료율의 100분의 50 적용

장기요양보험료 = 건강보험료 × 장기요양보험료율 (2014년 6.55%)

	보험료 부담 비율
일반 근로자	가입자 50%, 사용자(회사) 50%
공무원	가입자 50%, 국가 50%
사립학교교원	가입자 50%, 사용자(학교) 25%, 국가 25%

건강보험료가 경감되는 경우는 도서벽지 주민, 군인, 휴직자, 임의계속가입자 등이 있으며, 경감률은 각각 50%, 20%, 최대 50%(육아휴직자 60%), 임의계속가입: 50%이고, 경감 종류가 중복될 경우 최대 경감률은 50%이다. 여행이나 업무 등으로 1개월 이상 해외에 체류하고 국내 거주 피부양자가 없는 경우와 현역병 등으로 군 복무 중이거나, 교도소나 이에 준하는 수용 시설에 수용된 경우는 건강보험료를 면제 받고, 1~2급의 등록장애인이나 희귀난치성 질환자(6종)의 경우는 장기요양보험을 30% 경감 받을 수 있다.

② 직장가입자 소득월액보험료

소득월액보험료는 보수외 소득이 연 7,200만원을 초과하는 직장가입자에게 보수외 소득을 12개월로 나눈 소득월액에 보험료율의 50%를 곱하여 보험료를 산정하는 방법으로 공식은 아래와 같다.

건강보험료 = (소득월액 × 건강보험료율) × 50% (2014년 건강보험료율 5.99%)

※ 소득월액: 이자, 배당, 사업, 근로, 연금, 기타소득을 12로 나눈 금액(근로소득과 연금소득은 20% 적용)

장기요양보험료 = 소득월액보험료 × 장기요양보험료율 (2014년 6.55%)

건강보험료가 경감되는 경우는 도서벽지 주민, 군인, 사업장 화재 등이 있으며, 경감률은 각각 50%, 20%, 30%이고, 경감 종류가 중복될 경우 최대 경감률은 50%이다. 여행이나 업무 등으로 1개월 이상 해외에 체류하고 국내 거주 피부양자가 없는 경우와 현역병 등으로 군 복무 중이거나, 교도소나 이에 준하는 수용 시설에 수용된 경우는 건강보험료를 면제 받고, 1~2급의 등록장애인이나 희귀난치성 질환자(6종)의 경우는 장기요양보험을 30% 경감 받을 수 있다.

③ 지역보험료

지역가입자의 건강보험료는 가입자의 소득, 재산(전월세 포함), 자동차, 생활수준 및 경제활동 참가율을 참작하여 정한 부과요소별 점수를 합산한 보험료 부과점수에 점수당 금액을 곱하여 보험료를 산정한 후, 경감률 등을 적용하여 세대 단위로 부과하는 보험료 산정방법으로 공식은 다음과 같다.

건강보험료 = 보험료부과점수 × 점수당 금액 (2014년 **보험료부과점수** 175.6원)
장기요양보험료 = 건강보험료 × 장기요양보험료율(2014년 6.55%)

※ 소득점수(75등급): 이자소득, 배당소득, 사업소득, 근로소득, 연금소득, 기타 소득
※ 재산점수(50등급): 주택, 건물, 토지, 선박, 항공기, 전월세
※ 자동차점수(7등급, 28구간)
※ 생활수준 및 경제활동 참가율 점수(30등급)
※ 연소득 500만원 이하 세대: 생활수준 및 경제활동 참가율 점수 + 재산 점수 + 자동차 점수
※ 연소득 500만원 초과 세대: 소득 점수 + 재산 점수 + 자동차 점수

건강보험료가 경감되는 경우는 도서벽지 주민과 농어촌 주민 등이 있으며, 경감률은 각각 50%, 22%이고, 농어업인의 경우는 농림축산식품부 지원으로 28%를 경감한다. 노인, 장애인, 한부모가족 등의 세대경감은 10~30%이고, 세대경감 사유 중복 시는 유리한 하나를 적용한다. 재해경감률은 30~50%이고, 경감 종류가 중복될 경우 최대 경감률은 50%이다. 여행이나 업무 등으로 1개월 이상 해외에 체류하고 국내 거주 피부양자가 없는 경우와 현역병 등으로 군 복무 중이거나, 교도소나 이에 준하는 수용 시설에 수용된 경우는 건강보험료를 면제 받고, 1~2급의 등록장애인이나 희귀난치성 질환자(6종)의 경우는 장기요양보험을 30% 경감 받을 수 있다.

2) 급여

보험급여란가입자 및 피부양자의 질병이나 부상에 대한 예방, 진단, 치료, 재활, 출산, 사망, 건강증진에 대하여 법령이 정하는 바에 따라 공단이 현물 또는 현금 형태로 제공하는 서비스를 말한다. 현물이라 함은 요양기관을 통한 의료서비스를 의미하며 요양급여와 건강검진이 해당되고, 현금이라 함은 요양비, 장애인 보장구급여비, 임신출산진료비 등을 가리킨다.

급여는 공공성을 저해하는 요인이 있는 경우 제한하거나 정지할 수 있는데 다음과 같은 경우가 해당이 된다.

급여제한

① 고의 또는 중대한 과실로 인한 범죄행위에 기인한 경우
② 고의적인 사고에 의한 경우
③ 고의 또는 중대한 과실로 정당한 이유 없이 보험자 또는 요양기관의 지시를 따르지 않은 경우
④ 고의 또는 중대한 과실로 정당한 이유 없이 문서나 기타 물건의 제출을 거부하거나 질문 또는 진단을 기피한 경우
⑤ 업무상 또는 공무상 질병, 부상, 재해로 인하여 다른 법령에 의한 보상과 급여를 받은 경우
⑥ 다른 법령에 의하여 국가 또는 지방자치단체로부터 급여에 상당하는 비용과 급여를 받은 경우
⑦ 보험료를 체납한 경우 (2개월 내 완납 시는 예외)

급여정지

① 국외 여행 중이거나 업무에 종사하는 경우
② 현역병, 전환 복무자, 무관후보생
③ 교도소나 이에 준하는 수용 시설에 수용된 경우

급여환수 및 손해배상청구

① 부당한 방법으로 급여를 지급받은 가입자 또는 요양기관
② 제 3자의 행위로 인한 급여 사유가 발생하여 가입자가 피해자가 된 경우 가입자에게 급여 후 제 3자에게 손해배상청구 (단, 가입자가 급여지급 전 손해배상을 받은 경우는 급여를 지급하지 않음)

3) 본인부담금

본인부담금 제도는 가입자와 피부양자가 요양급여의 일부를 부담하는 제도로서 보험자 부담경감, 공동체의식 유지, 남용억제를 목적으로 하고 있다. 사회보험제도를 유지하기 위해서는 많은 비용이 드는데 이를 보험자(또는 국가)가 전담할 경우 보험료의 인상폭이 클 수 밖에 없는데, 이런 부담을 덜기 위해 필요하다. 사회보험제도는 보험료의 차등성과 급여 이용의 불균형성 때문에 보험료를 많이 내거나 급여 이용을 적게 하는 가입자들의 부담과 불만이 커질 수 있는데, 이럴 경우 공동체의식에

회의를 가지는 사람들이 많아 지고 제도 유지에 어려움이 야기될 수 있다. 본인부담금 제도는 급여 이용이 많은 가입자가 비용 부담이 많아지게 함으로써 이런 불만을 감소시키는데 목적이 있다. 보험제도는 다수의 돈으로 소수가 이용하는 특징이 있고 공적으로 모아진 돈이기 때문에 남용의 소지가 항상 존재한다. 건강보험의 경우도 본인부담금에도 불구하고 닥터쇼핑이나 장기요양 등으로 급여가 불필요하게 증가하는 상황들이 발생하기 때문에 적절한 자기부담금의 존재는 남용을 억제하는데 중요한 역할을 한다. 우리 나라의 경우 입원의 경우는 정률제, 외래의 경우는 혼합제 방식을 적용하고 있다.

입원 - 6세 미만	총진료비의 20% 요양급여비용의 10%
외래 - 상급종합병원 - 종합병원 - 병원 - 의원 - 약국 - 보건소, 보건지소, 보건진료소 - 65세 이상 - 6세 미만	 진찰료 총액 + 나머지 진료비의 60% 요양급여비용 총액의 45%(읍, 면지역), 50%(동지역) 요양급여비용 총액의 35%(읍, 면지역), 40%(동지역) 요양급여비용 총액의 30% 요양급여비용 총액의 30% 경증질환 52개 상급종합병원 원외처방 시 50% 경증질환 52개 종합병원 원외처방 시 40% 요양급여비용이 12,000원 초과 시 총액의 30% 요양급여비용이 12,000원 이하 시 정액제 적용 요양급여비용 총액이 15,000원 이하이면 1,500원 요양급여비용 총액이 10,000원 이하이면 1,200원 성인 본인부담률의 70% 적용 (보건소, 보건지소, 보건진료소 정액제 및 약국 직접조제는 경감 대상 아님)
산정특례자 - 등록 암, 중증화상 환자 - 등록 희귀난치성 질환자 - 뇌혈관 및 심장질환자	등록일부터 5년간 입원, 외래, 약국 본인부담 경감 총진료비의 5%, 미등록시 20% 총진료비의 10%, 미등록시 30~60% 정해진 수술 당 최대 30일 동안 총진료비의 5%

보험자 부담경감, 공동체의식 유지, 남용억제를 목적으로 본인부담제를 실시할 때 잊지 말아야 할 것은 결국 사회보험으로서의 역할이다. 경제적 취약 계층과 그렇지 않은 계층의 차이는 결국 요양급여비용을 감당할 수 있는 경제력의 절대적인 차이에 기인하기 때문에 이에 대한 보완책이 없으면 건강보험은 사회보험으로서의 역할을 할 수 없게 되기 때문에 보완책으로 상한제를 시행하고 있다. 본인부담상한

제는 가입자가 연간 부담한 본인부담액이 상한액 기준(120~500만원)을 초과할 경우 초과분을 가입자에게 환급해 주는 제도로서, 소득수준에 따라 7단계 차등 적용을 실시하고 있다.

소득하위구간	본인부담상한액
0 ~ 10%	120만원
10 ~ 30%	150만원
30 ~ 50%	200만원
50 ~ 70%	250만원
70 ~ 80%	300만원
80 ~ 90%	400만원
90 ~ 100%	500만원

4) 요양급여비용청구

원칙적으로 요양급여비용청구는 요양기관(의료기관)이 공단에 청구하도록 되어 있으나, 절차 편의성을 위해 요양기관이 건강보험심사평가원에 급여를 받은 가입자에 대한 명세서를 첨부하여 청구하도록 되어 있다. 건강보험심사평가원은 청구 내용을 평가하여 그 결과를 요양기관과 공단에 통보하며, 공단은 심사결과를 바탕으로 지급통보서에 의거하여 요양급여비용을 요양기관에 지급한다.

2.3 건강검진

건강검진은 가입자 지원사업의 일환으로 가입자들의 건강을 유지, 증진하고, 경제적 손실을 최소화하며 장기적으로 보험급여비용의 지출을 줄이려는 목적으로 1980년에 시작되었다.

1988년, 직장피부양자 건강검진

1990년, 공무원 및 사립학교교직원 피보험자 건강검진

1995년 지역조합 피보험자 건강검진,

2000년, 특정암검사

2007년, 생애전환기 건강진단 및 영유아건강검진 등 생애주기별 건강검진체계를 통해 평생 건강관리체계의 기반을 구축하였다. 이를 기반으로
2008년 건강검진기본법이 제정되었고, 연령대를 확대하여
2011년 자궁경부암검진 대상을 30대 여성으로 확대하고,
2012년 영유아검진 대상을 71개월까지 확대하였다. 또한, 건강검진의 질 향상을 위한 건강검진 기관의 시설, 장비 등의 제도 개선을 지속적으로 추진하고 있다.

2.4 노인장기요양보험

노인장기요양보험은 고령이나 노인성질병 등으로 인하여 6개월 이상 동안 혼자서 일상 생활을 수행하기 어려운 노인 등에게 신체활동 또는 가사지원 등의 장기요양급여를 사회적 연대원리에 의해 제공하는 사회보험 제도로서 치매, 중풍, 노화 및 노인성질환 등으로 혼자 일상 생활을 영위하기 어려운 대상자에게 요양시설이나 재가장기요양기관을 통해 신체활동 또는 가사지원 등의 서비스를 제공한다. 신청대상은 65세 이상의 노인 또는 65세 미만이나 치매, 뇌혈관질환 등 대통령령으로 정한 노인성질병을 가진 자로서 본인 또는 대리인이 신청할 수 있다. 요양기관은 의사소견서를 발급해 주어야 한다.

장기요양인정점수를 산정하는데 활용하는 주요 항목은 다음과 같다.

① 신체기능영역: 신청인의 최근 한 달간 일상생활에서 다른 사람의 도움을 받는 정도와 도움이 필요한 이유 조사
② 인지기능 및 행동변화 영역: 최근 한 달간 신청인이 보였던 증상여부 조사
③ 간호처치영역: 최근 2주간 증상유무 조사
④ 재활영역: 운동장애 정도와 관절제한 정도 두 부분으로 나누어 조사

장기요양인정신청의 조사가 완료된 때 조사결과서, 신청서, 의사소견서, 그 밖에 심의에 필요한 자료를 기초로 지역별로 설치된 장기요양등급판정위원회에서 신청인의 요양필요도(신청인이 일상생활을 하는데 다른 사람의 도움을 받아야 할 정도)에 따라 등급을 부여하는 것을 등급판정이라고 하는데 신청인의 기능상태와 장기요양인정점수는 다음과 같다.

등급	심신의 기능상태	장기요양 인정점수
1	일상생활에서 전적으로 다른 사람의 도움이 필요한 상태	95 ~ 100
2	일상생활에서 상당 부분 다른 사람의 도움이 필요한 상태	75 ~ 94
3	일상생활에서 부분적으로 다른 사람의 도움이 필요한 상태	60 ~ 74
4	심신의 기능상태 장애로 일상생활에서 일정부분 다른 사람의 도움이 필요한 상태	51 ~ 59
5	치매	45 ~ 50

1) 급여

① 재가급여

혼자서 일상생활이 어려운 수급자들을 위한 재가급여에는 방문요양, 방문목욕, 방문간호, 주야간보호, 단기보호, 복지용구지원 등이 있다. 방문요양은 장기요양요원이 수급자의 집을 방문하여 목욕, 배설, 의복, 머리감기, 취사, 청소, 생활필수품 구매 등을 도와주는 급여방법이다. 방문목욕은 수급자가 집에서 목욕하기 어려운 상황일 때 목욕설비를 갖춘 차량을 이용하여 목욕을 도와주는 급여방법이다. 방문간호는 장기요양요원이 의사, 한의사, 치과의사의 지시서에 따라 수급자의 집을 방문하여 간호, 진료보조, 요양상담, 구강위생 등을 제공하는 급여이다. 주야간보호는 수급자에게 하루 중 일정 시간 동안 장기요양기관에서 신체활동지원, 심신기능 유지 및 향상을 위한 교육, 훈련 등을 제공하는 급여이다. 단기보호는 수급자에게 주야간보호에 해당하는 급여를 월 15일이내로 제공하는 급여이다. 복지용구지원은 휠체어, 전동 또는 수동침대, 욕창방지매트 또는 방석 리스, 욕조용 리프트, 이동욕조, 보행기 등을 지원하는 급여이다.

재가급여 월 한도액은 2014년 7월 기준, 766,600원(5등급)~1,185,300 원(1등급)

② 시설급여

시설급여는 장기요양기관이 운영하는 노인의료복지시설(요양병원 제외)에 수급자들이 장기간 입소하여 신체활동지원, 심신기능의 유지와 향상을 위한 교육 및 훈련 등을 제공받는 급여이다.

③ 특별현금급여

특별현금급여는 다음 세 가지 경우에 지급이 된다. 첫째, 가족요양비는 장기요양기관이 현저히 부족한 도서나 벽지에 거주하는 수급자, 천재지변 등으로 장기요양기관이 실시하는 장기요양급여 이용이 어렵다고 인정되는 수급자, 신체, 정신, 성격 등의 사유로 가족이 장기요양을 받아야 하는 수급자 등에게 지급이 된다. 특례요양비는 수급자가 장기요양기관으로 지정되지 않은 장기요양시설 등의 기관과 재가 또는 시설급여에 상당한 장기요양급여를 받은 경우 장기요양급여 비용의 일부를 지급이 되고, 요양병원 간병비는 수급자가 요양병원에 입원한 때, 장기요양에 사용되는 비용의 일부를 지급하는 제도이나, 특례요양비와 요양병원 간병비는 현재시행을 유보하고 있다.

2) 보험료

노인장기요양보험 가입자는 건강보험 가입자와 동일하며, 공단은 장기요양보험료와 건강보험료를 통합하여 징수하나, 구분하여 고지하고 각각 독립회계로 관리한다. 장기요양보험료는 건강보험료액에 장기요양보험료율을 곱하여 산정하고, 국가는 매년 예산의 범위 안에서 당해 연도 장기요양보험료 예상수입액의 100분의 20에 상당하는 금액을 공단에 지원하며, 국가와 지방자치단체는 의료급여수급권자의 장기요양급여비용 중 공단이 부담하여야 할 비용과 관리운영비의 전액을 대통령령이 정하는 바에 따라 부담한다.

본인부담금은 일반 수급자의 경우 재가급여는 당해 장기요양급여 비용의 15%, 시설급여는 당해 장기요양급여 비용의 20%를 본인이 부담하고, 국민기초생활수급권자는 본인부담금이 없다.

3) 비용

장기요양기관이 수급자에게 재가급여 또는 시설급여를 제공한 경우, 공단에 장기요양급여 비용을 청구하여야 하며 공단은 이를 심사하여 공단부담금을 당해 장기요양기관에 지급한다. 장기요양급여는 장기요양인정서의 장기요양급여의 종류 및 내용에 따른 표준장기요양이용계획서(장기요양 필요 영역 및 주요 기능 상태, 장기요양 목표, 장기요양 필요 내용, 수급자의 희망급여, 표준장기요양 이용계획 및 비용, 유의사항 등)를 고려하여 필요한 범위 안에서 적정하게 제공하는데, 산출된 금액에 10원 미만의 단수가 있을 때에는 사사오입 하고, 타 법령(사회복지사업법)에 의한 사회복지시설이나 미신고시설에 입소 중인 수급자에게 제공한 장기요양급여 비용(복지용구를 포함)은 산정할 수 없다. 단, 노인복지법에 의한 노인복지주택에 입소 중인 경우 재가급여 비용은 청구할 수 있다.

4) 본인부담금

노인장기요양보험의 본인부담금도 법에 의해 설정되어 있으며 내용은 다음과 같다.

수급자	본인부담율
재가급여	15%
시설급여	20%
의료급여 수급권자 및 보건복지부장관 고시 소득, 재산 등이 일정 금액 이하인 자	50%
국민기초생활수급권자	0%

CHAPTER 03

전략적 경영과 혁신

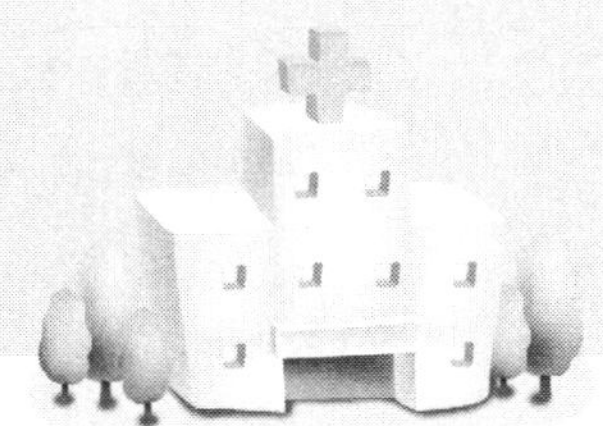

1. 전략적 경영과 경쟁우위

1.1 전략적 경영의 개념과 목표

어떤 조직이든지 생존하기 위해서는 그 조직이 생산하여 고객에게 제공하는 제품이나 서비스의 가치가 고객이 부담하는 가격보다 커야 하고, 그 가격은 해당조직이 제품이나 서비스를 제공하는 데 드는 비용보다 커야 한다. 이 관계를 부등식으로 표현하면 **가치 〉 가격 〉 비용**과 같이 되는데, 이를 생존부등식이라 한다.[1] 그러나 경쟁자가 존재하는 경우에는 단순히 생존부등식을 충족시키는 것만으로는 충분하지 않다. 생존부등식을 만족시키되 경쟁자보다 더 나은 조건으로 만족시켜야 한다. 경쟁자보다 더 나은 가치를 제공하든지 경쟁자보다 더 적은 비용을 들이든지 해야 한다. 이를 가리켜 경영전략론에서는 **경쟁우위**를 확보한다고 표현한다.

전략적 경영의 목표는 선택한 사업 영역에서 경쟁우위를 확보하는 데 있다. 조직이 어떻게 하면 경쟁우위를 확보하고, 그 경쟁우위를 유지할 수 있을까? 이것이 경영전략에서 다루는 문제이다. 이 문제를 조금 더 깊이 파고들면 다음과 같은 몇 가지 세부 문제로 연결된다.

1) 윤석철, 경영학의 진리체계, 경문사. 2001. 130쪽

- 어떤 사업 영역을 선택해야 할까?
- 어떻게 가치를 높일 수 있을까?
- 어떻게 비용을 낮출 수 있을까?

경쟁우위를 확보하고 유지하는 것은 쉽지 않다. 조직을 둘러싼 여러 가지 상황이 지속적으로 변화하기 때문이다. 고객은 가만히 있지 않고, 끊임없이 새로운 요구를 한다. 경쟁자도 가만히 있지 않는다. 더 나은 가치를 제공하기 위하여 신제품, 신서비스를 내어놓고, 가격도 변화시킨다. 제품 및 서비스의 생산과 제공에 사용하는 기술도 가만히 있지 않고 계속하여 변화하고 발전한다. 그 흐름을 따라잡지 못하면 한 순간에 도태될 수 있다. 사업에 영향을 미치는 정부와 규제기관도 가만히 있지 않는다. 이처럼 사업에 영향을 미치는 모든 요소들의 변화는 조직에게 변화를 요구한다. 경우에 따라서는 조직이 먼저 변화를 주도하기도 한다. 전략적 경영은 변화하는 환경 속에서 지속가능한 경쟁우위를 확보하는 방법을 다룬다.

1.2 전략적 경영의 발전 과정

'조직이 경쟁우위를 확보하려면 무엇을 어떻게 해야 하는가?'라는 문제에 대한 답을 찾는 과정에서 전략적 경영의 사고가 발전하여 왔다. 지속적인 경쟁우위를 확보하는 방법에 대한 관심은 시간의 흐름에 따라서 변화를 겪어 왔다. 전략적 경영의 초기 연구들은 경쟁자에 비하여 유리한 위치를 차지하는 데서 오는 경쟁우위에 대해서 관심을 가졌다. 산업구조를 형성하는 요인들에 대한 관심, 어느 산업에서 경쟁할지를 신중하게 고르는 것이 전략의 핵심이었다. 유리한 위치로 인한 경쟁우위는 매력적인 산업구조, 산업 안에서 차지하고 있는 이질성(heterogeneity) 즉 남과 구별되는 특성, 주변의 다른 조직들과 맺고 있는 관계에 의하여 결정된다.[2] 유리한 위치로 인한 경쟁우위의 예는 브랜드, 고객 관계, 정부의 보호와 지원, 지위, 유통채널, 지리적 편리성, 사실 상의 표준, 제품과 정보 흐름의 문지기 역할 등이 있다. 그러나 산업구조의 차원에서 유사한 지위를 차지하고 있는 조직 사이에도 경영성과의 차이는 날 수 있다. 외부적 상황조건이 동일하더라도 조직이 그 상황조건을 활용하는 수준은 차이가 있기 때문이다. 이러한 인식은 경쟁우위의 원천을 조직외부

2) Saloner, G., Shepard, A. and J. Podolny. Strategic Management. Wiley. 2001. pp.43-46.

에서 조직내부로 돌려놓았다. 자원기반관점(Resource Based View)은 환경에 의해서 결정된 제약 조건 하에서 기업을 포지셔닝하는 데 초점을 맞추는 대신, 전략적 사고를 전통적 사업부 범주를 넘어서는 핵심역량의 구축 관점에서 정의하고, 핵심 사업을 중심으로 기업의 포트폴리오를 창출하며, 핵심역량을 강화하는 방향으로 기업의 목표와 프로세스를 채택하는 기업 내부의 능력에 관심을 갖는다.

사람마다 가진 능력이 다른 것처럼, 기업마다 보유하고 있는 능력은 서로 다르다. 어떤 기업은 원재료를 낮은 원가로 공급받거나 인력을 낮은 비용으로 활용할 수 있기 때문에 제품이나 서비스를 생산하고 제공하는 원가를 낮출 수 있다. 어떤 기업은 재료나 인력을 결합하는 효율적인 생산방식을 활용하여 제품이나 서비스를 생산하는 원가를 낮출 수도 있다. 다른 기업과 다른 독특한 특성을 지닌 제품이나 서비스를 제공할 수 있는 기업도 있다. 기업들은 지속적인 실험과 학습, 경험의 축적을 통해서 다른 기업이 보유하지 못한 '루틴'을 보유하고 있을 수 있다. 그 루틴은 제품의 생산에 관련된 것일 수도 있고, 유통과 관련된 것일 수도 있다. 혹은 경영 의사결정을 내리는 방법에 대한 것일 수도 있다.

기업이 보유하고 있는 능력은 매우 다양하다. 탁월한 제품개발능력을 보유한 기업이 있는가 하면, 안정적인 품질의 제품생산능력을 보유한 기업도 있을 수 있다. 세계적인 제약기업들은 특정 분야의 질환에 대한 축적된 지식을 보유하고 있다.

최근에 와서는 기업의 핵심 전략적 자원으로서 사람과 지적 자본에 대한 관심이 커졌는데, 이는 자원기반관점의 확장으로 볼 수 있다. 기업이 보유하고 있는 여러 종류의 전략적 자원 중에서 사람에게 체화된 자원, 특히 지적 자본의 중요성을 크게 인식하게 된 까닭이다.

나아가서 기업의 경쟁우위는 개별 기업 차원에서 확보할 수 있는 것이 아니라 주변의 여러 기업과 형성하고 있는 바람직한 관계를 통해서 가능하다는 인식을 하게 되면서 전략적 경영의 흐름은 바람직한 기업 생태계를 형성하고 관리하는 것으로까지 확장되었다.

1.3 전략적 경영의 프로세스

하나의 조직이 경쟁우위를 확보하고 유지하기 위해서 전략적 경영을 수행하는 프로세스는 전략의 수립과 실행으로 대별된다. 조금 더 단계를 세분화하면 다음과 같이 정리할 수 있다.[3)] 1) 전략 확인(Strategy Identification), 2) 전략 평가(Strategy Evaluation), 3) 전략적 대안의 개발(Strategic Option Development), 4) 전략적 대안의 평가(Strategic Option Evaluation), 5) 전략 선택(Strategy Selection), 6) 전략의 전달(Strategy Communication), 7) 전략의 실행(Implementation).

현재 우리 기업이 취하고 있는 전략은 무엇이며, 그 전략의 성과는 어떠한지를 평가하는 것이 전략적 경영의 시작이다. 이 과정은 기업이 사업 환경 속에서 어떻게 행동하여 어떠한 성과를 거두었는지, 그 원인은 무엇이었는지를 반성하는 과정이다. 이러한 냉정한 반성에 토대를 두고 앞으로 나아가야 할 방향을 정하는 단계로 나아간다. 이 단계에서는 외부 환경의 추이와 영향을 예측하고, 기업 내부의 자원과 역량의 준비상태를 분석하는 활동이 이루어진다. 외부 환경과 내부자원을 분석을 토대로 하여 기회를 찾아내고 위협에 대응하기 위해서 필요한 전략적 대안을 도출하는 것이다. 도출된 전략적 대안의 실행가능성과 예측되는 환경변화의 시나리오 속에서 거둘 성과를 평가하여 마침내 전략을 선택한다.

선택된 전략을 조직 전체적으로 일사불란하게 추진하기 위해서는 전략에 대해서 조직구성원 전체가 이해하도록 하는 과정이 필요하다. 그 후에야 비로소 의도한 바대로 전략을 실행할 수 있다.

전략의 수립 과정은 다음 세 가지 질문에 대한 대답을 찾는 과정이라고 볼 수 있다.[4)]

첫 번째 질문, '우리는 지금 어디에 있는가?' 사업과 기업의 현재 상태에 대한 이해에 대한 물음이다. 조직의 근본적인 이슈에 대해서 다시 돌아보고, 현재 성과에 대한 세밀한 평가와 반성을 촉구하는 물음이다.

---

3) Saloner, G., Shepard, A. and J. Podolny. Strategic Management. Wiley. 2001. p.33.

4) de Kluyver, CA. and JA Pearce II. Strategy: A View from the Top. 3rd ed. Pearson. 2009. pp.19-21.

두 번째 질문, '우리는 어디로 가야 하는가?' 첫 번째 질문에 대한 답에 의거해서 전략 대안들을 탐색하고 만들어내는 것을 요구한다. 그리고 새로운 사업 모델을 규정하고, 기업의 원동력을 규명하는 방향으로 전략적 의도를 명확하게 표현하는 것으로 나아간다.

세 번째 질문, '그곳에 어떻게 도달할 것인가?' 현재 기업에 축적된 역량 수준과 목표로 하는 전략적 의도를 달성하기 위해 요구되는 역량 수준 사이의 괴리를 어떻게 극복할 것이냐 하는 물음이다. 목표로 하는 상태로 나아가기 위한 구체적인 수단이 무엇인지, 그 수단을 확보하고 활용할 수 있는 능력은 보유하고 있는지, 없다면 그러한 능력을 어떻게 확보할 것인지 하는 방안을 찾아보라는 물음이다.

전략적 경영의 단계를 몇 단계로 구분하든지 그 안에 담겨 있는 내용은 단순하다. 지금까지 갖고 있던 전략, 즉 지금까지 실행했던 전략은 무엇이었는지 그리고 그 성과는 어떠했는지를 반성하고, 목표하는 바를 달성하기 위해서 새롭게 실행하고자 하는 계획을 구체적으로 세우고 이를 차질 없이 실행할 수 있어야 한다는 것이다.

전략이 의도한 성과를 거두기 위해서는 의도한 바대로 실행되어야 한다는 사실을 잊지 말아야 한다. 그것도 기업을 구성하는 전 부분이 서로 잘 연계되어 전략을 실행하지 않으면 안 된다. 전략이 제대로 실행되도록 하는 것은 전략을 잘 설계하는 것 이상으로 최고경영자에게 중요한 직무이다.

과정론적 접근을 하는 전략론가들은 기업의 전략이란 구체적인 계획으로 있는 것이 아니라, 일상적인 활동 속에서 난관을 헤쳐 나가는 중에 드러나는 방향성에 불과하다고 주장하기도 한다.

2. 외부 환경 분석

외부 환경은 조직 외부에 존재하면서 조직의 전체 또는 일부에 영향을 미치는 요소들이다. 정치적 환경, 경제적 환경, 사회문화적 환경, 기술적 환경 등으로 구분하는 것이 일반적이다. 외부 환경은 조직의 통제력이 미치지 않는 외부에 존재하면서도 조직의 성공과 실패에 지대한 영향을 미치기 때문에 전략적 경영에서 외부 환경의 변화와 그 영향을 예측하고 대응하는 것은 매우 중요한 과제가 된다. 그렇기에 적절한 분석 틀을 활용하여 외부 환경을 분석하고, 환경의 변화를 읽는 것은 전략적 경영의 핵심적인 부분이 된다.

2.1 외부 환경 분석의 틀

조직에서 외부 환경을 분석하는 활동은 다음과 같이 구분할 수 있다.[5] 1) 환경 변화의 신호를 감지하기 위한 탐사 활동, 2) 감지된 변화 동인의 감시 활동, 3) 변화 동인의 변화 방향 예측, 4) 변화 동인이 조직에게 미칠 영향의 평가이다. 각 활동에 대해서 상세히 살펴보자.

1) 환경 탐사(scanning)

환경 탐사는 환경 변화의 신호를 발견하기 위하여 환경 전체를 살펴보는 활동이다. 외부 환경에 대한 정보를 광범위하게 수집하고, 이를 몇 가지 범주로 구분하여 정리하는 형태로 이루어진다. 정리된 정보를 분석하여 각 범주 안에서 중요한 문제들이 무엇인지를 확인한다. 전략적인 문제란 환경 속에서 차지하고 있는 조직의 위치를 변화시키거나 조직 자체에 대해서 영향을 미칠 가능성이 있는 추세나 발전, 딜레마 등이다. 전략적 문제들은 잘 구조화되어 있지 않고 모호한 경우가 일반적이기 때문에 잘 정리하여 의미를 도출하는 해석 과정이 중요하다.

5) Swayne, LE., Duncan, WJ., and PM Ginter. Strategic Management of Health Care Organizations, 6th ed. Jossey-Bass. 2008. pp.51-55.

2) 변화 동인의 감시

환경 탐사 과정에서 발견된 전략적 문제가 어떻게 전개되어 가는지를 살펴보고 추가적인 정보를 탐색하는 활동을 말한다. 수집한 정보는 전략적 문제별로 데이터베이스를 구축해둔다. 이 과정에서 전략적 문제 중 일부는 전략적 중요성이 크지 않은 것으로 확인되어 관심 밖으로 밀려날 수도 있다. 이 단계에서 중요한 것은 전략적 중요성이 큰 것으로 확인된 문제들의 변화 속도를 확인하고 그 전개방향을 면밀하게 정리해두는 것이다.

3) 전략적 문제의 변화 방향 예측

전략적 문제들의 변화가 어떻게 전개되는지를 확인하고, 환경의 다른 요소들과 어떠한 상호작용을 하는지를 확인하여야 한다. 그 결과를 토대로 하여 전략적 문제들이 전개될 가능성이 있는 몇 가지 방향을 전망해본다.

4) 전략적 문제가 조직에 미칠 영향 평가

전략적 문제가 조직에 미칠 영향을 평가하는 것이다. 그리고 그 결과에 토대를 두고 조직의 비전과 사명을 구체화하고, 내부 분석을 수립하며, 전략 계획을 도출해야 한다.

2.2 시나리오 분석

전략의 성공 또는 실패는 언제나 사업 환경과 관련이 있다. 사업은 불확실한 환경에서 오는 위험을 극복하고 미래가 불확실한 상황에서 기회를 활용하는 것이다. 불확실성이 없다면 모든 기업이 같은 위치에 있을 것이고, 성공도 실패도 없을 것이다. 외부 환경에 대한 여러 분석 방법 중에서 특히 불확실성이 매우 높은 상황에서 주로 사용되는 시나리오 분석방법에 대해서 살펴보자. 미래의 사업 환경의 불확실성은 그 정도에 따라서 세 가지 유형으로 분류할 수 있다.[6)]

- 위험: 유사한 형태의 과거 사례가 충분하여 확률적으로 다양한 결과를 예측할 수 있는 경우

6) 헤이든 지음(정수지 역). 위험을 최소화하는 시나리오 경영. 21세기북스. 2011. 181-214쪽.

- 구조적인 불확실성: 일어날 가능성을 지각하지 못할 정도로 너무나 특이한 사건. 사건 자체는 인과적 유추를 통해 예상할 수 있지만, 그런 일이 일어날 확률이 얼마나 되는지는 판단할 근거가 없는 경우
- 불가지 사건: 사건 자체를 상상할 수 없는 경우

이 중에서 시나리오 분석이 적용되는 불확실성은 구조적인 불확실성이다. 과거의 경험을 적용하여 예측할 수 있는 불확실성에 대해서는 과거에 대한 분석을 통해서 충분히 대처할 수 있다. 불가지 사건에 대해서는 어떠한 방법으로도 대책을 세울 방법이 없으며, 다만 그러한 사건이 발생하였을 때 신속하게 인지하고 대응할 수 있는 민첩성을 기르는 수밖에 없다.

시나리오 분석은 다양하게 해석할 수 있는 구조적 불확실성에 대해서 다양한 해석에 따라서 발생하는 다수의 미래 모습을 그려보는 것이다. 구조적인 불확실성에 의해서 규정되는 환경의 발전 방향은 하나 이상의 모습으로 그려진다. 무슨 일이 어떻게 일어나는지를 설명할 수 있는 인과 구조가 여러 개란 뜻이다. 어떤 구조를 선택하느냐에 따라서 미래는 다르게 나타난다. 여기에서 나타나는 서로 다른 구조의 미래에 대해서 통계적인 확률을 부여하는 것은 불가능하기 때문에, 의사결정자는 다수의 미래가 전부 실현 가능성이 있는 것으로 여겨야 한다. 이것이 가장 중요한 시나리오 분석의 특징이다. 시나리오는 네 단계를 거치면서 개발된다.

첫째, 미래 변화 방향 중 어떠한 부분을 조사해야 할지를 결정하는 단계이다. 이 단계에서는 기술적 변화, 인구통계적 추세, 혹은 자원과 관련된 이슈들에서 어떤 트렌드를 포함시킬 것이며, 어떠한 목표 시한을 제시할 것인지를 결정하여야 한다.

둘째, 어떤 변화 요소가 미래를 형성하는 데 가장 큰 영향력을 발휘할 것인지를 규명하는 단계이다.

셋째, 가능한 결과에 대한 상이한 조합에 근거하여 미래 시나리오들에 관한 포괄적인 조합을 구성하는 단계이다. 어떤 조합은 다른 조합에 비하여 당면한 전략적 이슈에 더 큰 효력을 지니고 있거나, 발생가능성이 더 크기 때문에 더 큰 주목을 받을 수 있다. 그 결과, 소수의 시나리오만이 논의선 상에 오르게 되며, 이후 더 자세한 분석의 대상이 된다.

넷째, 각 시나리오의 내용을 작성하여, 전략적 선택을 위한 대안적 미래의 함의를 평가할 수 있도록 하는 단계이다.

세계 에너지 시나리오

World Energy Council은 2013년에 2050년의 세계 에너지 시나리오를 발표했다. WEC는 2050년의 모습을 재즈와 교향악, 두 가지로 그렸다. 재즈는 소비자 주도적인 시나리오이고, 교향악은 투표자 주도적인 시나리오이다. 그 주된 내용은 다음과 같다.

재즈	교향악
에너지에 대한 접근, 사용, 공급의 질 측면에서 가장 쉽게 구할 수 있는 에너지 원천에 대해서 소비자가 주도적으로 결정하는 세계	환경의 지속가능성과 에너지의 안정성을 확보하는 데 필요한 정책과 관행을 유권자의 합의에 의해서 결정하는 세계
주된 활동주체는 다국적 기업, 은행, 벤처금융, 가격에 민감한 소비자들	주된 활동주체는 정부, 공공부문 및 민간기업, 비영리단체, 환경에 민감한 유권자들
시장이 경쟁을 통해서 기술을 선택함.	정부가 기술의 승자를 선택함.
에너지 원천들은 가격과 사용가능성을 토대로 경쟁	정부가 에너지의 원천을 선택하고 지원
높은 수준의 국가간 경쟁, 낮은 환경 보호, 경제형태의 수렴 등으로 높은 GDP 성장	환경 보호 강화, 비용이 많이 드는 성장 경로, 낮은 수렴 등으로 낮은 GDP 성장
자유무역 정책으로 수출/수입 증대	보호무역 정책으로 수출/수입 감소
시장 선택의 결과로 나타나는 재생 및 저탄소 에너지	특정 형태의 재생 및 저탄소 에너지를 정부가 장려
국가적 합의 도출이 없어서 탄소시장이 비활성화	국가간 협의에 따라서 탄소시장이 도입됨.

〈자료원: World Energy Council, 2013〉

시나리오는 단번에 완성되는 것이 아니며, 반복적인 작성을 통해서 완성도가 높아져가는 것이다. 시나리오의 초기 단계에서는 상황에 대해서 구체화되지 못한 부분을 찾는 것이 중요하다. 일단 답을 찾아야 할 질문이 구체화되면 분석을 하고 답을 찾는 과정이 비교적 쉬워진다. 반복적 시나리오 방식은 미래상을 표현하고 분석하는 체계적인 방법이 되기 때문에 우리가 미처 이해하지 못한, 그러나 분석할만한 가치가 있는 '공백'을 발견하게 해준다.

완성된 시나리오는 전략 및 사업 아이디어의 적절성을 테스트하기 위한 조건이 된다. 전략이나 사업 아이디어가 미래에 발생할 것으로 보이는 각 시나리오 속에서 어떻게 작동할 것인지를 비추어보게 한다. 즉 시나리오는 발생할 수도 있는 미래의 모습 속에서 조직의 적응성을 높일 수 있는 방안을 고민하는 데 도움이 된다. '세계 에너지 시나리오'는 미래의 에너지 상황을 두 개의 시나리오를 통하여 제시하고 있다. 둘 중 어느 시나리오가 전개될지는 모르지만, 어느 시나리오가 전개되든지 적절한 대비를 할 수 있는 준비를 하는 데 활용할 수 있다.

2.3 산업구조 분석

산업은 시장에서 직접적으로 경쟁하는 기업이나 조직들의 집합으로 이해된다. 그러나 산업을 정의할 때는 기업의 전략 분석에 가장 연관성이 높은 시장 요소들을 모두 고려하는 것이 필요하다. 일반적으로는 제품, 고객, 지역, 유통채널까지 종합적으로 고려해야 하며, 어느 하나의 기준에만 집착해서는 안 된다.

산업 분석의 가장 대표적인 모델은 Michael Porter가 제시한 다섯 가지 힘을 중심으로 분석하는 것이다. Porter는 특정 산업의 경쟁구도는 신규 진입의 위협, 구매자의 교섭력, 공급자의 협상력, 대체재의 위협, 현재 기업 간의 경쟁이라는 다섯 가지 힘에 의해서 결정된다고 보았다.

1) 신규 진입의 위험

새로운 경쟁자가 시장에 진입하는 것이 수월할 때 그 산업의 경쟁도는 높아질 것으로 예상된다. 잠재적 신규 진입자들은 산업의 공급량을 늘리고 시장점유율을 확보하기 위한 기업 간 경쟁을 심화시켜 수요와 공급 사이의 균형을 깨뜨릴 위협요인이 된다. 신규 진입의 가능성은 진입 장벽의 형태와 기존 업체들의 반응에 의해서 영향을 받는다. 진입장벽으로는 규모의 경제, 제품 차별화, 소요자본 규모, 규모와 무관한 비용 요소, 유통 채널에 대한 접근, 정부 규제 등이 있다. 이러한 산업의 진입장벽은 변화할 수 있으며, 이러한 변화는 기업들에게 새로운 기회를 위한 전략적 통로를 열어 준다.

2) 강력한 공급자와 구매자

구매자와 공급업체들은 가격, 품질, 수요량, 판매량에 대한 압력을 행사함으로써 산업 내에서 경쟁에 영향을 미친다. 공급자들은 ① 소수의 지배적인 기업이 있고, 수요 산업에 비하여 더 집중되어 있을 때, ② 기업에 공급되는 부품이 차별화되어 있어서, 다른 공급업체로 전환하는 것이 어려울 때, ③ 대체재가 거의 없을 때, ④ 공급자가 전방통합할 수 있을 때, ⑤ 특정 산업이 창출하는 수익이 공급업체들의 수익 기반의 극히 일부분에 불과한 경우에 구매자에 비하여 강력한 교섭력을 갖는다. 반면, 구매자들은 ① 구매자가 소수이거나 대량구매하는 경우, ② 제품이 차별화되어 있지 않아 다른 공급자로 전환하는 것이 수월한 경우, ③ 구매자의 제품 구입이 판매자의 총 수익에서 상당한 비중을 차지하는 경우, ④ 구매자가 후방통합할 수 있을 때 상당한 교섭력을 갖게 된다.

3) 대체재

대체재는 지속적으로 대부분의 산업들을 위협하며 가격과 수익성 향상의 중대한 장애물로 작용한다. 게다가 새로운 기술 도입으로 제품의 비용 구조가 바뀔 수 있을 때, 대체재는 기존 기업들로부터 상당 수준의 시장점유율을 빼앗아 갈 수 있다. 대체재 중에서도 가장 위험한 경우는 새로운 사업 모델을 가지고 외부로부터 신규 진입하는 경우이다.

4) 기존 시장참여자들 사이의 경쟁

산업 내의 경쟁 강도는 산업 참여 기업들의 숫자, 상대적 규모, 경쟁 역량 및 산업의 성장률 등에 의해 결정된다. 기존 업체 사이의 경쟁은 ① 경쟁자의 수가 많고, 크기나 세력 면에서 비교적 동등한 경우, ② 산업 성장 속도가 느리고, 경쟁이 신규 고객 창출보다는 기존 고객과 관련된 경우, ③ 고정비용이 높거나 제품과 서비스의 수명이 짧은 경우, ④ 대규모의 생산능력 증대가 이루어지는 경우, ⑤ 퇴출장벽이 높아서 영업을 중단할 때 높은 수준의 비용이 발생하는 경우에 촉발된다.

2.4 환경 분석의 한계

전략을 수립할 때 외부 환경을 분석하는 목표는 다음과 같다. ① 조직의 경영과 성과에 영향을 미치는 중요한 문제들을 확인하고 분석하며, 이들의 변화를 전망한다. ② 조직에 영향을 미칠 수도 있는 중요한 문제의 출현과 변화를 조기에 발견하고 분석한다. ③ 외부 조직들이 시도하는 변화와 문제들이 무엇인지를 파악하고 분류한다. ④ 조직내부의 자원을 분석하고 조직의 목표와 비전, 전략을 수립하는 데 필요한 자료를 제공한다. 요약하면, 환경의 수많은 변화 속에서 무시해도 좋을 소음을 걸러내고, 중요한 의미를 지닌 신호를 감지하는 것이다. 이러한 목표의 달성을 위한 활동은 절대로 기계적으로 이루어질 수 없으며, 숙련된 경험과 직관을 필요로 하는 작업이다. 그러나 환경 분석을 위해서 많은 노력을 하면서도, 환경 분석에 한계가 있다는 사실을 잊지 말아야 한다. 환경 분석을 한다고 해도 미래를 예측할 수는 없으며, 환경에서 벌어지는 모든 변화와 문제를 살펴볼 수도 없다. 중요한 정보인 줄은 알지만 정보를 적기에 확보할 수 없는 경우도 많다. 외부 환경에서 사건이 발생한 시점과 경영자가 사건의 의미를 파악하기까지에는 상당한 시간 차이가 존재하는 경우도 있다. 환경의 변화를 감지했다고 해도 조직이 변화의 속도에 맞추어 신속하게 반응하는 데도 어려움이 있을 수 있다. 또한 많은 경우 경영자들이 보유하고 있는 기대와 고정관념이 환경 속에서 나타나는 문제나 변화의 의미를 제대로 파악하지 못하도록 만드는 장애요인이 되기도 한다.

환경의 변화를 알아채기 가장 어려운 경우는 신규 진입자가 전혀 새로운 기술을 가지고 전혀 새로운 사업 모델을 구축하면서 침입해 들어올 때다. 애플이 iTunes와 스마트폰을 연계하여 이동통신 시장에 진출한 이후, 이동통신 단말기 시장의 전통적인 강자였던 노키아와 모토롤라는 속수무책으로 당할 수밖에 없었던 것이 대표적인 사례라 할 수 있다.

3. 내부자원 분석

외부 환경을 분석한 결과는 전략적 변화의 방향성을 결정하는 데 사용된다. 그런데 조직이 전략적 방향성을 설정하고, 그 방향으로 가기 위한 구체적인 전략을 수립하였다고 해서 그 전략을 적절히 수행하여 그 방향성으로 나아갈 수 있는 것은 아니다. 전략을 적절히 수행할 수 있는 능력이 있는지를 판단해야 하기 때문이다. 내부 환경 분석은 전략의 성공적 수행 가능성을 결정하는 것이다. 내부 환경 분석은 구체적으로 경쟁 우위 창출을 위해 활용할 수 있는 현재의 자원과 핵심역량을 분류하고 평가하고, 기업 내부에서 변화를 촉진하는 요인과 저해하는 요인을 분석한다.

3.1 자원기반관점

조직의 내부자원에 대한 관심은 전략에 대한 자원기반관점(Resource Based View)에서 비롯되었다. 내부자원 분석에 앞서 자원기반관점의 주된 내용을 간단히 살펴보는 것이 필요하다.

자원기반관점에 의하면, 개인들이 각자 가지고 있는 능력이 서로 다른 것처럼, 기업도 보유하고 있는 능력(capabilities)은 서로 다르다. 어떤 제조업체가 다른 업체보다 낮은 원가로 제품을 생산할 수 있는 능력을 갖게 된 것은 그 동안의 경험과 학습, 실험을 통해서이다. 조직은 수많은 종류의 능력들을 보유하고 있다. 그리고 그 능력들은 조직과 떼려야 뗄 수 없는 관계로 연결되어 있어서 조직과 분리해서는 존재할 수 없다.

어떤 조직이 보유하고 있는 능력(또는 능력들의 결합)으로 인하여 발생하는 그 조직의 경쟁우위는 조직 밖에서 볼 때는 구체적으로 어떤 요소 때문인지 파악하기 어려운 경우가 많다. 조직 능력이 어떻게 조직의 경쟁우위와 연결되는지를 외부에서 이해하기 어려운 측면을 가리켜 '인과적 모호성'(causal ambiguity)이라고 한다. 조직 능력에 인과적 모호성이 생기는 이유는 조직 능력의 두 측면 때문이다. 첫째는 경쟁우위를 생성시키는 요소들의 구조와 루틴, 개별적 속성들이 매우 복잡하게 서로 연결되어 있기 때문이다. 둘째는 경쟁우위를 생성시키는 지식 요소의 상당 부분이 암묵적인(tacit) 속성을 지니고 있기 때문이다.

경쟁우위로 연결될 수 있는 전략적 자원은 유리한 지리적 위치와 같이 물리적인 형태를 지닌 것도 있고, 강력한 브랜드, 매우 효율적인 생산 프로세스와 같이 무형적인 자산의 형태를 지닌 것도 있다. 전략적인 자원 중에서도 지속적인 경쟁우위의 원천으로서 가치를 지니려면 다음과 같은 특징을 지녀야 한다.

첫째, 모방하기가 힘들어야 한다. 물리적으로 독특한 자원은 모방하기가 어렵다. (아주 목 좋은 곳에 자리 잡은 가게는 물리적으로 모방하기가 어려운 것처럼)

둘째, 가치가 아주 서서히 감소해야 한다. '디즈니'라는 강력한 브랜드는 1966년 Walt Disney가 사망하고 1984년 Michael D. Eisner가 다시 사용하기 시작한 약 20년 동안에도 사라지지 않았다.

셋째, 자원을 통제하는 것은 종업원이나 공급업체, 고객이 아닌 바로 조직이어야 한다. 핵심 인력이 조직을 떠나도 핵심적인 지식은 조직 안에 남아 있어야 한다.

넷째, 쉽게 대체할 수 없어야 한다. 다른 것으로 쉽게 대체할 수 있는 자원은 전략적으로 가치가 적다.

벤치마킹의 한계

전략적 자원에 인과적인 모호성이 있다는 사실을 생각하면, 선진 조직의 운영방식을 벤치마킹한다는 것이 결코 쉽지 않음을 이해할 수 있다. 따라서 벤치마킹을 할 때는 겉으로 관찰되는 것 뒤에 숨어 있을 훨씬 더 큰 무엇을 상상해야 한다. 벤치마킹을 할 때는 물 위로 드러난 빙산의 크기는 전체 빙산의 1/9에 불과하다는 사실을 잊지 말아야 한다.

3.2 전략적 자원의 분석

내부자원의 분석은 첨단 생산설비, 공장, 입지와 같은 물리적 자산, 강력한 재무적 성과, 튼튼한 재무상태, 견실한 현금 흐름과 같은 재무적 자산이 일차적인 분석 대상이다. 그러나 최고경영층의 리더십, 경험 많은 관리자들, 잘 훈련되고 의욕적인 조직구성원과 같은 인적 자원, 기업 내부에 체화된 구체적 역량, 프로세스, 스킬, 지식 등의 무형적 자원의 가치는 더욱 중요하다.

물리적 자산은 반드시 기업이 직접 소유하고 있어야 하는 것은 아니다. 아웃소싱, 리스, 프랜차이즈, 전략적 제휴 등의 조직간 협력적인 관계를 통해서 전략적으로 사용할 수 있기만 하면 충분하다. 인적 자본은 다른 자산과 달리 조직마다 상이할 수밖에 없다. 동일 인물이 여러 조직에서 동시에 근무하는 경우는 거의 없기 때문이다. 그 결과 역량 있는 인적 자본을 확보하고, 유지하는 것이 조직의 경쟁 우위 확보에 미치는 영향이 점점 커지고 있다. 그에 따라서 교육훈련을 통하여 조직구성원의 역량을 개발하기 위한 활동은 매우 긴요한 활동이 되고 있다.

브랜드 및 고객, 파트너, 협력업체, 규제기관에서 형성된 기업의 명성은 강력한 전략적 자산이 될 수 있다. 객관적으로 품질과 성능을 확인할 수 없는 제품이나 서비스의 경우에 브랜드는 신뢰성과 품질을 보증하는 기능도 있다. 강력한 브랜드는 지속적 이윤 창출에 도움이 될 뿐 아니라, 진입장벽으로도 작용한다.

자원기반관점의 등장과 함께 중요성이 부각된 자산들은 조직 기반의 전략적 자산이다. 특허와 같은 기업의 지식 및 지적 자산 외에 인과적인 모호성이 있는 지식들, 특히 언어나 도식으로 정확하게 옮길 수 없는 암묵적인 차원의 지식들이 전략적 차원에서 중요한 자원이라는 사실을 인식하게 된 것이다. 조직 차원에서 이러한 지식을 효과적으로 관리하고, 이전, 활용이 이루어질 수 있도록 하기 위한 지식경영에 대한 관심이 커진 것도 이 때부터이다.

핵심역량(core competence)은 자원기반관점에서 중요시하는 자원의 특성을 가장 잘 보여주는 개념이라 할 수 있다. 핵심역량이란 경쟁우위 창출을 위해서 확보하고 있는 자신만의 역량으로, 고객에게 독특한 가치를 제공할 수 있게 해 주는 기업이 보유한 스킬과 시스템의 조합을 의미한다. 캐논의 광학 기술, 혼다의 엔진 기술, 3M의 코팅 기술 등이 대표적인 핵심역량의 사례이다. 핵심역량은 한두 영역의 제품이나 서비스 시장에만 활용되는 것이 아니라 여러 시장에 걸쳐서 활용할 수 있어야 한다.

기업이 보유하고 있는 핵심역량은 아무리 독특하고 모방이 불가능한 것이라고 해도 시간이 지남에 따라서 가치가 서서히 하락해갈 수 있다. 따라서 전략적 자원에 대해서는 지속적으로 투자하는 것이 필요하다. 이러한 투자를 통해서 핵심 자원을 더욱 발전시켜 나가는 것이 필요하다.

3.3 내부 변화 요인

조직 내부 환경의 분석에서 고려해야 할 중요한 요소는 내부에 있는 변의 동인이다. 조직 내부에서 변화를 추진하게 하는 동인은 현재 상황에 대한 반성에서 비롯되는 경우가 많다. 가장 대표적인 상황은 경영성과의 부진이다. 기존 사업과 전략이 성장 측면에서 한계에 부딪치고 성과가 나빠지는 상황은 새로운 변화를 모색하게 만드는 가장 흔한 조건이다. 이러한 상황은 흔히 새로운 경영진의 등장으로 연결되는 경우도 많다. 성과 부진의 원인을 분석하고, 내부적으로 부족한 자원이 무엇인지, 문화적인 문제가 무엇이었는지 등에 대한 반성도 변화를 일으키는 동인이 된다.

그러나 새로운 변화가 항상 환영받는 것은 아니다. 조직 안에서는 변화에 대한 저항도 만만치 않게 존재할 수 있다. 기존의 조직구조 및 시스템, 이미 진부화되어 더 이상 적절하지 않게 된 사업 모델이나 전략을 유지하려는 폐쇄적인 의식은 새로운 전략의 실행에 많은 부담이 된다. 가장 심각한 상황은 변화의 움직임을 이미 취하고 있는데 그 방향이 바람직한 방향이 아니어서 조직의 전략적 요구에 부합하지 않는 경우이다. 마치 운동경기에서 역동작에 걸리는 것처럼 꼼짝없이 어려움을 겪게 될 가능성이 커지는 경우로, 매우 조심해야 하는 상황이다.

3.4 SWOT 분석

조직 내부 환경의 분석을 통해서 파악하게 되는 것은 조직의 강점(Strength)과 약점(Weakness)이다. 조직의 기술, 전문성, 기술적 노하우, 조직상 자원, 경쟁적 역량, 경쟁적 지위의 유불리, 전략적 제휴 등의 요소를 점검하여 조직이 보유하고 있는 강점은 무엇이며, 약점은 무엇인지를 정확하고 냉정하게 판단해야 한다. 이러한 결과는 외부 환경의 분석 결과에 비추어보게 된다. 외부 환경을 분석한 결과는 기회(Opportunities)와 위협(Threats)의 파악이다. 환경 속에서 새롭게 등장하는 기회 요인은 무엇이며, 우리 조직을 위협하는 위협 요인은 무엇인지를 잘 살펴서 분석하여야 한다. 조직에 대한 기회와 위협 요인과 조직의 강점과 약점을 결합하여 조직이 당면하고 있는 상황을 요약할 수가 있다.

4. 경쟁전략과 사업구조전략

기업에서 전략을 수립하는 수준에 따라서 사업부 수준의 전략과 기업 수준의 전략으로 구분한다. 사업부 수준의 전략이란 특정 사업에서 어떻게 경쟁할 것인가 하는 문제를 다루는 것으로서 경쟁전략(competitive strategy)이라고도 한다. 경쟁전략은 특정 산업이나 세분 시장에서 수익성 있는 경쟁적 지위를 창출하는 것을 목표로 한다. 복수의 사업단위를 운영하고 있는 대기업의 경우에는 여러 개의 사업단위들을 분석하여 균형 있는 사업구조를 구성할 필요가 있다. 이러한 전략을 사업구조전략이라고 한다. 기업이 성공적으로 경쟁할 수 있는 시장의 범위를 정의하고, 모기업이 전략적 사업단위(Strategic Business Unit: SBU)의 활동에 추가적인 가치를 제공할 수 있는 방법과 관련된 전략을 의미한다.

4.1 경쟁전략의 개념과 유형

경쟁전략의 수립은 무엇을 하는 것일까? 두 가지 질문에 대한 답을 찾는 과정이다. 첫째는 기업의 활동 범위를 설정하는 것이고, 둘째는 활동 범위 안에서 어떻게 경쟁우위를 확보할 것인가이다. 질문에 대해서 답을 찾기 위해서는 고객들이 해결하고자 하는 문제가 무엇인지 이해해야 하고, 현재 조직이 가지고 있는 역량으로 고객의 문제를 해결하기 위해서는 무엇을 어떻게 해야 하는지, 만약 새로운 역량이 필요하다면 역량을 어떻게 확보할 것인가 하는 방안을 찾을 수 있어야 한다.

일반적으로 어떤 기업의 경쟁우위는 고객이 바라는 것을 더 잘 이해할 때, 고객의 요구를 경쟁자보다 낮은 가격으로 만족시킬 수 있을 때, 혹은 차별화된 방식으로 구매자 가치를 창출하여 프리미엄 가격을 부과할 수 있을 때 발생한다. 경쟁우위는 대개 조직이 보유하고 있는 강점들을 결합시킴으로써 나타나며, 사업 여러 프로세스 중 어느 한 부분 또는 복수의 부분을 경쟁자보다 잘 할 때 발생한다.

1) 본원적 경쟁전략

마이클 포터는 어느 산업 안에서나 효과적으로 경쟁할 수 있는 일반적인 전략 유형을 본원적 경쟁전략(generic competitive strategy)으로 제시하였다. 높은 투자수익률을 확보하고 장기적으로 산업 안에서 자신의 위치를 지키면서 경쟁 기업에 앞설 수 있는 전략으로 원가 우위 전략, 차별화 전략, 집중화 전략이라는 세 가지 유형을 제시하였다.

① 원가 우위 전략(Cost Leadership Strategy)

원가 우위 전략의 목표는 경쟁기업보다 더 낮은 원가로 제품이나 서비스를 생산하여 제공하는 것으로 경쟁자들에 대해서 우위를 차지하는 것이다. 저원가로 인하여 원가 선도 기업이 되면 경쟁기업보다 동일한 제품이나 서비스에 대해서 더 낮은 가격을 부과할 수 있고, 동일한 가격을 부과하는 경우에는 더 높은 이익률을 누릴 수 있다. 만약 산업이 성숙기에 접어들어 가격 경쟁이 시작된다고 해도 원가 선도 기업은 다른 기업에 비하여 더 잘 견딜 수 있다.

원가 우위 전략을 구사하기 위해서는 일련의 활동을 통하여 업무를 수행하는 어느 단계에서 비용을 낮출 수 있어야 한다. 끊임없이 생산공정을 개선하고, 광범위한 원가 절감노력을 기울여야 하며, 모든 프로세스에서 규모의 경제와 범위의 경제

효과를 확보할 수 있어야 한다. 이를 구현하기 위해서는 강력한 통제가 이루어지는 관료적인 조직구조와 보상체계를 유지해야 한다. 원가 우위 전략을 추구하는 것에는 기술의 변화에 따라서 과거 규모의 경제와 학습의 축적을 위한 투자가 진부화될 수 있는 위험이 따른다.

② 차별화 전략(Differentiation Strategy)

차별화 전략은 기업이 제공하는 제품이나 서비스를 차별화함으로써 산업 전반에 걸쳐서 그 기업이 독특하다고 인식될 수 있는 그 무엇을 창조하고 이를 근거로 하여 더 높은 가격을 매김으로써 경쟁우위를 달성하는 것이다. 고객들은 차별화된 제품이 더 가치가 있다고 생각하기 때문에 프리미엄 가격을 지불하고서도 제품이나 서비스를 구입하게 된다.

차별화를 하기 위해서는 새로운 기능을 추가하거나, 제품의 질과 내구성을 향상시키는 R&D가 필요하다. 프리미엄을 부과할 수 있는 독특한 브랜드 자산에 투자하는 것도 필요하고, 다른 기업과 구별되는 독특한 유통채널을 개척하는 것도 필요하다.

차별화를 추구하는 기업은 차별화의 원천이 되는 기능에 대해서 뚜렷한 역량을 보유하고 있어야 한다. 이를 뒷받침하는 것이 기술적 역량과 마케팅 역량이다.

차별화 전략을 추구할 때 따르는 가장 큰 위험은 경쟁자의 모방이다. 이에 대한 대책으로는 단일의 차별화 원천을 사용하기보다는 복수의 차별화 원천을 확보하는 것이 중요하다.

③ 집중화 전략(Focused Strategy)

집중화 전략은 특정 시장, 즉 특정 고객집단, 일부 제품이나 서비스 종류, 특정 지역을 집중적으로 공략하는 전략이다. 원가우위 전략과 차별화 전략이 전체의 시장을 대상으로 하는 전략인데 비하여 집중화 전략은 특정 시장에 집중하는 전략이다.

2) Miles & Snow(1978)의 전략 유형

Miles & Snow(1978)은 조직의 사업 추진 속도 전략을 중심으로 전략 유형을 네 가지로 구분하였다. 경영자들이 경쟁 우위를 추구하는 과정에서 얼마나 위험을 부담하려는가를 기준으로 구분한 것이다.

전략 유형	내용
공격형(Prospector)	새로운 시장의 기회를 적극적으로 탐색하고, 정기적으로 혁신과 실험을 시도하는 조직
분석형(Analyzer)	특정 영역에서 안정적인 활동을 유지하면서 새로운 기회를 탐색하는 조직으로, 공격형 조직의 선도적 움직임을 뒤따르는 조직
방어형(Defender)	잘 정립된 성장 경로를 고집하면서, 기존에 입증된 전략을 조금씩 조정하는 조직
반응형(Reactor)	기회와 변화를 인식하지만, 효과적으로 대응하지 못하는 조직

시장의 기회를 공격적으로 탐색하고 적극적으로 제품과 서비스를 개발하는 공격형 전략 유형을 활용하는 조직은 환경이 빠르게 변화하고 불확실성이 높을 때 신속하게 적응하고 성과도 좋다. 그러나 잘 정립되지 않는 사업 모델이 실패의 위험도 큰 편이다. 이와 대비되는 유형이 방어형이다. 방어형 조직은 외부 환경의 변화를 내부적 유연성과 효율의 제고를 통해서 흡수한다. 그렇게 하기 위해서 방어형 조직은 기술에 투자하고 효율을 강조한다. 환경이 급격하게 변화할 때는 신속하게 적응하지는 못한다. 다만 충분한 시간이 주어지면 적응에 성공한다. 미국의 경우 비영리 형태의 의료기관들 중에 방어형이 많은 것으로 알려져 있다.

분석형 유형은 공격형과 방어형의 중간에 위치한다. 이 조직은 환경을 주의 깊게 분석하여 안정성과 위험 감수 사이에서 균형을 유지한다. 경쟁자들의 행동을 주의 깊게 관찰하고 그들이 거두는 성과를 보면서 행동한다. 이들은 시장의 선도자가 되지는 못하지만 재빠른 추격자로서 행동한다. 반응형 조직은 환경을 분석할 능력이 부족한 경우에 나타난다. 이들은 환경을 분석하여 기회를 활용하기보다는 위협이 구체화된 이후에 그에 대응하는 모습을 취하는 경우가 많다.

4.2 사업 모델

사업 모델이란 기업이 가치를 창조하여 고객에게 전달하는 방법을 말한다. 바람직한 사업 모델은 고객의 문제를 효과적이면서 편리하게 해결할 수 있는 제품이나 서비스를 감당할 수 있는 가격으로 제공한다. 물론 가격은 제품이나 서비스를 생산하여 제공하는 데 드는 비용보다 커서 이윤을 남길 수 있어야 한다.

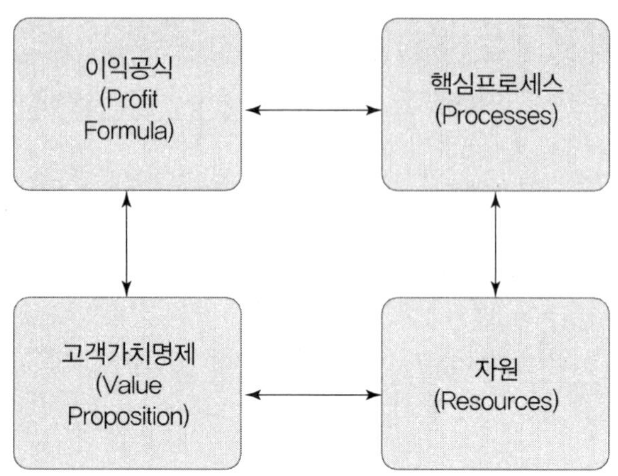

그림 3-1 사업 모델의 구성

사업 모델은 **[그림 3-1]**에서 보는 바와 같이 네 부분의 상호의존적인 요소들로 이루어져 있다.

1) 고객가치 명제 (Value Proposition)

고객들이 가치 있다고 생각하는 제품이나 서비스가 무엇인지를 구체적으로 제시하는 것을 고객가치 명제라고 한다. 우선 '고객'을 명확하게 정의하여야 한다. 일반적인 소비자 중에서 기업의 제품이나 서비스를 이용하게 될 특정 소비자들을 고객으로 보는 것이 좋다. 고객들이 매력적으로 여길만한 제품과 서비스가 무엇인지를 구체적으로 고민해야 한다. 고객들이 해결하고자 하는 문제를 효과적으로 해결할 수 있어야 하고, 나아가서 더 편리하거나 비용을 덜 들이고 해결할 수 있는 제품이나 서비스, 혹은 이를 모두 포함한 제품이나 서비스를 고안하는 것이 필요하다.

고객가치 명제를 만들기 위해서는 ① 고객이 해결하고자 하는 특정한 일의 중요성, ② 현재 해결책에 대한 고객의 만족도, ③ 현재 해결책과 비교하였을 때 새로운 제품과 서비스의 우월성을 고려하여야 한다.

2) 핵심 프로세스

고객에게 가치를 전달하는 데 필요한 여러 작업을 반복적이고 안정적으로 수행하는 방식을 말한다. 직원 관리, 제품 또는 서비스의 개발, 생산, 전달, 계획과 예산 등

경영의 모든 활동이 포함된다. 그런 의미에서 핵심 프로세스는 자원을 활용하여 고객의 문제를 해결하는 활동 전체가 된다.

3) 자원

목표 고객에게 가치 있는 제품이나 서비스를 제공하기 위해서 필요한 사람, 기술, 시설과 장비, 브랜드, 현금 등을 모두 포함한다. 필요한 자원을 확보하지 않고는 고객의 문제를 해결할 수 있는 방법이 없다.

4) 이익 공식

제품이나 서비스를 제공하고 고객으로부터 받는 대가는 제품이나 서비스를 제공하기 위해서 필요한 자원을 확보하고 프로세스를 운영하는 데 드는 모든 비용을 상회하여야 한다. 특정 제품이나 서비스를 통해서 얻을 수 있는 수익은 가격과 판매량에 의해서 결정된다. 판매량은 시장점유율, 구매 빈도, 부수적인 판매 등을 감안해서 추정할 수 있다. 다음과 같은 문제에 답을 찾아보아야 한다.

① 내가 얼마나 많은 수의 고객을 확보할 수 있을 것인가?
② 고객 1명에게 몇 개(번)의 제품이나 서비스를 판매할 것인가?

비용 구조는 직접비, 간접비, 규모의 경제 등에 의해서 결정된다. 한편, 여러 자원이 프로세스 속에서 얼마나 빠른 속도로 회전될 수 있는가 하는 개념인 자원활용속도는 '생산 가능한 양'을 결정하는데, 대개 자원활용속도는 사업 모델별로 한계가 정해지는 경향이 있다.

모든 성공적인 기업은 효과적이면서도 잘 통합된 사업 모델을 가지고 고객의 문제를 해결하고 있다. 하나의 사업 모델은 영속적이지 않다는 점을 명심해야 한다. 고객이 가치 있게 여기는 요소와 속성이 변화하면 그에 따라서 사업 모델도 변화해야 한다. 새로운 고객가치 명제를 충족시키기 위해서 새로운 사업 모델을 고민해야 하는 상황은 다음과 같은 때이다.

- 현재의 이익창출 공식, 특히 그중에서도 간접비 비용구조나 자원활용속도 가운데 한 가지 혹은 두 가지 모두를 바꾸어야 할 때
- 많은 종류의 새로운 핵심 자원과 핵심 프로세스의 개발이 필요할 때

- 기업경영을 위해 근본적으로 다른 성과측정기준, 공식, 규범을 만들어야 할 때

이와 같은 조건이 필요로 할 때는 기존의 사업 모델을 고수해서는 절대로 안 되며, 새로운 사업 기회를 모색하고 그에 적합한 사업 모델을 개발해야 한다. 그 동안 중요하고 당연하게 여겨지던 요소와 속성들이 급격히 변동하는 시기에 대응하지 못하고 기존 사업 모델에 얽매여서 변화하지 못하게 되면 새로운 진입자들에게 시장을 빼앗기고 도태되는 상황을 맞게 될 수도 있다.

4.3 사업구조의 관리

복수의 사업단위를 운영하고 있는 대기업에서는 장단기 균형 있는 사업 포트폴리오를 구성하여야 한다. 이 때 두 가지 질문에 대한 답을 찾을 수 있어야 한다. 첫째, 사업의 포트폴리오를 어떻게 구성할 것인가? 둘째, 여러 사업부 사이에서 어떻게 시너지를 창출할 것인가?

사업 포트폴리오를 분석하기 전에 먼저 해야 할 일은 다른 사업부문과 독립적으로 사업을 영위할 수 있는 사업단위를 정하는 일이다. 전략적 사업단위는 하나의 기업, 한 사업부 내의 제품/서비스 계열, 단일 제품 또는 서비스 등이 모두 해당될 수 있다. 어느 것이 적절한지는 기업의 규모나 방침에 따라서 결정되는 문제이다.

1) 사업 포트폴리오 분석 유형

① BCG 매트릭스

사업포트폴리오를 분석하는 가장 대표적인 방법은 상대적 시장점유율과 시장성장률을 기초로 하여 매트릭스를 만드는 BCG 매트릭스이다. 상대적 시장점유율은 자사를 제외하고 산업 내에서 가장 시장점유율이 큰 회사의 시장점유율 대비 자사의 시장점유율의 비율을 말한다. 자사가 시장점유율 1위라면 2위 업체와의 점유율을 비교하게 되겠지만, 1위가 아닌 기업들은 모두 시장점유율 1위 업체의 점유율 대비 자사의 시장점유율을 비교한 비율을 사용하게 된다. 상대적 시장점유율은 전략사업단위가 경쟁사에 비해 시장에서 어느 정도의 위치를 차지하고 있는지를 평가하는 지표이다.

시장성장률은 외부환경으로부터의 기회와 위협을 반영하는 지표이다. 각 전략

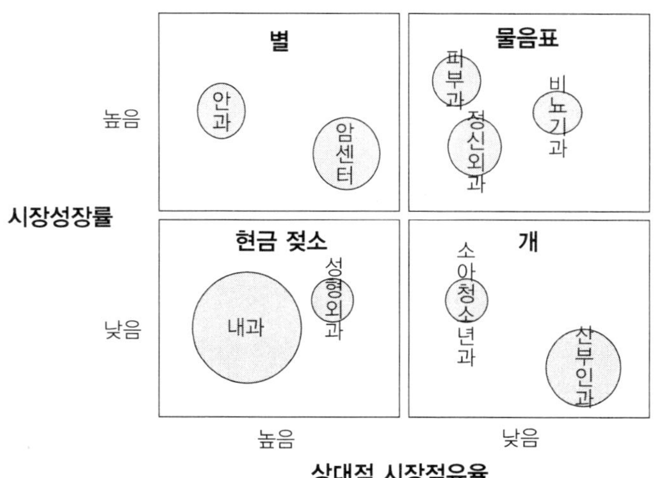

그림 3-2 BCG 매트릭스 (예)

사업단위의 시장성장률을 전체 경제성장률과 비교하여 평가한다. 만약 특정 사업단위의 시장성장률이 전체 경제성장률보다 높다면 사업의 기회가 좋다는 의미가 되겠지만, 반대로 낮은 시장성장률이라면 쇠퇴기로 접어든 사업으로 생각할 수 있다.

이상의 두 지표를 종합적으로 적용하여 매트릭스를 그리고 그 안에 각 사업단위를 표시하고 상호 비교한다. 수평축은 상대적 시장점유율이 되며, 수직축은 시장성장률이다. 각 사업단위의 규모는 원의 크기로 표시한다. 매트릭스는 사업단위를 네 가지 유형으로 구분한다. 예를 들어 어느 종합병원의 BCG 매트릭스를 **[그림 3-2]**와 같이 표현할 수 있다.

별(Star). 높은 상대적 시장점유율과 높은 시장성장률을 보이는 사업단위이다. 시장에서 경쟁력이 높은 동시에 성장을 위한 기회도 존재한다는 의미이다. 따라서 이 사업단위에 대해서는 적극적인 투자가 필요하다. 시간이 흘러 시장성장률이 떨어지게 되면 현금젖소가 된다.

물음표(Question Mark). 상대적 시장점유율이 낮지만, 시장성장률은 높은 사업단위이다. 현재의 경쟁적 위치는 약하지만, 성장을 위한 잠재력이 있는 사업단위이다.

적극적인 투자를 통해서 시장의 경쟁력을 높이면 장차 별이 될 가능성이 있다. 그러나 그렇게 되지 못할 수도 있다. 그렇기 때문에 신중한 선택이 필요한 사업단위이다.

현금젖소(Cash Cow). 상대적 시장점유율이 높지만, 시장의 성장률은 낮은 사업단위이다. 경쟁기업에 비하여 상대적인 우위를 점하고 있기는 하지만, 성장의 기회는 적어서 향후 시장의 기회가 줄어들 위험이 있다. 그렇기 때문에 당장 많은 투자를 필요로 하지는 않는다. 현금젖소의 특성을 지니는 사업단위는 높은 시장점유율을 바탕으로 많은 이윤을 창출할 수 있으므로, 별이나 의문표 사업을 지원하는 데 필요한 자금을 조달하는 주된 원천이 된다.

개(Dog). 상대적 시장점유율이 낮으면서 성장률도 높지 않다. 경쟁적 위치도 약하고 산업의 매력도 적다.

② GE 매트릭스

GE 매트릭스는 가로축에 사업의 상대적인 강점을 표시하고, 세로축에는 산업의 장기적인 매력도를 표시한다. BCG 매트릭스가 비교적 단순한 두 개의 지표를 사용하는 데 비하여 GE 매트릭스는 사업의 상대적인 강점과 산업의 매력도를 평가할 때 여러 요소를 동시에 고려한 복합적인 지표를 사용하며, 각각 3단계로 평가한다. 결국 9개의 칸이 만들어진다.

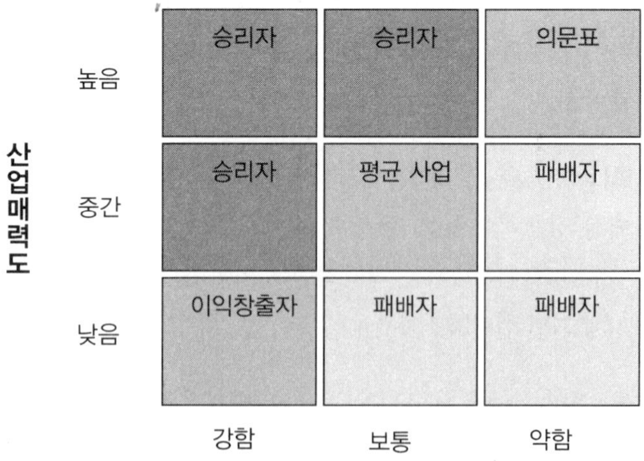

산업매력도	강함	보통	약함
높음	승리자	승리자	의문표
중간	승리자	평균 사업	패배자
낮음	이익창출자	패배자	패배자

그림 3-3 GE 매트릭스

경쟁업체와 비교한 사업의 상대적인 강점을 평가할 때는 시장점유율, 기술 상의 강점, 경영능력, 재무적 자원에 대한 접근성 등을 종합하여 평가한다. 산업의 매력도는 산업의 성장률, 투자 요구도, 기술 집약도, 정부의 영향력 등을 종합하여 평가한다. 이 모델은 산업의 매력도와 사업의 강점에 따라서 부여한 사업의 특성에 토대를 두고, 각 사업단위에 대해서 투자/성장, 수익창출/선택적 투자, 수확/철수 등의 방향을 결정한다.

③ 포트폴리오 분석의 활용과 한계

사업 포트폴리오 분석은 복수의 사업을 운영하고 있는 기업으로 하여금, 각 사업단위에 대해서 취해야 할 전략적 방향을 선택할 수 있도록 도와 준다. 사업단위의 특성에 따라서 현금 흐름에 차이가 있다는 것을 알게 해주고, 어느 사업단위에서 어느 사업단위로 자원을 재배분해야 하는지 보여준다. 또한 장기적으로 기업의 성장과 안정을 최적화할 수 있는 균형 잡힌 포트폴리오의 모습을 보여주기도 한다.

그러나 포트폴리오 분석이 지닌 한계도 있다. 우선, 사업단위를 적절한 수로 구분하는 것이 쉽지 않다. 또한 특정 사업단위에 대해서 현금젖소, 물음표와 같은 꼬리표를 붙이는 행위가 문제를 일으킬 수 있다. 여러 대안의 도출을 막을 뿐 아니라 구성원들의 사기에도 심각한 문제를 불러일으킬 수도 있다. 현금젖소에서 과도한 현금 유출은 해당 사업의 성장을 제한할 것이다. 더 큰 문제는 사업단위 사이의 연관성에 대한 고려가 없다는 데 있다. 특정 사업단위가 다른 사업단위와 밀접한 관련성을 지닌 제품을 생산할 경우, 특정 사업단위의 특성만을 고려한 의사결정은 연관된 다른 사업단위에 대해서 부정적인 영향을 미칠 수도 있다는 것이다.

포트폴리오 관리에 대한 자원기반 접근

- 전통적 사업단위들의 경계를 넘어서는 핵심역량의 구축이 중요
- 기업의 포트폴리오를 핵심 사업에 집중하고, 핵심역량을 강화할 수 있는 사업 목표와 프로세스를 채택하는 것이 중요함.
- 전략적 초점
- 기업의 자원과 제품 시장 간의 적합성
- 유무형 자산의 집합인 기업
- 집합적으로 기업의 차별적 역량을 규정하는 조직적 역량

2) 다각화 전략

기업이 현재 종사하는 제품/서비스 시장이 아닌 다른 시장으로 진입하는 것을 다각화(diversification)라고 한다. 다각화를 추진하는 것은, ① 자원의 공유와 시너지 효과를 통한 수익성의 증가, ② 사업 포트폴리오의 균형 잡힌 운용을 통해 위험 축소, ③ 아직 충분히 사용되지 못하고 있는 자원을 활용하는 기회 창출 등을 목적으로 삼는다.

다각화를 추진할 때 기존 사업과 얼마나 관련성이 있는가에 따라서 관련다각화와 비관련다각화로 구분한다. 관련다각화는 새로운 사업의 기회를 목적으로 하되, 기존의 사업 포트폴리오와 중요한 요소를 공통적으로 보유하고 있는 사업을 대상으로 진출하는 형태이며, 비관련 다각화는 기존 사업과의 공통 요소를 고려하지 않는 형태이다. 이 때 관련성을 평가하는 기준은 획일적이지는 않으며, 공동 구매자, 유통채널, 기술 등 가치사슬의 공유, 지식이나 역량 등 공통의 무형 자산에 기반, 공동으로 시장 지배력을 획득하거나 행사하는 기업의 역량, 그 외 전략적 관련성 등 다양한 기준을 고려할 수 있다.

다각화 전략을 결정할 때는 새로이 진출하고자 하는 시장의 매력도뿐 아니라 진입비용, 성공에 필요한 자원 및 프로세스의 확보가능성 등을 종합적으로 평가하여야 한다. 다음과 같은 질문에 대해서 답을 찾아보는 것이 좋다.

- 해당 시장에서 우리가 경쟁자에 비해 더 잘할 수 있는 것은 무엇인가? (내부 전략적 자산의 규명)
- 해당 시장에서 성공하기 위해서 요구되는 전략적 자산은 무엇인가? 그것을 어떻게 확보할 것인가?
- 경쟁자를 따라잡거나 능가할 수 있는가? 어떤 방법을 사용할 것인가?
- 다각화의 결과, 함께 있어야 하는 전략적 자산들이 분리되어 시너지 창출이 저해되지는 않는가?
- 신규 시장에서 승리자가 될 수 있는가?
- 다각화를 통해서 무엇을 학습할 수 있는가? 학습할 수 있도록 조직되었는가?

5. 조직의 전략적 변화

5.1 전략적 변화의 필요성

조직은 환경 변화에 대응하여야 한다. 외부환경의 변화는 조직의 생존을 위협하기도 하고, 새로운 성장의 기회를 제공하기도 한다. 조직은 환경의 위협을 극복하고, 기회를 포착하기 위하여 변화하여야 한다. 때로는 환경 변화를 주도하기 위하여 선제적으로 의도적으로 변화하기도 한다.

조직의 변화는 다양한 형태로 나타난다. 제품이나 서비스의 개선 또는 신제품 및 서비스의 도입을 통한 제품과 서비스의 변화가 대표적이다. 핵심역량을 낳는 조직의 생산과정 변화, 작업방법, 설비, 작업 프로세스 변화 등과 같은 기술의 변화도 있다. 전략과 구조 변화를 통하여 조직구조, 전략적 경영, 정책, 보상, 정보시스템 변화 등을 추구하기도 한다. 조직구성원 사고방식의 변화, 가치관, 태도, 신념, 능력, 행동의 변화를 포함하는 조직문화의 변화도 생각할 수 있다.

한편 조직의 변화는 변화 속도에 따라서 점진적 변화와 급진적 변화로 구분할 수 있다. 점진적 변화는 지속적 개선, 조직의 일부분 개선, 기존의 구조와 관리프로세스 활용, 기술개선, 제품개선 등의 형태이다. 이와 달리 급진적 변화는 근본적인 변화, 조직 전체의 변화, 새로운 구조와 관리방식 창출, 획기적인 기술개발, 신제품/신시장 창출 등의 형태로 나타난다.

5.2 전략적 변화와 정합성

성공적인 조직이 되기 위해서는 조직을 구성하는 여러 요소들 사이에 정합성을 지니는 것이 필요하다. 성공적인 조직이 되기 위해서는 비전, 시장, 자원, 운영능력, 그리고 조직의 구조 및 문화가 서로 유기적으로 연결되어 있어야 한다. 각 요소는 다음과 같이 정의된다.

- 비전(Direction): 조직이 현재 및 장기적으로 발전(달성)하고자 하는 방향
- 시장(Market Focus): 비전을 달성하기 위하여 실제로 활동하고자 하는 시장, 사업영역의 구성

- 자원(Resources): 선택한 시장에서 활동하는 데 필요한 평판과 인적자원, 기술적 및 재무적 자원, 나아가 다른 조직과의 전략적인 협력관계
- 운영능력(Operational Capability): 조직의 실제적인 운영, 즉 일상적인 활동인 수요창출과 서비스 제공 등의 기본적인 활동을 수행하는 능력
- 조직과 문화(Organization/Culture): 조직의 체계와 조직 분위기

조직이 갖추어야 하는 정합성에는 두 가지 차원이 있다. 첫째는 조직의 다섯 요소가 외부 환경과 정합성을 지니는 것이다. 조직이 추구하는 전략과 시장구조, 즉 제공하는 서비스의 영역을 고객과 사회가 필요로 하지 않는다면 그 조직은 생존할 수가 없다. 성공적인 조직이 되기 위해서는 조직의 다섯 요소가 외부 환경에 대해서 정합성을 지녀야만 한다.

둘째는 다섯 요소들이 서로 정합성을 유지하는 것이다. 즉, 조직이 추구하는 전략적 방향과 이를 구현하기 위한 시장의 종류와 범위, 그리고 이를 실행할 수 있는 뒷받침 사이에 정합성이 있어야 한다. 특정 질환에 대한 전문병원을 추구한다면 먼저 그에 맞는 비전과 사업영역(즉, 특정 질환)을 결정해야 한다. 그러나 이러한 결정을 했다고 해서 전문병원으로서 성공할 수 있는 것은 아니다. 해당 질환에 대해서 최고 수준의 진료를 할 수 있는 인적자원과 물적자원을 갖추어야 하고, 해당 질환에 가장 적절한 형태로 진료를 제공할 수 있는 내부적인 진료절차도 갖추어야 한다. 그리고 이와 같은 전문화된 수준에 맞는 조직의 구조와 조직의 문화도 구축해야 하는 것이다. 아무리 좋은 전략적 방향이 있다고 하더라도 이를 실제로 구현할 수 있는 시장을 보유하고 있지 못하다면 아무 소용이 없으며, 아무리 좋은 비전과 시장을 보유하고 있더라도 실제로 사업을 실행할 수 없다면 아무 소용이 없다. 따라서 이 다섯 요소 사이에는 정합성이 있어야 한다.

조직은 먼저 외부 환경과의 정합성 여부를 확인한 후에, 내부적인 정합성을 확인해야 한다. 이것은 항상 조직의 성과, 즉 조직의 활동을 통하여 실제로 거두고 있는 성과가 기대한 성과와 일치하는지를 비교해야 함을 의미한다. 실제 성과가 기대성과와 일치하거나 기대성과를 초과한다면, 현재의 행동패턴을 그대로 반복하거나 더욱 효율성을 제고하기 위한 노력을 하면 된다. 그러나 만약 실제 성과가 기대하는 성과에 미치지 못하였다면, 차이의 원인이 내부적 정합성의 부족에 기인한 것인지 아니면 외부적 정합성의 부족에 기인한 것인지를 분석해야 한다. 만약 내부적

정합성의 부족에 기인한 것이라면 문제가 있는 영역을 바로 잡는 것으로 충분하지만, 만약 외부적 정합성의 부족에 기인한 것이라면 새로운 기대수준을 설정하는 것에서부터 시작하여 그 기대수준을 달성할 수 있도록 내부적 정합성을 구성하는 각 요소와 요소간 관계를 조정하여야 한다.[7)]

5.3 변화대응능력

급격한 환경의 변화에 직면한 조직이 정합성을 유지하기 위해서는 변화대응능력을 갖추어야 한다. 변화대응능력이란 상황의 변화에 따라서 행동패턴을 변화시키는 능력을 의미하며, 학습능력이라고 할 수도 있다. 어떠한 일을 직접적 혹은 간접적으로 겪은 개인이 자신의 태도나 행동을 변화시켰을 때 학습이 일어났다고 말하는 것처럼, 조직이 행동하는 패턴을 변화시켰을 때 조직학습이 일어났다고 말할 수 있다. 예를 들어 조직의 일상적인 관행의 한 부분에 대하여 어떤 고객이 불평하였을 때, 그러한 불평의 원인이 된 관행을 개선하였다면 조직의 학습이 일어난 것이다. 만약 어떤 병원이 새로운 진료서비스의 필요성을 인식하고 그것을 새롭게 제공하기 시작하였다면 조직의 학습이 일어난 것이다. 마찬가지로 기존에 제공하던 진료서비스가 기술적인 원인에서든 경제적인 원인에서든지 바람직하지 못하다고 판단하여 중지하기로 결정하였다면 이 경우에도 학습이 일어난 것이다.

변화하는 사업 환경에 직면하고 있는 의료기관들은 변화하는 환경에 적응하여야 하고, 과거의 성공과 실패로부터 교훈을 도출하며, 과거의 실수를 발견하고 수정하고, 닥쳐올 위협을 예상하고 대비해야 하며, 새로운 실험을 하고, 지속적인 혁신에 매진하여, 바람직한 미래의 모습을 설계하고 이를 현실화 시킬 수 있어야 한다.

7) Fuchs, PH, Mifflin, KE, Miller, D and Whitney, JO (2000), *Strategic Integration*: Competint in the Age of Capabilities, California Management Review, 42(3), 118-147.

CHAPTER 04

의료기관의 조직 및 인적자원관리

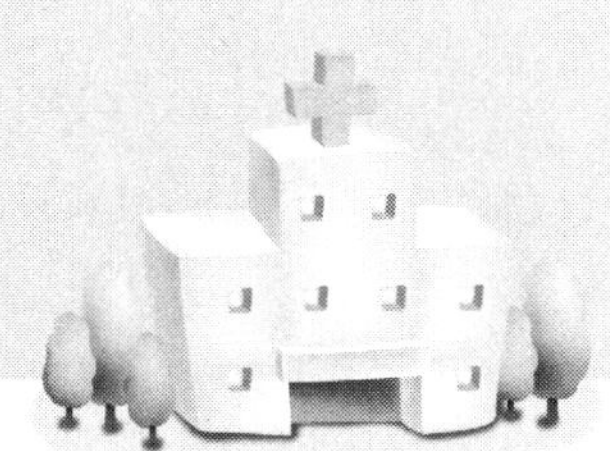

1. 의료기관의 조직적 특성과 설계

조직은 동일한 목적을 달성하기 위하여 체계적으로 연결된 사람들의 모임이다. 사람들이 모여서 목적을 달성하기 위해서는 필요한 활동을 완벽하게 반복적으로 실행할 수 있어야 한다. 목적 달성을 위해서 요구되는 활동을 반복적으로 재생하기 위해서는 적절한 체계를 갖추어야 할 뿐 아니라, 그러한 활동을 수행하는 주체가 되는 사람을 확보하고 유지할 수 있어야 한다. 이 장에서는 의료기관의 적절한 조직 구성과 사람 관리를 하는 데 필요한 기본적인 지식을 설명하고자 한다.

1.1 조직설계의 기본 요소

조직을 설계하는 것은 여러 조직구성원이 일을 나누어서 수행하는 분업과 나누어진 일을 통합하는 조정의 기본적인 형태를 형성하는 것이다. 조직에서 사람들 사이의 분업과 조정을 달성하는 방법에는 여러 가지 방법이 있다. 필요할 때마다 리더나 관리자가 지시하고 명령함으로써 사람들이 분업하는 방식을 결정하고 조정할 수 있다. 상식을 지닌 사람들이라면 누구나 지니고 있는 자연적인 협력 능력에 맡겨서 분업과 조정을 행할 수도 있다. 규모가 작은 조직에서는 이러한 방법만으로도 충분히 분업과 조정을 하는 것이 가능하다. 그러나 조직의 규모가 커지면 이러한 방법만으로는 효과적인 분업과 조정이 힘들다. 결국 분업과 조정의 대강의 모습을 미리 결정해두는 것이 필요하다. 누가 어떠한 일을 할 것인지, 누가 누구에게 연락을 하고 보고할 것인지 등을 미리 정해두어야 하는데, 그것이 바로 조직구조이다.

조직구조의 설계는 크게 분업의 정도, 조정의 방법, 권한의 배분을 기본 변수로 사용하여 이루어진다. 이러한 기본 변수를 적절히 조합하여 상황에 맞는 조직의 형태를 설계하게 된다.

1) 분업

분업(specialization)이란 조직에서 수행해야 할 업무를 어떻게 분담하여 수행할 것인지의 문제이다. 분업의 장점은 첫째, 분업을 하면 업무가 단순화될 수 있다. 자동차를 조립하는 일은 아주 복잡하지만, 단순한 단위의 업무로 나눔으로써 그다지 숙련도가 높지 않은 사람도 작업에 참여시킬 수 있다. 둘째, 개인은 한정된 분야의 일을 반복적으로 수행함으로써 경험학습의 범위를 한정하고, 더욱 깊은 숙련과 고도의 지식을 획득할 수 있게 된다. 특히 고도의 숙련과 전문지식이 요구되는 일을 수행할 때 분업은 더욱 중요한 의미를 지닌다. 오늘날 조직이 복잡한 수준의 업무를 수행할 수 있게 된 것은 분업을 통해서 전문가의 지식과 숙련을 이용하기 때문이다.

분업의 단점은 첫째, 단순 작업을 반복해서 수행해야 하는 조직구성원이 일을 통해서 보람을 느끼지 못하고 소외감과 단조로움을 느끼게 될 위험이 있다. 둘째, 분업의 정도가 높아져서 전문화의 수준이 고도화될 경우에는 조직 내의 사람을 활용하는 데 유동성이 떨어지고 환경의 변화에 대한 대응능력도 떨어질 위험이 있다. 업무가 고도로 전문화되어 있을 경우에 조직 안에서 사람을 이동시키는 것은 쉽지 않다. 환경과 기술의 변화로 조직 내의 업무가 변하여, 기존의 직무가 불필요해지고 새로운 직무가 필요하게 될 경우, 고도로 전문화된 조직에서는 능력과 요구의 불일치가 발생할 가능성이 커진다. 의료기관에서 종사하는 전문가들은 각기 자기 분야에 전문화되어 있기에 그 분야를 넘어서는 영역으로 이동시켜 활용하는 데는 한계가 있다. 셋째, 전문화는 조직 안에서 전문분야 간 갈등과 대립의 원인이 될 수 있다. 전문화된 업무를 수행하다보면 전문분야별로 독특한 사고방식까지 형성되는 경향이 있다. 그렇게 되면, 부서 또는 직종간 의사소통이 어려워지고 갈등이 생길 수 있다.

2) 조정

분업이 이루어진 후에는 반드시 조정(coordination)이 필요하다. 조정이 따르지 않는 분업은 혼란만 불러일으킨다. 조정을 하는 데는 여러 가지 방법이 있다.

조직에서 조정을 하는 첫 번째 방법은 사람들을 집단으로 묶고, 집단을 관리하는 사람을 정하여 집단을 총괄하여 집단 내부의 업무를 조정하도록 하는 방법이다. 이러한 방법을 직접 감독(direct supervision)이라고 한다. 효과적으로 상호작용할 수 있는 사람의 수에는 한계가 있고, 동시에 한 사람의 관리자가 관리할 수 있는 부하의 수에도 한계가 있기 때문에 직접 감독은 여러 단계에 걸쳐서 계층적으로 형성된다. 조직의 규모가 커지면 직접 감독의 계층화도 많아지며, 그 결과 조직 안에 많은 수의 계층이 만들어진다. 물론 통제범위를 넓혀서 한 사람의 관리자가 관리하는 부하의 수를 늘리면 관리자의 수를 줄일 수 있다. 그러나 그렇게 하면 관리자가 부하의 행동을 충분히 감독할 수 없게 되거나 부하에게 적절한 지시를 내리지도 못하는 문제가 발생할 수 있다. 반대로 통제범위를 좁게 하면, 조정은 원활하게 되지만 관리자의 수가 지나치게 늘어나는 비효율이 발생한다. 일반적으로 업무의 특성이 반복적이고 예외가 발생하지 않는 경우에는 통제범위를 크게 할 수 있지만, 업무가 반복적이지 않고 업무를 수행하는 와중에 많은 예외가 발생하는 경우에는 통제범위를 좁게 하는 것이 좋다. 관리자의 능력에 따라서도 적절한 통제범위는 영향을 받을 것이다.

일정한 상황이 되었을 때 사람들이 취해야 할 행동을 미리 규정해두는 표준화(standardization)는 매우 유용한 조정방법이다. 행동지침을 규칙이나 절차로 미리 정해두면 일일이 협의하지 않고 관리자가 개입하지 않더라도 원활한 조정이 가능하다. 미리 예측할 수 있고 반복적으로 진행되는 작업에 대해서는 필요한 행동을 프로그램화해두는 것이 좋다. 예측할 수 있는 상황에서는 프로그램을 토대로 행동하고, 예외적인 상황이 발생했을 때만 관리자 또는 상호협의에 의한 조정을 하면 조정의 부담이 줄어든다.

표준화된 행동 프로그램은 개인의 경험이나 직장의 관행으로 존재하는 것도 있고, 규칙, 업무분장, 표준작업절차로서 문서화되어 있는 경우도 있다. 표준적인 행동방식을 문서화하는 것을 공식화(formalization)라고 한다. 문서화를 하면 행동 프로그램을 좀 더 명확하게 하고, 새로 배치된 사람들에게도 업무 수행방식을 정확하게 전달할 수 있다.

행동 프로그램은 조직적인 학습의 성과이다. 성공과 실패의 경험이 축적되면서 프로그램이 변경되고 개선되면서 조직은 발전한다. 그러나 공식화된 규정이 엄격하게 적용될 때에는 왜 그러한 규칙과 절차가 만들어졌는지 잊어버린 채 규칙의 준수 자체가 목적이 되어서, 규칙의 변경이 필요한 상황에 제대로 대응하지 못하는 문제가 발생할 수 있다.

3) 분권화와 집권화

조직이 활동을 하면서 다양한 의사결정을 하게 된다. 모든 의사결정을 한 사람의 최고경영자가 한다면, 여러 의사결정 사이의 조정은 자연스럽게 최고경영자에 의해서 이루어질 수 있다. 그러나 복잡한 일을 하고 있는 대규모 조직에서 모든 의사결정을 최고경영자가 하는 것은 거의 불가능하다. 최고경영자의 의사결정 부담이 지나치게 커질 수 있고, 최고경영자가 모든 분야에 대해서 의사결정을 할 수 있을 만큼 충분한 지식과 경험을 지니고 있지도 못하다. 의사결정의 지연도 발생할 수 있다. 따라서 의사결정의 권한을 부하에게 위임하고, 의사결정 책임을 분담할 필요가 있다. 여러 의사결정에 대해서 누구에게 어떠한 결정을 어느 정도 위임할 것인지를 정하는 것이 권한관계의 설정이다.

의사결정 권한을 가능한 한 조직의 상층부에 집중시키면 '집권화(centralize)'되어 있다고 하며, 조직의 여러 계층에 분산시키면 '분권화(decentralize)'되어 있다고 한다.

집권화	분권화
집권적인 조직은 의사결정 권한이 상부에 집중되어 있어서 의사결정을 조정하기 쉬운 장점이 있지만, 일일이 상부의 결정을 기다려야 하기 때문에 의사결정에 시간이 걸리고, 상부에서는 현장의 정보가 부족한 상태에서 결정을 하게 되어 의사결정의 질이 떨어질 위험이 있다. 또한 의사결정에서 소외된 사람들의 조직에 대한 몰입도가 떨어질 위험도 있다.	분권적인 의사결정을 하게 되면, 의사결정의 속도가 빠르고, 현장의 상황에 적절한 결정을 할 수 있으며, 사람들의 참여의식을 높일 수 있는 장점이 있으나, 전체적인 관점이 부족한 상태에서 의사결정을 할 위험이 있고, 의사결정 간에 조정이 어려워지는 단점이 있다.

1.2 병원조직의 기본형태

분업의 정도, 조정 방법의 선택, 의사결정 권한의 배분 등을 어떻게 조합하느냐에 따라서 기본적인 조직구조의 모습이 달라진다. 병원조직의 경영자가 사용할 수 있는 구체적인 조직구조의 대안은 환경의 요구, 조직이 추구하는 전략, 활동들의 집단화 방법, 의사결정방법 등에 따라서 각각 달라진다. 대표적인 몇 가지 유형에 대해서 알아보자.

1) 기능별 조직

기능별 조직(Functional Design)은 기능 분야에 따라서 부서를 분업화할 때 나타나는 형태로서 **[그림 4-1]**에 제시되어 있다. 기능별 조직구조는 대부분의 중소병원에서 쉽게 발견할 수 있는 형태이다. 임상적 서비스를 제공하는 부서와 호텔적인 서비스를 제공하는 부서가 분리되어 있다. 물론 기능부서의 수와 그에 따른 부서장의 수는 조직의 규모에 따라서 달라지는 것이 일반적이다.

기능별 조직은 조직에서 제공하는 제품이나 서비스의 수가 많지 않을 때 사용하는 것이 좋다. 제품이나 서비스의 수가 증가하면 제품이나 서비스별로 조정을 하고자 할 때 기능 간에 매우 많은 시간이 소요되어 비효율이 발생하기 쉽다. 기능별 조직은 집권적이고 위계적인 의사결정을 가능하게 한다. 조직의 전체 활동을 조망하는 유일한 존재인 최고경영자가 여러 기능부서의 보고를 종합하여 의사결정을 내리게 되기 때문이다. 기능부서 사이에 갈등이 발생하면 조정해야 하는 것도 최고경영자의 책임이 된다. 기능부서의 관리자는 해당 기능영역에 대해서 깊은 기술 지식

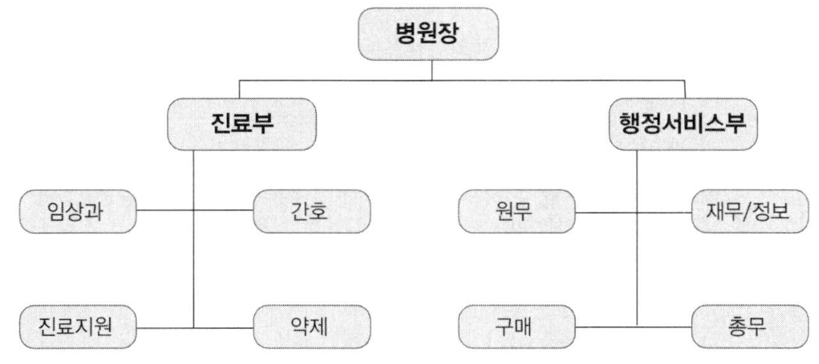

그림 4-1 기능별 조직

을 보유하고 있어야 하기 때문에 각 기능부서 내부에서 승진하는 것이 일반적이다.

기능별 조직은 비교적 단순하고 환경의 변화가 적으며 접촉해야 할 외부조직의 수가 적은 안정적인 환경에 적합하다. 기능별 조직은 조직의 규모가 커지고 서비스가 다양해짐에 따라 부적절해진다. 부서 간 조정이 힘들어지고 최고경영자의 의사결정 부담이 커지기 때문이다. 조직의 환경이 불확실해지면 투입과 산출에 대한 신속한 정보전달이 어려워지므로 환경의 변화에 대한 대응이 늦어져 기능별 조직을 사용하는 것은 좋지 않다.

2) 사업부 조직

사업부 조직(divisional design)은 여러 종류의 서비스를 종합적으로 제공하는 대형병원에서 볼 수 있는 형태이다. 다양한 종류의 제품을 여러 시장에 공급하는 제약회사나 일반 제조업체에서도 볼 수 있다. 이 조직의 가장 큰 특징은 조직 안에서 자율적으로 운영할 수 있는 명확한 사업단위를 구성하는 것이다. 즉, 대형 조직 안에 독립적으로 움직일 수 있는 작은 사업 조직을 구성하는 형태이다.

일반적으로 병원의 진료과는 대부분 전통적인 의학적 전문영역, 즉 내과, 외과, 소아청소년과, 정신과, 영상의학, 병리학 등으로 구분되어 있다. 그러나 최근에는 이와 같은 전통적인 구분 대신, 특정 질환, 특정 서비스 대상 집단, 예를 들어 노인 또는 암 환자 등을 대상으로 진단, 치료, 재활 서비스 등을 제공하는 제품 또는 서비스 라인을 정의하는 센터제의 형태가 많이 활용되고 있다.

사업부 혹은 센터를 구성하는 목적은 핵심적인 전문성을 보유하고 있는 단위로 하여금 독자적인 의사결정을 내릴 수 있도록 분권화하는 데 있다. 개별 사업부는 **[그림 4-2]**와 같이 독자적인 운영을 하는 데 필요한 기능부서들을 내부에 보유한다. 이 구조는 각 사업단위의 서비스를 책임지고 있는 사업부장이 사업부 내 모든 운영에 대해서 직접적인 권한을 갖는 형태이다. 각 사업부에는 간호 또는 환자서비스의 관리자, 행정서비스의 관리자, 재무담당자가 배치된다. 한편, 이들은 전문영역별 책임자에게도 보고 의무를 지며, 해당 전문영역의 활동에 대해서 지원을 받기도 한다. 사업단위의 구조를 이와 같은 형태로 구성하면 전문화된 단위조직들이 각각 대응되는 환경 요소들을 담당할 수 있게 되므로, 환경과 정보를 교환하는 조직의 능력이 증대되고 제품이나 서비스별로 적절한 전략을 개발할 수 있는 장점이 발생한다. 그렇지만 중앙에서 집중하여 제공하는 것이 더 효율적인 서비스에 대해서는 각 사

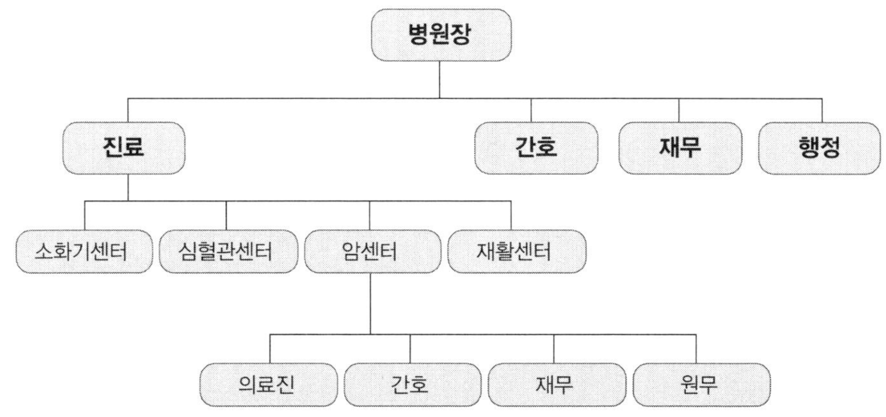

그림 4-2 대형병원의 사업부 조직: 센터제

업부가 병원(본사)으로부터 '구입'하는 형태로 운영하여, 사업부별로 비용 효과성을 제고하려는 유인이 커지도록 만든다. 대형병원에서 중앙화된 검사부서를 운영하는 것이 대표적인 사례가 된다.

사업부 조직은 자원이 많이 드는 조직형태이다. 기능별 조직의 경우에 특정 수의 인원으로 다수의 진료단위를 지원할 수 있었지만, 사업부 형태로 바뀌게 되면 사업부별로 인원을 배치해야 하기 때문에 필요한 인력의 수가 증가하는 것이 일반적이다. 따라서 자원이 부족하여 사업단위별로 우선순위를 두어야만 하는 경우에 운영하기가 어렵다. 예를 들어 대형병원 안에서 각 사업부의 책임자가 전체 병원의 관점을 고려하지 않을 때는 어떤 사업부서의 활동에 우선순위를 두어야 하는지 공감대를 형성하기 어렵다. 자원이 부족할 때는 사업부들이 자원을 공동으로 사용해야 할 필요성이 커지기 때문에, 더욱 효과적인 횡적 통합방법을 수립해야 한다. 한편, 기능부서에서는 여러 사업단위로 부서의 인원을 분산배치해야 하는 것에 대해서 전문성 약화를 이유로 반대하는 경우도 있을 수 있다.

3) 매트릭스 조직(Matrix Design)

기능별 조직과 사업부 조직의 문제점을 해결하기 위하여 발달된 매트릭스 조직 또는 혼합 조직은 조직의 수평적인 정보전달 및 조정을 개선하기 위한 형태이다. 매트릭스 조직의 사례는 **[그림 4-3]** 암센터의 조직에 제시되어 있다.

매트릭스 조직은 이중 권한 체계라는 특징을 지니고 있다. 기능 관리자와 프로

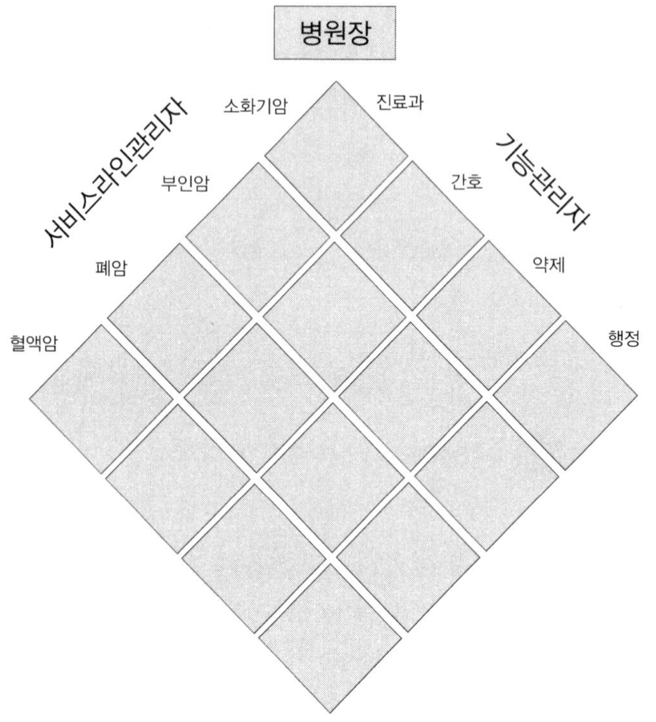

그림 4-3 매트릭스 조직의 예: 암센터

그램 또는 제품라인 관리자의 두 권한으로 구분되는데, 두 관리자는 매트릭스 조직에 속한 작업자들에 대해서 동등한 권한을 행사하게 된다.

매트릭스 조직은 고도로 전문화된 기술을 사용하여 혁신을 추구하는 조직에 적절하다. 매트릭스 조직을 채택하면 프로그램 관리자가 직면하고 있는 환경에 적절한 기술 개발을 통하여 환경에 대응할 수 있기 때문이다. 프로그램 별로 다분야 팀을 구성하는 접근방식이 일반적이므로 매트릭스 조직은 팀 내부의 상호조정을 촉진하고 팀 구성원들로 하여금 각자 지니고 있는 전문능력을 발휘할 수 있는 조건을 제공해준다.

그러나 매트릭스 조직은 이중권한 체계로 인하여 발생하는 문제점을 지니고 있다. 근로자들은 두 상사의 지휘를 받기 때문에 중간에 끼어 상충되는 요구와 모호성을 경험할 수 있다. 또 기능 관리자와 프로그램 관리자는 각 구성원이 수행하고 있는 프로그램의 활동을 모두 파악해야 하므로 많은 시간을 할애하게 되고, 비용이 많이 발생할 수 있다. 이중적인 회계, 예산, 통제, 성과평가, 보상 시스템 등으로 인한 추가적인 비용도 많이 발생할 수 있다.

사실 대부분의 병원은 환자의 진료를 둘러싸고 여러 가지 권한 체계가 얽혀 있는 것을 경험한다. 간호사, 심리치료사, 물리치료사, 약사, 작업치료사, 사회사업가 등의 의료전문가들은 자신이 속한 기능부서의 감독을 받는 한편 제공한 의료서비스의 질에 대해서는 의사들의 감독을 받고 있는 경우가 대부분이다. 그러므로 매트릭스 조직의 운영방법을 잘 습득하는 것은 병원경영자에게 매우 중요하다.

4) 평행조직

평행조직(parallel design)은 조직의 일상적인 활동에 대한 책임은 관료조직 또는 기능별 조직이 지도록 하면서, 비일상적인 상황에 대응하기 위한 활동을 수행하는 조직을 동시에 운영하는 조직 형태이다. 평행조직은 여러 계층과 기능의 조직구성원들이 계층과 기능을 초월하여 참여하는 형태로 구성된다. 의료기관 안에서 가장 자주 볼 수 있는 평행조직은 CQI/TQM(지속적 질 향상/전사적 질 관리) 팀의 운영이다. CQI/TQM은 고객에게 서비스가 제공되는 업무 프로세스 상 개선이 필요한 영역을 탐구하기 위한 활동 영역을 설정한다. 팀에 참여하는 사람들은 탐구 대상 업무 프로세스에 있는 모든 부서 및 계층을 망라하여 선발된다. 급성기 종합병원 안에 구성된 평행조직의 사례가 **[그림 4-4]**에 제시되어 있다.

평행조직이 지니고 있는 장점은 조직구성원들이 조직의 의사결정에 참여함으로

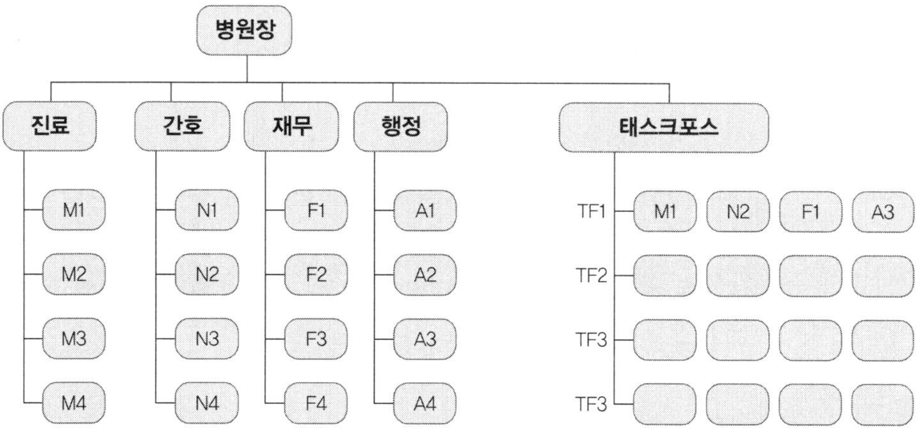

그림 4-4 평행조직의 예

써 권한의 신장을 느끼고 그로 인하여 조직에 대한 소속감을 갖게 되는 한편, 업무활동 영역의 확대로 개인적인 성장잠재력을 개발할 수 있는 데 있다. 조직의 입장에서 보면 위의 효과를 통하여 성과와 품질을 개선하는 장점이 있다.

평행조직이 지니고 있는 문제점으로는, ① 조직구성원들이 회의에 많은 시간을 빼앗기게 되어 운영비용이 증가할 수 있고, ② 평행 조직이 일상적인 의사결정에 대해 행사하는 권한이 커지면서 관료조직 구조와 충돌할 우려가 있으며, ③ 관료조직과 평행조직 사이에 업무의 우선순위 및 자원의 할당을 둘러싸고 갈등이 발생할 수 있다는 점을 들 수 있다.

1.3 병원조직의 특성

병원조직을 설계할 때는 다른 조직과 다른 몇 가지 특성을 고려할 필요가 있다. 의료서비스 조직은 다른 산업에 속한 조직과 구별되는 독특한 특성을 지닌 것으로 여겨진다. 자주 언급되는 차이로는 다음과 같은 것들이 있다.[1)]

- 산출물(Output)을 정의하고 측정하기가 어렵다.
- 모호함이나 실수를 허용할 여지가 별로 없다.
- 높은 수준의 전문성을 요구하는 작업이 많다.
- 작업이 가변적이고 복잡하다.
- 작업이 긴급하여 미룰 수 없다.
- 작업 활동의 상호의존도가 높고, 다양한 전문가 사이의 높은 수준의 협력을 요구한다.
- 조직의 구성원들은 매우 전문화되어 있으며, 일차적으로 조직보다는 자신이 속한 전문가 집단에 더 충성하는 경향이 있다.
- 작업의 성과와 비용을 결정하는 데 가장 결정적인 영향을 미치는 의사에 대하여 조직이 경영 측면에서 효과적으로 통제할 수 있는 수단이 거의 없다.
- 병원조직에는 이중의 권위구조가 존재하기 때문에 조정과 책임소재의 문제를 야기하며 역할의 혼돈이 발생한다.

---

1) Shortell, SM and AD Kaluzny 지음(김한중 외 역). 병원조직관리론(번역개정판). 가톨릭대학교 출판부. 2003. 14-15쪽.

이러한 항목 하나하나에 대해서는 다른 조직에서도 유사한 특성을 발견하는 것이 어렵지 않지만, 의료서비스 조직에서는 이들 특성이 동시에 나타난다는 점에서 특이하다. 환자를 치료하기 위해서 의사, 간호사, 다른 의료전문가들이 서로 많이 의존하고 긴밀하게 협조해야 함에도 불구하고 전문가들에 대한 통제력이 부족하다는 것은 조직관리에서 쉽지 않은 문제가 된다.

의료조직을 설계할 때 고려해야 하는 특성은 두 가지로 대표된다. 하나는 전문가의 참여가 두드러진다는 점이고, 다른 하나는 서비스 조직이라는 점이다. 이에 대해서 알아보자.

1) 전문적 관료제 조직

의료조직에서 조직 운영의 핵심적인 역할을 수행하는 사람들이 대부분 특정 영역의 전문가라는 점을 조직설계에서 고려해야 한다.

전문가들이 중심이 되어 운영되는 조직의 특성을 전문적 관료제 조직(professional bureaucracy) 구조가 잘 보여준다.[2] 이 조직 형태는 수행하는 과업의 복잡성으로 인해 고도의 기술이나 지식을 소유한 전문가들이 작업 일선에서 자신의 업무에 대해서 상당한 통제력과 재량권을 행사하는 조직에서 발견된다. 전문적 관료제 조직 구조의 특징은 작업 활동이 표준화되고 안정적이어서 예측 가능하기는 하지만, 그 작업이 너무 복잡하여 수행하는 전문가들의 직접적인 통제가 필요하기 때문에 집권화되지 않은 관료제 구조를 보인다는 점이다. 기계적 관료제와 달리 집권화와 분권화가 동시에 이루어지고, 작업 기술 및 지식의 표준화가 중요한 조정 수단이 된다. 특히 이 조직의 핵심적인 기능은 전문가들이 표준화된 작업프로그램 하에서 자율적으로 일할 수 있는 시스템을 만드는 것이다.

한편 전문적 관료제 조직 구조 하에서는 복잡한 과업을 쉽게 공식화할 수 없으므로 기술전문가 부문의 역할이 미미하고, 수행하는 작업에 대한 통제 범위가 너무 크기 때문에 중간관리층의 역할 또한 중요성이 크지 않다. 그러나 현장의 전문가들을 효율적으로 지원하기 위하여 대규모의 지원부서가 체계화되어 있는데, 이들 조직은 흔히 기계적 관료제 구조로 운영된다. 병원의 경우에 원무, 구매, 인사, 수납 등의 행정적인 지원을 하는 부서를 예로 들 수 있다.

---

2) 김인수, 거시조직이론 (개정4판). 무역경영사. 2007.

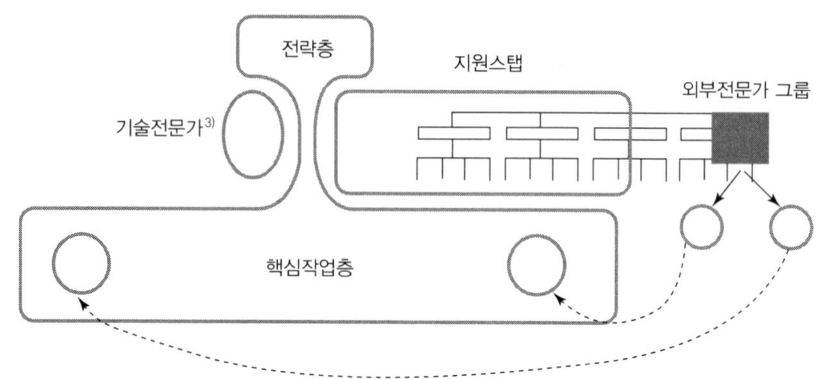

그림 4-5 전문적 관료제 조직

전문적 관료제는 복잡하고 안정적인 환경에 적합하다. 포괄적이고 광범위한 프로그램에 의해서만 문제가 해결될 수 있을 정도로 환경이 복잡하지만, 동시에 표준화된 지식과 기술 및 운영절차를 사용할 수 있을 정도로 안정되어 있기 때문이다.

전문적 관료제 구조의 전략적 특징	전문적 관료제 구조의 장점 및 문제점
많은 전략들이 단편적으로 계획되어, 혼란을 일으키는 경우가 잦다는 점이다. 많은 전략들이 소수 전문가들의 전문적 판단, 특정 이익집단의 집단적 선택, 그리고 조직상층부의 승인 등 여러 요인들 사이에 혼란스런 과정을 통하여 계획되고 추진된다.	구성원들이 모든 압력과 정치적인 힘에 의해서 제약받을 필요가 없는 민주적 구조라는 점, 구성원들에게 폭넓은 재량권이 주어진다는 점 등의 장점이 있다. 그러나 지원부서와의 조정문제, 전문가 사이의 조정문제, 전문적 재량권의 남용에 따른 고객과의 갈등 문제, 그리고 기존의 피전홀링을 변화시키기 두려워하는 혁신의 문제를 지니고 있다.

3) Technostructure라고 하며, 작업 현장의 작업 방법과 절차를 분석하여 표준화하는 작업을 수행하는 전문가들을 말한다. 대부분의 공장에서는 근로자와 분리되어 이와 같은 일을 수행하는 전문가들이 많이 존재하지만, 병원과 같이 현장의 작업에서 예외적인 상황이 자주 발생하고 일상적으로 수행되는 작업의 경우에도 복잡성이 높아서 전문가들이 직업 작업을 수행하여야 하는 상황에서는 외부에서 작업과정을 표준화는 것은 어렵다.

2) 서비스 조직[4)]

제품의 생산을 통해서 목적을 달성하는 제조 기업과 달리, 서비스 기업은 서비스의 생산과 공급을 통해서 목적을 달성한다. 예를 들면, 의료, 교육, 은행, 교통 등이 서비스 기업에 속한다. 서비스 조직의 특성은 서비스 기술이 지닌 독특성에 기인한다.

서비스 기술의 가장 큰 특성은 무형의 산출물을 만들어낸다는 것이다. 서비스는 추상적이며, 제품과 달리 지식과 아이디어로 구성된다. 생산업자의 제품은 미래의 판매를 위해서 재고로 쌓아둘 수 있지만, 서비스는 생산과 동시에 소비된다는 특징 때문에 재고는 존재하지 않는다. 서비스는 무형의 재화이며 고객이 요구하기 전에는 존재하지 않는다. 저장할 수 없고, 최종제품으로 볼 수도 없다. 서비스가 생산되면서 소비되지 못하면 사라지고 만다. 서비스의 생산과 소비가 동시에 이루어지기 때문에 서비스 기업은 노동집약적이면서 지식집약적이다. 서비스 기업과 달리 제조업은 자본집약적이고 대량생산, 연속공정, 유연생산기수에 대한 의존도가 높다.

서비스 업에서 고객과 조직구성원은 매우 직접적으로 상호작용을 한다. 제조업의 기술핵심부서에 종사하는 사람은 고객과 직접 접촉하는 일이 별로 없다. 고객과 직접적인 상호작용을 해야 한다는 것은 인간적인 요소가 서비스 기업에게 매우 중요하다는 것이다. 대부분의 사람들이 자기가 타는 차를 만든 사람을 직접 만나지는 못하지만, 이를 판매한 영업사원은 직접 만난다. 영업사원으로부터 받는 서비스, 의사와 변호사, 미용사로부터 받는 서비스는 고객의 만족도를 결정한다. 서비스의 품질은 느껴지는 것이지 제품처럼 직접 측정되고 비교되는 것이 아니다. 빠른 반응시간은 고객만족과 서비스품질의 지각에 영향을 미친다. (친구와 저녁식사를 위해서 음식점을 방문했을 때 '좌석이 없으니 내일 다시 오라.'고 한다면 만족은 있을 수 없다.)

서비스 기술의 특성으로 빼놓을 수 없는 것은 위치 선정, 즉 입지가 제조업보다 훨씬 중요하다는 점이다. 서비스란 눈에 보이지 않으므로 고객이 서비스를 받고자 하는 위치에서 제공되어야 한다. 서비스는 지리적으로 널리 퍼져있고 고객에게 근접해 있다. 패스트푸드점은 각 지역으로 흩어져 고객과 가까운 곳에 자리 잡는다.

서비스 조직의 설계는 서비스 기술의 특성을 반영해서 이루어져야 한다. 무엇보다 고객 가까이에서 일하는 기술핵심 조직구성원들이 중요하다.

---

4) Daft, RL (김광점 외 역). 조직이론과 설계(10판). 한경사. 2010. 515-520.

고객이 서비스 제공자와 직접 접촉하는 것은 제조업에서 중요했던 경계관리 역할(Boundary Spanning Role)의 비중이 줄어들게 만든다. 경계역할이란 기술핵심의 혼란을 줄여주기 위해서 제조업에서 사용하는 것이다. 서비스 기업에서 경계역할 부서가 별로 사용되지 않는 이유는 서비스가 눈에 보이지 않고 경계연결자에 의해서 관리될 수 없기 때문이다. 그리하여 서비스업의 고객들은 의사, 변호사 등의 기술 전문가와 직접 상호작용을 하게 된다.

서비스 조직에서는 기술핵심을 구성하는 조직구성원의 기능이 가장 중요하다. 이들은 지식이 충분해야 하며, 고객의 문제를 잘 해결할 수 있어야 한다. 또한 기술적 지식뿐 아니라 사회적, 인간관계적 능력도 동시에 갖추고 있어야 한다. 고도의 기술과 구조적 분산으로 인하여, 서비스 기업에서 의사결정은 분권화되고, 공식화의 정도는 낮아진다. 대체로 서비스업 조직구성원들은 자신의 업무에 대해서 자율과 재량권을 갖는 정도가 제조업에 비하여 높다. 어떤 서비스 기업은 직무를 재설계하여 고객활동이 낮은 집단과 높은 집단을 구분하고, 고객과의 접촉이 낮은 집단에 대해서는 더 엄격한 규정과 표준화를 적용한다. 고객과의 접촉 정도가 높은 집단에 대해서는 더 많은 재량권을 부여하여 고객의 요구에 잘 대응할 수 있도록 해준다.

따라서 서비스 기술을 사용하는 병원의 조직구성원은 주관적으로 평가하는 고객들의 요구를 파악하고 그에 부응하기 위하여 훌륭한 협상가가 될 필요가 있으며, 고객들의 개별적인 요구에 창의적으로 대응할 수 있는 문제해결 능력을 보유하여야 한다. 또한 서비스의 제공과정에 고객들이 참여하게 되고, 고객들의 순응 정도가 서비스의 질적 수준에 크게 영향을 미친다는 사실을 인식하고, 고객을 교육하고 고객의 수준에 맞추어 의사소통할 수 있는 의사소통 능력도 배양할 필요가 있다.

한편, 이처럼 고객과 항상 밀접한 상호작용을 해야 하는 서비스 근로자들은 자신의 실제 감정과는 상관없이 조직에서 요구하는 감정을 표현해야 하는 '감정 노동'(Emotional Labor)까지 수행해야 하기 때문에 피로를 느끼기 쉽다. 관리자들은 이 부분을 충분히 고려하여 조직구성원들의 감정적인 피로 수준을 파악하고 세심하게 관리할 필요가 있다.

1.4 병원조직의 변화 트렌드

병원의 조직구조는 대부분 과거에 전통적으로 내려오던 기능별 조직의 형태를 지니고 있었다. 의사의 경우 진료부로 조직되고 대형병원에서는 진료부 산하에 진료과목별로 구분하고, 간호부, 의료기사, 행정지원 조직이 각기 기능별로 분화되어 왔다. 다양한 전문직종의 인력을 통하여 서비스가 제공되어야 하는 병원들은 각 전문직종을 효과적으로 관리하기 위해서는 기능별 조직을 채택하여 왔다. 구조적인 측면이나 과정적인 측면에 대한 병원의 표준화심사, 의료기관 평가와 같은 외부적인 규제에 순응하는 조직의 모양새를 갖춰가는 과정에서 병원들은 서로 비슷한 형태의 조직구조를 지니게 되었다.

기능별 조직에서는 특정한 서비스를 제공하는 인력을 하나의 부서로 집중화하기 때문에 전문영역에 따라서 여러 개의 부서로 구분된다. 따라서 어떤 서비스 대상에 대해서 서비스를 제공할 때는, 각 기능에 속한 전문가가 자신의 기능영역에 해당하는 서비스를 제공하고, 다른 서비스를 위해서는 다른 기능의 전문가가 속한 부서로 서비스 대상을 넘기는 방식으로 업무가 진행된다. 기능별 형태의 조직에서는 어떤 대상에 대하여 서비스가 제공되기 위해서 여러 부서 간에 일정을 계획하고 조정해야 하는 번거로움이 크게 발생하며, 한 부서에서 서비스 제공이 지연될 경우 그 영향이 다른 부서에 연쇄적으로 영향을 미치게 된다. 업무지연으로 인한 문제를 방지하기 위하여 각 부서는 가장 바쁜 시간의 업무량에 맞추어 인력과 설비 규모를 갖추려는 유인을 갖게 되고, 각 부서에서 제공한 서비스의 전체로서 나타나는 업무의 성과에 대해서는 어느 부서에서도 책임을 지거나 관리할 유인이 없으므로, 서비스 수혜자의 만족도가 떨어질 뿐 아니라 서비스 제공자의 성취감도 낮아지기 쉽다.

그 동안 병원에서는 재원일수의 단축과 환자만족도의 제고 등을 위해서 서로 나뉘어 있는 다양한 직종 사이의 긴밀한 협력과 조정이 필수적이라는 점을 인식하고 개선안을 찾아 왔다. 이러한 개선 과정에서 주로 사용된 방법은 병원의 부서를 새롭게 재구성하는 조직개편의 방식보다는 기존의 기능별 부서 조직을 그대로 유지한 채, 업무절차를 표준화하고, 부서간 의사소통의 개선을 위하여 새로운 정보시스템을 도입하는 등의 방식이 주를 이루고 있다. 그러나 이러한 개선노력으로는 업무생산성의 부분적인 향상은 가능하겠지만, 획기적으로 문제를 해결하기에는 부족하다는 것이 드러났다. 기능별 조직의 모델은 환자중심의 진료를 제공하는 데 한계가 있는 것으로 인식하고 새로운 진료조직의 모델을 도입하였는데, 그것이 바로 센터(Center)의 개념이다.

진료센터는 기존 병원의 기능별 분화로 인한 극도의 전문화 때문에 조정에 어려움이 발생하고 환자의 대기시간이 증가하며 병원의 재원일수가 길어져 비효율성이 높아지는 문제점을 개선하기 위한 시도로 도입되기 시작하였다. 진료센터는 기존의 기능별 진료 제공방식에 비하여 여러 측면에서 장점을 지닌 것으로 논의되고 확산되어 왔다.

첫째, 환자중심 진료가 가능하다. 질병구조가 복잡화면서 팀 방식의 접근이 중요해졌는데, 기존의 과별 진료체제와 기능별로 분화된 조직에서는 환자를 서비스 제공자가 위치한 곳으로 이리저리 이동시켜야 했다. 그 과정에서 환자는 매우 많은 수의 직원과 접촉해야 했으며, 오래 기다려야 하는 불편이 컸다. 병원 입장에서도 환자의 진료를 위하여 서로 의사소통하고 대기해야 하는 등 많은 비용을 발생시키는 원인이 되었다. 비용을 절감할 필요성이 커지면서 진료제공방식을 변화시키고자 하였고, 그 과정에서 환자를 중심으로 서비스 제공자를 밀집시키는 조직 방식을 도입하였다. 표준화된 진료의 프로세스를 정립하기 위하여 Protocol을 개발하는 노력도 병행하였다.

둘째, 특정 전문분야에 대한 기술과 경험의 축적이 가능하다. 비용 절감, 환자 만족의 증대를 목적으로 하기보다는 특정한 분야의 탁월한 기술을 개발하고 축적하기 위하여 관련된 기술 인력을 집중 배치하는 조직 형태를 가리킨다. 전문화라는 측면과 궤를 같이 하는 개념이다.

셋째, 센터제의 도입은 병원경영의 입장에서 볼 때 단위조직의 책임을 높일 수 있다. 병원경영에서도 정확한 평가와 보상이 중요하게 부각되면서 성과평가가 용이한 단위를 설정하려는 움직임이 발생하였다. 기능별 혹은 진료과별로 분화된 조직의 경우 부서 간 상호의존성이 높기 때문에 특정 부서의 성과가 다른 부서의 수행 수준에 의하여 영향을 크게 받기 때문에, 성과평가가 용이하지 않다. 센터를 도입하게 되면 이러한 문제점을 상당한 수준에서 해소할 수 있다.

센터제를 도입할 때 어떤 기준에 따라서 부서를 묶을 것인지는 매우 중요하다. 기술의 유사성, 시장의 유사성, 생산과정의 유사성, 서비스 전달 과정의 유사성, 인적자원의 유사성 등을 기준으로 고려할 수 있다. 이를 대별하면 환자의 필요기준과 제공자의 전문영역 기준의 두 가지로 볼 수 있다. 환자의 필요를 기준으로 하는 센터의 도입전략은 환자에게 제공되어야 할 서비스의 종류와 빈도, 요구되는 치료방법들, 수행되는 검사 등으로 구성되는 환자의 전체 필요를 기준으로 하여 센터를 구분하는 것이다. 각 센터는 동질적인 필요를 지닌 환자를 진료하도록 구성된다. 전문영역을 기준으로 하는 전략은 서비스를 제공하는 의사 또는 의사집단의 집중도에 따라서 센터를 구분하는 것이다. 이들 의사에게 진료를 받는 환자는 환자의 필요와 관계없이 동일한 센터에 할당되도록 구성된다.

두 가지 기준 중에서 어떤 방법을 선택할 것인지는 환자 필요의 집중도와 의사의 집중도를 비교하여 결정할 수 있다. 환자 필요의 집중도가 높고 의사의 집중도가 낮은 경우에는 환자를 기준으로 하는 센터를 도입하고, 의사의 집중도가 높고 환자 필요의 집중도가 낮은 경우에는 의사의 전문분야를 기준으로 하는 센터를 도입할 필요가 있다. 이 두 경우에 해당하지 않는 경우에는 도입의 용이성, 조직의 문화, 의사들의 정치적 분위기 등을 고려하여 기준을 설정할 수 있다. 일반적으로 의사의 전문분야를 기준으로 하는 방식이 도입에 용이한 것으로 알려져 있다.

2. 고성과 팀의 구성과 관리

효과적이고 효율이 높은 단위 조직의 형태에 대한 관심이 높아지면서 팀 조직의 활용도가 높아지고 있다. 팀은 조직구성원의 능력을 더 잘 활용할 수 있고, 전통적인 부서조직보다 상황 변화에 더 유연하게 대응할 수 있는 방법으로 여겨진다. 팀 조직에서 팀원의 수가 너무 많아지면 내부에 하위 집단이 생겨 힘이 분산되는 일이 발생하게 되며, 너무 적으면 목표 달성에 필요한 능력을 팀 안에 모두 갖추는 것이 어려워질 수 있다.

2.1 고성과 팀의 구성

성과가 좋은 효과적 팀을 구성하기 위한 조건을 갖추는 것이 중요하다. 상황요인, 구성원 요인, 팀내 프로세스의 세 가지 범주로 구분하여 살펴보도록 하자.

1) 성공적 팀의 상황요인

팀 성과와 가장 관련이 큰 네 가지 상황요인은 충분한 자원, 효과적인 리더십, 신뢰 분위기, 팀 공헌도를 반영하는 성과평가 및 보상시스템이다.

① 충분한 자원

자원 부족은 직무의 효과적인 수행과 목표 달성 능력을 직접적으로 감소시킨다. 효과적인 팀이 되기 위해서는 조직으로부터 충분한 지원을 받아야 한다. 이 지원에는 시기적절한 정보, 적절한 시설과 장비, 충분한 인력, 격려 등이 포함된다.

② 리더십과 구조

팀은 누가 무엇을 할 것인지에 동의해야 하고, 구성원 모두가 함께 팀 업무를 수행할 것이라는 확신을 가져야 한다. 작업의 세부사항과 의사결정 방법 등이 확실하게 구조화되어 있어야 한다. 공식적인 리더가 있어서 리더십을 발휘하는 것이 일반적이지만, 반드시 리더가 필요한 것은 아니다.

③ 신뢰 분위기

효과적인 팀 구성원들은 서로 신뢰하고, 리더를 신뢰한다. 팀 구성원간 신뢰할 수 있으며 협력이 잘 이루어지고 서로 감시할 필요성도 적어진다. 다른 사람들에 의해서 자신이 이용당하지 않을 것이라는 확신도 갖게 된다.

④ 성과평가와 보상시스템

개별적인 성과평가와 인센티브는 팀워크를 저해한다. 팀의 성과를 위주로 평가하되, 팀 성과에 대한 개인의 공헌도를 반영할 수 있는 성과평가 시스템을 갖추어야 한다.

2) 팀의 구성원

효과적인 팀이 되기 위해서는 팀 성과달성에 필요한 다양한 능력과 성격을 갖춘 팀원이 필요한 동시에 팀의 목표에 동의하도록 하여야 한다. 팀이 성공하기 위해서는 팀 안에 세 가지 유형의 기술이 필요하다. 첫째, 전문적인 기술 지식. 둘째, 문제를 확인하고, 대안을 창출, 평가, 선택하여 문제를 해결하는 능력. 셋째, 능동적 경청, 피드백, 갈등해결 등 인간관계 능력이다. 이 세 가지 기술 중 어느 것이라도 부족하면 고성과 팀으로서 지속되기 어렵다.

3) 팀내 프로세스

팀이 기대한 수준의 성과를 내는가 그렇지 못한가는 팀 안에서 어떠한 종류의 상호작용이 나타나는가에 달려 있다. 팀 안에서 바람직한 상호작용이 이루어지면 시너지 효과가 나타나겠지만, 사회적 태만이 발생하면 부정적인 시너지 효과가 나타나서 오히려 기대하는 수준의 성과를 전혀 내지 못할 수도 있다.

2.2 고성과 팀의 관리

고성과 팀을 관리할 때 중요한 사항은 팀의 발전단계에 따라서 달라진다. 팀의 발전단계를 여러 단계로 구분하기도 하지만, 크게 형성기와 수행기로 구분하여 알아보자.

1) 형성기

형성기는 팀으로서 활동을 시작하기 위한 준비를 하는 시기이며, 이 단계에서 팀으로 활동하기 위한 준비를 제대로 해두는 것은 이후 팀 성과달성에 매우 큰 영향을 미친다. 팀의 형성기에 준비해야 하는 세 가지가 있다. 팀원 사이에 신뢰를 구축하는 것과 팀 초기 단계 활동 계획에 대하여 합의하는 것, 그리고 팀으로 활동하기 위한 구조를 구축하는 것이다.

① 신뢰 구축(Trusting)

신뢰 구축은 두 가지 측면에서 이루어져야 한다. 첫 번째 측면은 과업을 달성하기에 팀이 충분한 역량을 보유하고 있다는 자신감을 갖는 것이며, 두 번째 측면은 팀의 목표달성을 위한 활동이 팀 구성원에게 해를 끼치지 않을 것이라는 심리적 안정감을 갖도록 하는 것이다.

② 준비(Planning).

팀이 효과적으로 행동하기 위한 초기 단계의 계획에 대한 합의가 필요하다. 이를 위해서는 필요한 정보를 수집하고 공유하는 것이 필요하다. 팀으로서 어떻게 활동할 것인지, 목표 달성을 위한 최선의 방법은 무엇인지에 대해서도 합의가 필요하다.

③ 구조 형성(Structuring).

팀으로서 활동하는 데 필요한 구조를 팀 형성의 초기에 잘 구축하는 것도 필요하다. 팀원으로서 서로 지켜야 할 규범은 무엇이며, 각 팀원이 담당해야 하는 역할은 어떤 것인지 결정해야 한다. 팀 안에서 서로 어떠한 방식으로 의사소통하며, 의사결정은 어떻게 할 것인지 하는 구조도 결정해두어야 한다. 또한 팀 구성원들이 각자 보유하고 있는 전문성과 보유하고 있는 지식의 내용에 대해서도 공유하여야 한다.

2) 수행기

실제로 팀으로서 업무를 수행하는 단계에서는 연대감 형성, 상황 변화에 대한 적응, 내부 학습의 촉진 등이 필요하다.

① 연대감 형성(Bonding)

팀으로서 활동을 하는 중에 팀원들이 서로 함께 있고자 하는 열망을 갖게 되고, 다른 팀원 및 팀에 대해서 감정적 유대를 갖게 되는 것은 팀 성과 달성에 중요하다. 이를 위해서는 팀 내 소수 집단이 생기지 않도록 잘 관리하여야 하고, 갈등이 발생할 경우 잘 극복할 수 있어야 한다. 팀원간 협력이 원활하게 이루어지기 위해서는 업무 분담이 공정하게 이루어지도록 노력해야 한다. 다른 팀원의 업무를 도와주어야 하는 상황이 발생할 때 능력이 부족한 팀원과 노력이 부족한 팀원에 대해서 협력의 정당성을 인식하는 수준이 달라진다.

② 변화에 대한 적응(Adapting)

팀 활동을 수행하는 과정에서는 처음 계획을 세울 때는 미처 고려하지 못한 새로운 상황이 발생하는 것이 일반적이다. 따라서 효과적인 팀이 되기 위해서는 상황 변화에 대하여 적응능력을 갖는 것이 중요하다. 일반적으로 인지 능력과 개방성의 평균 수준이 높은 팀이 과업 환경의 변화에 더 잘 적응하며, 의사소통 및 상호작용 능력을 개발하는 훈련과 리더의 의사소통을 증대시킬수록 팀의 적응능력이 높아진다. 환경 변화를 인지하는 속도는 적응능력 개선에 매우 큰 영향을 미친다.

③ 학습(Learning)

팀 활동을 수행하는 가운데 팀 내부에서 학습이 잘 이루어지도록 하는 것은 팀의 효과성을 높이는 데 중요하다. 팀 안에서는 소수 그룹이나 반대하는 팀원으로부터 새로운 시각과 방법을 배울 수 있으며, 최고의 팀원으로부터도 배울 수 있다. 팀으로 수행하는 과업이 어려울수록 학습은 잘 이루어진다. 그러나 팀에게 자체적으로만 맡겨둘 때는 대부분의 팀에서 다양한 의견을 통합할 수 있는 적절한 구조를 개발해 내지 못한다. 따라서 리더의 적절한 개입이 필요하다.

한편, 팀으로서 효율을 추구하는 활동과 변화에 대한 적응을 추구하는 활동 사이에는 상반 관계가 있는 것이 보통이다. 효율의 추구와 적응의 추구는 어느 하나를 포기할 수 있는 가치가 아니므로 균형을 유지할 수 있도록 노력해야 한다. 다시 말하면, 학습을 위한 실험과 과업을 수행하고 생존하기 위한 필요 사이에서 균형을 잡아야 한다.

3. 인적자원관리

인적자원은 가장 모방이 힘든 전략적 자원으로서 대부분의 서비스가 사람을 통해서 제공되는 의료기관과 같은 서비스 조직에서는 그 중요성이 더욱 크다. 더욱이 조직에서 사람을 어떻게 관리하는가에 따라서 직장생활의 의미와 만족도도 크게 달라질 수 있다. 인적자원관리의 구체적인 방법에 대해서 알아보자.

3.1 인적자원관리의 프로세스

인적자원관리는 조직의 목표를 달성하기 위한 조직구성원의 채용, 훈련, 동기부여, 평가 등 일련의 과정으로 이루어진다.

1) 직무분석

조직이 성과를 달성하도록 하기 위해서는 적절한 인재를 활용하는 것이 필요하다. 적절한 인재를 선발하기 위해서는 각 직무에서 요구하는 사항을 파악하여야 한다. 특정 직무수행에 요구되는 과업을 도출하는 절차를 직무분석(Job Analysis)이라고 한다. 직무분석을 통해서 도출된 정보는 직무의 형태와 책임사항, 직무에 필요한 필수기술, 지식, 능력 등이다.

직무분석을 하는 의의는 무엇을, 왜, 어떻게, 어디서, 누가 수행하는가를 명확하게 하는 데 있다. 직무분석을 통하여 직무의 성격이 명확해지면, 이를 기초로 하여 합리적인 채용 기준을 설정하고, 종업원을 적재적소에 배치할 수 있으며, 직무의 상대적인 가치에 따라서 적정한 임금 수준을 결정하는 데 활용할 수 있다.

직무분석의 결과로 직무기술서와 직무명세서를 작성한다. 직무기술서는 특정 직무의 주요 책임과 그것을 달성하기 위한 세부 과업 및 요소를 기술한 것이다. 직무명세서는 해당 직무 수행을 위한 지식, 기술, 능력, 자격 등 직무의 인적 요건을 기술한 것이다. 최근에는 직무기술서와 직무명세서를 단일 양식으로 통합하여 관리하는 것이 추세이며, 이렇게 통합된 문서나 자료를 '직무매뉴얼'이라 부르기도 한다.

조직 안에서 수행하는 직무는 상대적인 가치가 다르다. 조직 안에서 직무의 상대적인 가치를 결정하는 것을 직무평가라고 한다. 직무를 평가할 때는 ① 직무의 상대적 중요성, ② 직무 수행에 필요한 업무 기술, 지식, 능력, ③ 직무의 난이도 등의 특성을 조사하여 가치를 판단한다.

상대적인 가치를 비교하는 방법	
서열법(ranking method))	상대적인 가치를 비교하는 방법으로는 포괄적 지식을 사용하여 직무 전체의 순위를 매기는 방법
분류법(classification method)	여러 직무를 사전에 분류해 둔 등급으로 판정하는 방법
점수법(point method)	직무의 평가요소를 선정하고 각 평가요소에 가중치를 부여한 후 각 직무의 가치를 점수로 환산하는 방법
요소비교법(factor comparison method)	조직 내의 기준 직무와 기준 직무의 평가요소를 선정한 후 각 직무의 평가요소를 기준 직무의 평가요소와 비교하여 직무 간의 상대적인 가치를 매기는 방법

2) 인적자원 계획 및 예측

조직의 인력수요를 예측하는 것이 인적자원계획의 핵심이다. 예측을 위해서는 우선 미래 시점에서 인력수요를 결정하고, 현재 근무 중인 인력 가운데 미래에도 계속 남아 있을만한 인력의 수를 추산한다. 인적자원의 수요와 공급 예측치를 비교함으로써 미래의 인력 잉여 혹은 부족에 대해서 적절한 조치를 취할 수 있게 된다. 일시적으로 인력부족 상황이 발생할 경우에는 임시직 근로자를 고용하기도 한다.

인력의 수요계획을 세우는 데는 과거의 경험적 판단을 사용할 수도 있고 계량적인 기법을 사용할 수도 있다. 전자를 정성적 방법이라 하며, 후자를 계량적 방법이라 한다.

정성적 수요예측의 방법은 소규모 조직이나 과거의 경험적 자료가 없을 경우, 그리고 조직의 환경이 급격하게 변화할 때 사용한다. 사용할 수 있는 방법으로는 첫째, 조직의 부서나 작업단위별로 필요한 인력의 증감을 현재원과 비교하여 조사한 후 인적자원관리부서가 종합하고 조정하는 방법이다. 둘째, 인력계획 경험이 많은 경영자가 제반 요인을 반영하여 예측하는 방법이다. 셋째, 조직 내의 인력계획 수립 경험자들을 대상으로 하여 각자의 의견을 익명으로 수집한 후, 응답자들에게 다른 구성원들의 의견을 종합하여 피드백해준다. 응답자들로 하여금 종합의견을 본 후에 다시 한 번 익명으로 자기 견해를 밝히도록 한 후, 그 결과를 종합하여 인력계획을 수립하는 델파이 기법이다.

계량적 방법은 하나 또는 그 이상의 기준요소를 선정하고 이것을 근거로 하여 소요인력을 예측하는 방법이다. 계량적 방법은 조직 전체 또는 사업부 차원에서 총인력규모를 예측하는 거시적인 접근과 직무단위별로 소요인원수를 결정하는 미시적인 접근으로 구분된다. 거시적인 접근에는 매출액이나 생산량, 부가가치 등의 변수를 기준으로 미래의 필요 인원수를 예측하는 다중회귀분석 방법이나 조직의 미래 시나리오에 따라서 필요인원을 예상하는 시나리오 분석 방법이 있다. 미시적인 접근은 ① 직무를 구성하는 과업과 세부활동을 정하고, ② 세부 활동 단위별로 업무의 빈도와 소요시간을 산정하며, ③ 이를 합산하여 직무별 업무량(업무시간)을 산출하고, ④ 이를 근거로 하여 필요인원을 추산하는 방법이다. 미시적 접근을 할 때에는 법적인 휴가나 기업이 부여하는 휴가일수, 근로시간 중의 휴식 등을 고려하여야 한다.

3) 지원자 모집

새로운 부서가 생기거나 공석이 발생하면 해당 직무의 자격조건에 맞는 인재를 조직의 내부 또는 외부에서 찾는다. 내부에서 인재를 찾는다는 것은 직원의 인사이동을 의미하며 승진이나 이동의 형태로 이루어진다. 인사정보시스템이 갖추어진 경우에는 근무경력, 학업기록, 성과, 경력목표, 선호직무 및 부서 등의 정보를 참고해서 적절한 인재를 찾아낼 수 있다. 사내모집의 구체적인 형태로 사내공모제도(Job Posting 또는 Job Bidding System)를 활용할 수도 있다.

내부에서 적절한 인재를 찾을 수 없는 경우에는 외부 노동력 시장으로 눈을 돌려야 한다. 사외 모집은 광고활동, 헤드헌터의 활용, 직업소개소, 현직 종업원의 추천, 가까운 친인척의 소개 등 다양한 방법을 활용할 수 있다.

사내에서 적합한 인재를 찾는 경우에는 별도의 능력 검증절차와 훈련 및 조직사회화 시간이 거의 필요하지 않다는 점에서 큰 장점이 있다. 또 기존의 직원들에게 승진에 대한 기대를 제공하는 장점도 있다. 그러나 조직 내부에서 정치적 행동을 유발할 위험이 있고, 외부의 우수 인재를 확보할 수 없게 되는 문제도 생길 수 있다.

사외 모집은 새로운 지식과 아이디어를 사내로 유입시킬 수 있는 좋은 방법이 되며, 경력자를 채용할 경우에는 채용 과정에서 발생하는 훈련비용을 줄일 수 있다. 그러나 외부의 인재를 발굴하고 평가하는 데 시간이 오래 걸릴 수 있고, 재직자의 사기 저하, 기존 인력과의 마찰 등이 발생할 수 있다.

4) 선발

선발(Selection)은 지원자 가운데서 직무에 적합한 자격을 갖춘 사람을 결정하는 과정이다. 일반적인 선발과정은 서류심사, 인성 및 적성검사, 면접, 배경 및 인적사항 조사, 신체검사, 채용결정의 순서로 이루어진다.

5) 역량 개발

환경의 변화 속도가 빨라지면서 조직구성원이 보유하고 있는 역량(Competency)의 중요성이 더욱 커졌다. 전통적인 직무 중심의 관리방법으로는 빠른 변화 속도에 대응하는 데 어려움이 있기 때문이다. 역량에 대한 통일된 정의는 없지만, 직무의 핵심적인 성공요소와 관련되어 있는 구체적인 직무수행능력을 역량이라고 광범위하게 표현하고 있다.

태도보다 행동에 집중하라!

면접을 할 때 지원자에게서 여러분이 보고자 하는 내용은 무엇인가? 다음과 같은 특성인가? '열심히 일하는, 끈기 있는, 자신감 있는, 믿을 만한.' 그러나 특성은 미래의 직무 관련 행동을 잘 예측하지 못한다. 그렇다면 무엇에 관심을 가져야 할까? 해답은 '과거의 행동'이다. 개인의 미래 행동에 대한 가장 좋은 예측치는 유사한 상황에서 보인 과거 행동이다. 따라서 지원자들을 면접할 때는 직무와 관련성이 높은 개인의 과거 행동에 초점을 맞춘 질문을 해야 한다. 예를 들면, '당신의 창의성이 보여주기 위해서, 이전의 직장에서 특별히 수행했던 일에 대해서 말씀해주십시오.' '지난 직장에서 고객이나 동료로 인한 갈등이 있을 때 어떻게 해결하셨나요?

조직에서 효과적으로 업무를 수행하는 데 필요한 지식과 기술, 특성을 조합하여 역량을 모델화하여 두고, 이를 선발, 교육훈련, 개발, 평가, 승계 등에 활용하는 조직이 늘고 있다. 실무적으로 역량은 전 직원에게 요구되는 공통역량, 관리자에게 요구되는 리더십 역량, 특정 직무 담당자에게 요구되는 직무 역량으로 구분한다.

역량 모델은 교육훈련을 통해서 개발해야 할 조직구성원들의 행동과 기술의 목록을 구체적으로 제공해주기 때문에 교육과정 개발에 유용하게 활용할 수 있다.

교육훈련은 직무성과를 향상시키기 위하여 추가적인 지식 및 기술학습의 기회를 제공하는 것이다. 교육의 목적은 성과향상, 업무과실 감소, 업무관련 지식 획득, 조직성과 개선 등이다. 신입사원을 위한 교육은 업무속도 증진 및 해당 직무 적응을 목표로 한다.

6) 평가

평가라고 하면 가장 먼저 인사고과가 떠오른다. 인사고과는 조직구성원의 업적, 능력, 태도를 상급자가 평가하는 방법이다. 보통 연 1~2회 정기적으로 부하직원들의 업적, 능력, 태도를 탁월(S), 우수(A), 보통(B), 미흡(C), 매우 미흡(D)의 5등급으로 평가한다. 평가결과는 승진이나 승급에 활용되어 왔다.

최근 들어 평가는 단순히 부하직원의 성과를 판단하고 등급을 매기는 것에서 벗어나, 부하직원의 성과를 관리하는 것에 초점을 두는 것으로 변모하고 있다. 이를 위해 사용되는 평가 또는 성과관리시스템에는 세 단계의 활동이 포함된다. 첫째,

성과의 어떤 측면이 중요하고 어떻게 평가되어야 하는지를 분명하게 하는 단계이다. 둘째, 실제로 성과를 평가하는 단계이다. 셋째, 성과에 대한 평가결과를 피드백하는 단계이다. 성과 부진이나 미달의 원인을 밝혀내고 이를 해결하기 위한 조치를 취하며, 성과 또는 성과의 향상 수준에 따라서 보상을 결정한다.

요약하면, 성과평가(Performance Appraisal)는 성과 기대치와 실제 성과를 비교하는 것으로, 직원이 조직에 기여한 정보를 평가해서 보상, 승진, 교육에 활용하는 것이다. 성과평가 방법으로 가장 널리 사용되는 목표관리법의 일반적인 절차는 다음과 같다.

- 성과기준을 설정한다. 회사의 비전과 중장기 전략, 연간계획과 연동하여, 사업부, 팀, 팀원에 이르기까지 상사와 부하가 협의하여 업무목표와 달성기준(평가기준)을 명확히 설정한다.
- 직원들은 기준 및 기대치에 부응하도록 일한다.
- 관리자는 성과의 질과 양, 동료와의 관계, 직무관련 지식, 성실성 등을 평가한다.
- 성과평가의 결과에 따라서 보상(급여 인상) 및 인사이동(승진)을 실시한다.

목표관리법은 개인의 목표와 조직의 목표가 일치되는 것을 전제로 한다. 또한 목표설정면담과 평가면담을 통하여 평가에 대한 불일치의 가능성을 제거하고자 한다. 그러나 이처럼 사전에 목표를 수립하고 면담을 진행하기 위해서는 많은 시간이 소요되는 단점이 있다.

높고 구체적인 목표를 제시하라!

사람들은 목표가 없을 때보다 목표가 있을 때 더 높은 성과를 낸다. 목표가 구체적일수록 성과가 향상되며, 조직구성원이 자신의 목표로 받아들이기만 한다면, 쉬운 목표일 때보다 어려운 목표를 제시했을 때 더 높은 성과를 창출한다. 목표 성취의 수준에 대해서 피드백을 해주면 성과는 더 높아진다.

7) 보상

보상(Compensation)은 임금과 복리후생을 모두 포함하는 개념이다. 임금은 사용자가 근로의 대상으로 근로자에게 어떠한 명칭으로든지 지급하는 일체의 금품을 가리킨다. 기업에서 임금을 관리할 때는 임금의 수준, 임금의 체계, 임금의 지불형태 등 세 가지 측면을 포함하는 것으로 이해해야 한다.

첫째, 임금의 수준은 적정해야 한다. 임금 수준은 종업원의 생계비 수준, 기업의 지불능력, 경쟁기업의 임금수준 등을 고려하여 적정하게 유지되어야 한다. 임금 수준이 낮으면 우수인력의 확보가 곤란하며, 기존 직원들의 동기부여도 떨어지기 쉽다. 또한 이직률도 높아진다. 임금 수준은 물가상승률, 시장의 임금 수준을 고려하여 대외적인 경쟁력을 확보할 수 있도록 시간의 흐름에 따라서 적절히 조정되어야 한다.

둘째, 임금의 체계는 조직구성원 간의 임금 격차를 의미하는데, 공정성을 확보할 수 있어야 한다. 성과 또는 기여가 높은 직원과 그렇지 못한 직원에 대해서 얼마나 임금을 차등하는 것이 효과적이고 납득할 수 있는지 공정하게 결정하여야 한다. 공정한 평가가 이루어질 수 있는 평가체계를 설계하고, 평가결과의 객관성을 확보하기 위한 노력도 필요하다.

셋째, 임금의 계산 및 지불 형태는 합리적이어야 한다. 대표적인 임금 형태로는 월급제가 있고, 그 밖에 시간급제, 일급제, 연봉제 등이 있다. 일반적으로 호봉제는 월 단위를 기준으로 임금을 계산하고, 연봉제는 연 단위로 임금을 계산한다.

연봉제

복잡한 급여의 구성항목들을 단순하게 통합하고, 급여 계산 방식을 월 단위에서 연 단위로 변경하며, 급여의 인상을 모든 종업원들에게 획일적으로 적용하는 대신 업적과 능력에 비례하여 개인별로 차등 결정하는 임금 형태를 말한다. 임금의 인상은 기본급을 기준으로 하는 경우도 있고, 성과급에 반영하는 경우도 있다. 연봉제의 핵심은 임금인상의 기준이 연공이 아니라 능력 또는 성과라는 데 있다.

성과에 따른 보상의 확산은 외재적 동기를 강화하는 가장 좋은 수단인 금전적 인센티브의 지급을 중심으로 이루어지고 있다. 그러나 금전적 인센티브를 사용할

임금피크제

연공주의 임금제도를 전제로 하여, 연공에 따라 계속 상승하는 임금체계에서 일정 시점의 임금을 정점으로 하고, 이후에는 감액하는 것이다. 성과주의 임금체계가 완전하게 적용될 경우에는 임금피크제가 의미 없다.

임금피크제에는 세 가지 형태가 있다. 정년보장형 모델은 단체협약 또는 취업규칙으로 정한 정년연령을 보장하는 것을 전제로 정년 전 일정 연령부터 임금을 조정하는 형태이다. 고용연장형 임금피크제 중 정년연장형 모델은 정년을 연장하는 대신 정년 연장 기간만큼 정년 전의 임금을 조정한다. 정년을 3년 연장하면 3년 전부터 임금을 조정한다. 또 다른 형태는 정년에서 일단 퇴직하여 퇴직금을 수령한 다음 재고용하는 형태로 계약직, 촉탁 등으로 재입사하는 경우이다.

때는 내재적 동기와 어떠한 관계를 지니고 있는지를 충분히 고려하여야 한다. 금전적 인센티브와 내재적 동기의 관계가 미묘하기 때문이다.

금전적 인센티브가 작업자의 기여도와 역량을 인정해주는 상징적 의미를 담고 있을 경우, 작업자로 하여금 자신의 역량에 대한 자신감을 갖도록 도와주며 나아가서 작업자의 내재적 동기를 강화하는 역할을 할 수 있다. 금전적 인센티브를 잘못 운영하여 작업자로 하여금 자신이 현재 일에 몰입하는 이유가 일 속에서 찾은 의미감 때문이 아니라 금전적 인센티브 때문이라고 느끼도록 작용할 때는 작업자의 내재적 동기를 크게 손상시키는 결과를 초래할 수 있다. 또한 반복적으로 제공되는 금전적 인센티브는 조직에서 높은 성과를 특별히 인정하여 부가적인 혜택을 주었다는 의식 대신, '당연하게 받아야 할 것을 받았을 뿐'이라는 권리의식(Entitlement)으로 변질되기 쉽다. 이러한 상황에 이르면 인센티브의 동기제고 효과는 점차 사라진다.

3.2 집단적 노사관계

인적자원관리가 개별적인 근로자를 대상으로 한 관리라면, 노사관계관리는 근로자 집단, 구체적으로는 노동조합과의 관계를 관리하는 것이다. 의료기관과 같이 매우 노동집약적인 조직체에서 노사관계관리는 전략적인 중요성을 지닌다. 이에 노사관계의 기본적인 틀에 대해서 고찰하는 것은 의료기관의 경영자에게 꼭 필요하다.

선택형 복리후생제도

기업의 복리후생제도는 조직구성원 개인의 이용여부와 상관없이 일률적으로 동일한 제도를 적용하는 것이 일반적이었다. 이에 반해 선택형 복리후생제도는 근로자가 자신의 생활 패턴을 고려하여 스스로 자신의 복리후생을 선택할 수 있도록 하는 형태로, 추가선택형, 패키지형, 소비계정형 등 세 가지 형태가 있다.

추가선택형은 핵심항목은 전 직원에게 공통으로 제공하고 선택항목은 개인의 기호에 따라서 다르게 선택하게 하는 방법이다. 패키지형은 유형별로 패키지를 정해놓고 직원들의 기호에 따라 선호하는 패키지를 선택하게 하는 방법이다. 소비계정형은 직원이 사용할 수 있는 항목을 계정으로 설정하고, 개인에게 부여된 점수에 따라서 원하는 계정의 복지를 부여된 점수 범위 안에서 사용하게 하는 방법이다.

우리나라의 노사관계는 1960년대 이후 권위주의 체제 하에서 대결 없는 협력만을 요구하는 일방적이고 타율적인 노사관계였으나, 1980년대 후반 폭발적인 노사분규가 발생한 이후 제도적인 모습이 크게 변화하여 오늘날에 이르고 있다.

노사관계는 상당히 복잡하고 어렵다. 법과 제도에 의해서 규정된 틀에 대한 이해도 필요하지만, 개별 기업의 수준에서는 노사 당사자 간에 건설적이고 원활한 관계를 유지하기 위한 쌍방의 노력이 중요하다. 노사관계에서는 노사 쌍방이 신의와 성실의 태도를 견지하며 서로를 준중하고 신뢰하는 관계를 조성하는 일이 무엇보다 중요하다.

1) 노동조합

산업화에 따라서 임금노동자가 출현하게 된 이후, 이들은 노동조합을 결성하여 근로조건의 개선과 경제적 및 사회적 지위의 향상을 도모하게 되었다. 노동조합은 '임금노동자가 근로생활의 제반 조건의 유지 또는 개선을 목적으로 조직한 항구적인 단체'이다. 노동조합의 조직형태는 직업별 조합, 산업별 조합, 일반 조합, 기업별 조합 등으로 구분된다.

노동조합의 형태	
직업별 조합	동일한 직능을 갖는 숙련노동자들이 자신들의 경제적인 이익을 확보하기 위해서 만든 형태(가장 일찍 발달한 노동조합의 형태)
일반 조합	숙련이나 직능, 산업과 상관없이 노동자라면 누구나 가입할 수 있도록 하는 노동조합(광범위한 노동자를 조직할 수는 있지만, 노동시장을 통제하는 데는 어려움)
산업별 조합	직종이나 계층에 관계없이 동일산업에 종사하는 모든 근로자가 하나의 노동조합을 구성하는 형태
기업별 조합	동일한 기업에 종사하는 근로자들을 대상으로 하여 조직되는 노동조합

2) 단체교섭

근로자들이 노동조합의 교섭력을 바탕으로 하여 임금을 비롯하여 근로조건의 유지 개선을 목표로 하여 사용자와 교섭하는 것을 말한다. 개별적으로는 사용자에 비하여 불리한 위치에 있는 근로자들이 노동조합이라는 단체를 통하여 동등한 지위에서 근로조건에 대해서 협상을 하는 것이다. 단체교섭의 결과 결정된 내용을 문서화한 것을 가리켜 단체협약이라 한다. 단체협약 중 임금에 관한 내용을 따로 임금협약이라 부르기도 한다. 단체협약의 유효기간은 원칙적으로 1년이며, 임금 이외의 사항에 대해서는 2년까지 허용하고 있다. 그 결과 해마다 맺는 임금교섭의 결과를 임금협약이라 하고, 2년마다 단체협약을 맺는 것이 일반적이다.

3) 노동쟁의

단체교섭을 진행하는 과정에서 서로 의견의 불일치가 발생하면 노사간 분쟁이 발생한다. 이때 양 당사자는 자기의 주장을 관철시키기 위하여 실력행사를 하게 된다. 노동조합 측의 쟁의행위에는 파업, 태업, 불매동맹, 준법투쟁, 공장관할 등이 있고, 사용자측은 이에 대항하는 행위로서 직장폐쇄를 할 수 있다.

쟁의행위를 하기 위해서는 반드시 절차를 거치도록 하고 있다. 노동쟁의가 발생하였을 때는 쟁의당사자 가운데 한 쪽이 이를 관할행정관청과 노동위원회에 신고하고 이를 상대측에 통고하여야 하며, 신고된 노동쟁의가 노동위원회의 적법 판정을 받게 된 경우라도 일반사업에 있어서는 10일, 공익사업에 있어서는 15일간 냉각기간을 거친 후에야 비로소 쟁의행위에 들어갈 수 있다.

4) 부당노동행위

부당노동행위는 근로자의 권리를 구체적으로 보장하기 위한 구제제도이다. 부당노동행위에는 ① 노동조합의 조직, 가입, 활동에 대한 불이익 대우, ② 노동조합에 가입하지 않기로 하거나, 특정 노동조합에 가입하는 것을 조건으로 하는 황견 계약(yellow dog contract) 고용, ③ 단체교섭 거부, ④ 노동조합의 조직, 운영에 대한 지배 개입과 경비 원조, ⑤ 단체 행동 참가 기타 노동위원회와 관련된 행위에 대하여 보복적으로 불이익 대우하는 것이 포함된다. 이러한 문제가 생겼을 때 사법적인 절차를 통해서 근로자의 권리를 구제받는 데는 시일이 오래 걸리므로 행정적인 절차를 통해서 구제받을 수 있도록 하고 있다. (원상 회복을 원칙으로 한다.)

5) 경영참가제도

단체교섭을 위주로 한 제도가 노동조합과 사용자의 이해관계가 대립되는 것을 전제로 하는 데 반해서 경영참가제도는 근로자 또는 노동조합이 경영자와 공동으로 기업의 경영관리 기능을 담당하여 수행하는 것이다. 경영참가는 자율적 권장을 하는 나라와 법을 통해서 강제하는 나라가 있다. 경영참가제도가 등장하게 된 배경은 근로자들이 전문화, 다양화됨에 따라서 근로자의 요구가 이질적으로 변화하여 근로자들이 제기하는 불만도 다양화되고, 해소 경로도 다양화할 필요가 생겨서이다.

경영참가에 대해서는 경영권 침해 문제, 근로자의 경영능력 문제, 근로조건 이외의 경영상 문제에 대해서 사용자와 접촉을 가지면서 단결력, 단체교섭력을 약화시키고, 조합이 어용화될 우려 등이 제기되기도 한다.

경영참가의 형태로는 종업원 지주제도와 같은 자본 참가, 이윤 분배제도와 같은 이익 참가, 노사협의회와 같은 협의의 경영참가 등이 있다.

4. 조직문화와 조직 변화

4.1 조직문화의 정의

문화(Culture)는 사회를 구성하고 있는 사람들이 공통적으로 지니고 있는 가치관과 신념, 이념, 관습, 그리고 지식과 기술을 총칭하는 것으로 정의된다. 이러한 정의를 따라서 조직문화(Organizational Culture)를 정의하면, 한 조직의 구성원들이 공유하고 있는 가치관, 신념, 이념, 관습, 그리고 지식과 기술을 총칭하는 것이 바로 조직문화이다.

조직문화란 조직구성원이 오랫동안 공유하여 온 기본 믿음으로, 조직이 ① 외부 환경에 대응하여 존속하여 온 과정과 ② 조직 내부의 통합 문제를 해결하는 과정에서 형성되고, 문제를 해결하는 과정에서 반복적으로 적용되어서 구성원들이 타당하게 여기고 아무런 의심 없이 받아들이는 것이다.

조직문화에는 세 가지 계층이 존재한다.

첫째 기본적인 믿음(Basic Assumptions)이 있다. 이 영역은 기본적인 믿음이기에 미처 의식하지 못한 채 적용되는 관찰 불가능한 영역이다. 조직구성원의 인간 본성에 대한 믿음으로 인간에 대한 X이론, Y이론과 같은 믿음이 여기에 속할 수 있다. 또는 조직에 대한 환경결정론적인 믿음과 조직이 환경을 변화시킬 수 있다는 자율론적 믿음을 예로 들 수 있다.

둘째 단계는 조직의 가치관(Values)이다. 가치관이란 조직에서 옳다고 여겨지는 가치들의 체계로서, 조직에서 의식적으로 표방하는 내용이 된다. 조직의 가치관은 조직구성원간의 합의에 의해서 옳고 그름이 결정되는 것이다. 조직의 가치관은 조직에서 이루어진 의사결정들을 통해서 관찰가능한 수준으로 드러난다.

셋째 수준은 인공적 창작물(Artifacts and Creators)이다. 이 영역은 분명하게 관찰가능하지만, 의미를 파악하기 어려운 경우도 존재한다. 조직에서 사용하는 기술, 전형적 행동양식, 의식 등으로 표현된다.

4.2 조직문화의 기능

조직문화는 조직 안에서 세 가지 기능을 수행한다.

첫째, 가장 우선적인 기능은 동기부여의 바탕이 되는 것이다. 사람들은 누구나 본인이 중요하게 여기는 일을 할 때 더 의욕적으로 일하게 되는 경향이 있다. 조직의 가치관과 나의 가치관이 일치할 때 내가 중요하게 여기는 조직의 일을 수행하는 과정에서 조직구성원들은 이념적 차원에서 인센티브를 느낄 수 있다.

둘째, 조직문화는 조직구성원들이 의사결정을 할 때 판단기준을 제시해준다. 조직에서 중요하게 여기는 '가치관'이 무엇인지, 조직에서 바람직하게 여기는 '사고방식'이 무엇인지, 조직에서 받아들여지는 '행동양식'을 알게 함으로써 조직구성원들은 누구나 적절한 의사결정을 내릴 수 있게 되고, 적절한 행동을 취할 수 있게 된다. '환자의 필요를 최우선으로 고려한다'는 가치를 표방하고 있는 메이요 클리닉에서는 모든 직종의 조직구성원이 환자의 필요를 발견하였을 때 본인의 판단에 따라서 주도적으로 행동하는 것이 허용되며, 의료진들도 자신의 경제적인 이익이 아니라 환자의 필요에 따라서 진단과 치료방식과 협진 등을 결정한다.

셋째, 조직구성원 사이에 커뮤니케이션을 수행하는 토대가 되는 것이다. '텍스트'에 의미를 부여하는 '컨텍스트'로서 작용하는 것이다. 동일한 단어('텍스트')가 상황('컨텍스트')에 따라서 다른 의미를 지닐 수 있다. '조직'이란 단어가 이 장과 같은 조직관리에서 다루어질 때는 '사람들의 모임'을 의미하지만, 임상검사의 상황에서는 '검체'를 의미한다. 그렇기에 같은 문화를 공유한 집단 사이에는 의사소통이 용이하지만, 문화가 다른 집단 사이에는 의사소통에 어려움을 겪을 수 있다. 많은 의료기관 안에 직종이나 부서에 따라서 하위문화가 발달해있는 경우가 많은데, 이로 인하여 부서간 또는 직종간 의사소통에 어려움이 발생하기 쉽다.

조직문화에는 역기능도 존재한다. 가장 큰 역기능은 사고방식을 균질화시키는 것이다. 조직구성원들의 사고방식이 균질화되면 다양성이 상실되어 환경의 변화에 대응하기 어렵고, 다른 형태의 사고가 요구될 때 적응하기 어려워진다. 둘째는 한번 형성된 조직문화는 자기보존 본능을 갖고 있어서 집착하게 되고, 맹목적으로 추종하게 되는 문제를 일으킬 수 있다.

이카루스의 역설(Icarus Paradox)[5)]

이카루스는 밀랍으로 붙인 날개를 달고 미궁을 탈출하는 데 성공했다. 그러나 태양에 너무 가까이 다가갔다가 날개를 붙인 밀랍이 녹아 에게해에 빠져 죽었다. 그의 탈출을 성공시킨 날개가 그의 목숨을 잃게 하는 원인이 된 것이다. 이처럼 기업들의 성공을 가능하게 한 그 요소들을 과도하게 추구하게 된 결과 다음 단계에서는 몰락에 이르게 될 수 있다는 치명적인 관성의 법칙을 경계해야 한다.

5) Miller, D. Icarus Paradox. Harper Business. 1990.

이러한 점에서 '지금까지의 성공은 기존의 조직문화 때문에 가능했다. 그러나 현재의 문화 때문에 장래에는 실패할 수 있다.'는 조직문화의 역설이 나타날 수 있다.

4.3 효과적 조직변화 방법

효과적으로 조직을 변화시키는 방법으로는 J. Kotter의 모델이 대표적이다.[6)] 조직변화는 다음과 같이 진행하는 것이 좋다.

첫째, 우선 변화의 필요성을 인식하게 할 수 있는 위기감 조성이 필요하다. 문제의 심각성을 보여주는 사례를 발굴하여 제시하는 것이 가장 효과적이다. 고위경영진이 직원에게 변화해야 한다고 지시하는 것은 별로 효과적이지 못하다. 변화의 필요성이 인식되었으면 변화를 주도할 지도부를 구성한다. 변화 과정을 지도하고 관리할 팀을 구성하는 것이다. 만약 사람들이 지도연대에 가담하기를 꺼린다면 긴박감의 문제를 다시 거론해야 한다. 이 때 한 사람에게 지나치게 의존하거나 너무 복잡한 지도체제를 구성하는 것은 피해야 한다. 권력을 장악한 일부 세력이 변화를 좌절시키려 하는 시도를 허용해서는 안 되며, 혁신이 대상이 되는 단위조직의 책임자를 문제를 이해하지 못할 것 같다는 이유로 배제해서도 안 된다.

둘째, 변화의 비전과 전략을 창출해야 한다. 이 때 변화 계획과 예산을 수립하는 것보다는, 미래의 모습을 생생하게 묘사하는 게 훨씬 효과적이다. 한 페이지로 미래 조직의 모습을 요약할 수 있으면 좋다. 가급적 많은 사람이 비전을 공유할 수 있도록 '충분히' 의사소통해야 한다. 지나치게 분석적이거나, 모든 결과를 재무적으로 평가하는 것은 피해야 한다. 변화 성공의 이익을 모두가 누릴 수 있다는 확신을 주지 않으면서 무작정 고통 분담을 강요하면 조직구성원 전체의 참여를 이끌어내기 어렵다.

셋째, 변화의 장애물은 모두 제거해야 한다. '꽉 막힌' 상사가 있다면, 그를 변화시켜야 한다. 그렇다고 해서 한꺼번에 모든 문제를 풀려 하는 것도 안 된다. 부하직원의 권한을 박탈하는 상사를 내버려두는 것도 곤란하지만, 상사의 권한을 박탈하여 부하에게 부여함으로써 문제를 해결하려는 시도는 또 다른 문제의 원인이 될 수 있으므로 조심해야 한다.

---

6) Kotter, JP and Cohen, DA. The Heart of Change. Harvard Business School Press. 2002.

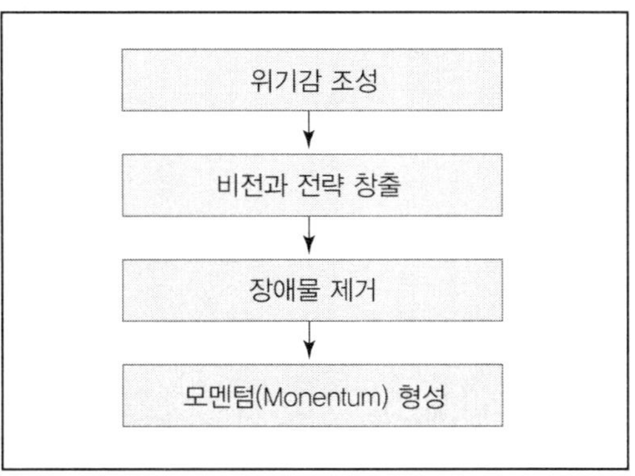

그림 4-6 조직의 변환관리 단계(Kotter 모델) 수정

넷째, 일단 모멘텀을 형성해야 한다. 이를 위한 가장 효과적인 방법은 단기적인 성공을 만들어내는 것이다. 가시적인 성공이야말로 변화 프로그램의 신뢰도를 높이고, 반대세력을 잠재우는 가장 효과적인 방법이다. 단기적인 성공을 만들어내기 위해서는 구체적인 목표를 설정하고 추진하여야 한다. 동시에 수많은 프로젝트를 수행하고자 하는 충동을 억제해야 한다. 한 번에 3~4개의 프로젝트를 넘지 않도록 해야 하고, 단기 성공이 중요하다고 해서 결과를 과장해서도 안 된다.

문화 속에 변화를 내재화하는 것은 지속적인 변화를 담보할 수 있는 좋은 방법이다. 계속적으로 변화를 추구해야 한다. 변화를 희석시키는 사람은 도태시킨다. 그 대신 변화의 표준에 따라서 행동하는 사람을 중용한다. 생생하고 감동적인 성공사례를 계속해서 발굴하고 확산시킨다. 보수체계 등 기업 문화 이외의 방법으로 장기적 효과를 담보하려는 시도는 필요하기는 하지만, 그 효과는 오래가지 못하므로 그러한 시스템의 정비로 충분하다고 판단해서는 안 된다.

4.4 조직학습

조직학습은 조직이 직면한 상황에 대해서 문제를 제기하고 조직적인 활동을 통하여 그 문제에 대한 해답을 찾아서 문제를 해결하는 과정이다. 조직학습이 원활하게 일어나기 위해서는 ① 문제의식을 갖고 문제를 찾아야 하고, ② 문제를 공개적으로 드러낼 수 있어야 하며, ③ 창의적으로 해결방안을 도출하고, ④ 도출된 해결방안을 실행하여야 한다. 그리고 ⑤ 이상의 과정이 원활하게 일어날 수 있는 조직의 상황을 조성하여야 한다.

1) 문제의 인식

기대했던 결과와는 다른 결과를 경험하는 상황, 즉 문제의 상황에 직면하게 될 때 우리는 자신이 일상적으로 수행하던 행동방식에 대해서 의문을 품게 된다. 조직에서도 마찬가지이다. 조직이 일상적으로 수행하던 행동방식을 통해서 얻는 실제 결과가 기대하던 것과 차이가 날 때 조직은 기존의 행동방식에 대해서 의문을 품게 된다. 병원에서 환자를 진료하는 일상적인 프로세스에 대해서 대부분의 환자들이 아무런 불평 없이 수용적인 상황이 지속되다가, 언제부터인가 불편을 제기하는 환자의 수가 늘어날 때, 병원에서는 왜 그럴까 하는 의문을 갖게 된다.

어떤 문제 상황을 겪었을 때 개인이 아무런 반응 없이 무시하고 지나갈 수 있는 것처럼 조직에서도 그러할 수 있다. 특히 조직에서는 누군가로 하여금 제기된 의문에 대해서 답을 찾아내도록 하지 않으면 그냥 지나가기 쉽다. 그렇기 때문에 조직 구성원 중에서 누구라도 어떤 문제를 인식하게 되었을 때 이것을 공식적으로 제기할 수 있어야 하고, 조직은 그 문제에 대해서 해결책을 찾도록 누군가에게 임무를 부여하여야 한다. 이 단계까지 이르러야만 조직이 그 문제를 인식하였다고 말할 수 있다.

2) 문제의 공개

조직구성원의 누군가 어떤 문제를 인식하는 것과 그 문제를 조직 안에서 공개적으로 드러내어 해결책을 찾도록 하는 것 사이에는 큰 장애물이 있다. 우리는 모든 조직구성원이 조직의 전체 목표에 합의하고 그 목표를 달성하기 위하여 매진하고 있다고 말은 하지만, 실제로는 조직구성원 간에 추구하는 목표에 차이가 있고, 항상 조직의 최선을 위해서 노력하는 것이 아니라는 점을 알고 있다. 조직은 결코 합리적이지 않다. 이러한 맥락에서 생각해보면, 어떤 종류의 문제가 있다고 하는 것을 드러내고 싶지 않은 사람이 있고, 일각에서는 문제라고 지적하는 부분에 대해서 다른 일각에서는 문제가 아니라고 주장하는 경우도 존재할 수 있다는 점을 이해할 수 있다. 그렇기 때문에 조직 안에서는 문제를 인식하고도 드러내지 않는 경향이 존재할 수 있다. 조직의 문화와 전통, 관행이 조직 안에서 어떤 영역에 대한 문제는 지적할 수 없다는 암묵적인 장애로 작용할 수도 있다. 이런 조직에서는 다음과 같은 행동성향이 나타나기 쉽다.[7)]

- 과거의 실패는 파헤치지 말고 덮어두라.
- 민감한 문제에 대한 자신의 생각을 결코 드러내지 말라. 그 문제를 공개적으로 논의해서는 안 된다는 금기를 깨뜨리지 말라.
- 조직의 문제에 대한 인식 차이를 확인하려고 하거나 조정하려고 하지 말라.
- 전체적인 조망을 하는 것을 회피하라. 문제의 조각들이 여기저기 흩어져서 모호하고 희미한 채 남아 있도록 내버려두라.

이와 같은 행동은 다음과 같은 조직의 암묵적인 규범이 문제를 정확하게 지적하고 드러내는 것을 방해하기 때문이다. 예를 들어보면 다음과 같은 규범이 조직 안에서 작용하고 있을 수 있다.

- 직접적인 대면과 당신이 비난 받을 수도 있는 민감한 사안에 대한 공개적인 논의를 회피함으로써 당신 자신을 보호하라.
- 조직 안에 존재하는 암묵적인 가정에 대한 도전을 피하여, 그로 인해 발생할 수 있는 부정적인 느낌을 제어하고, 혹시 암묵적 가정의 훼손으로 인해 비난 받을 수도 있는 다른 사람을 보호하라.
- 문제에 대한 자신의 마음과 그에 대한 행동을 조심하여 문제 상황과 과업을 잘 제어하라. 잘못하여 그 문제에 대한 자신의 생각을 드러내어 공개적인 논의가 이루어지게 되면, 당신이 상처를 받을 수 있다.

이와 같은 암묵적 가정과 행동성향이 존재하는 경우 조직 안에서 문제를 드러내어 해결책을 찾는 과정은 제대로 이루어질 수 없다. 이 문제를 극복하기 위해서는 조직 안에서 제대로 '대화'와 '토론'이 이루어질 수 있는 환경을 조성해야 하는 한편, 조직구성원의 태도와 대화 습관도 변화시킬 필요가 있다 (**[표 4-1]** 참조).

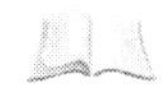

표 4-1 | 문제의 제기를 위한 행동 지침

7) Argyris, C and Schon, DA. Organizational Learning II: Theory, Method, and Practice. Addison-Wesley. 1996.

잘못된 관행	개선방향
추상적 표현(vagueness)	구체적으로 표현하라(specify)
모호(ambiguity)	명확하게 지적하라(clarify)
확인 불가(untestability)	확인할 수 있게 만들어라(make testable)
흩어져 있는 정보(scattered information)	수집하여 꿰어라(concert)
정보 은폐(information withheld)	다 드러내라(reveal)
토론불가(undiscussability)	토론을 허용하라(make discussable)
불확실(uncertain)	물음을 제기하라(inquire)
일관성 없음/양립하지 않음 (inconsistency/incompatibility)	대면하여 해소하라(resolve)

자료원: Argyris & Schon, 1996, p.91

3) 해결방안의 도출

조직의 문제 해결방안은 문제의 수준에 따라서 다르게 도출되어야 한다. 즉, 주어진 목표와 규범 안에서 수정할 수 있는 문제와 목표와 규범을 조정하여야 하는 문제를 구분해야 한다. 이 두 가지 수준은 조직의 학습이 일어나는 두 가지 차원으로 설명된다.

첫 번째 차원은 단일순환학습(Single Loop Learning)으로서 조직의 기본적인 가정이나 규범, 목표에는 변화 없이 기존의 규칙과 행동방식을 정교화하고 개선하는 것을 의미한다. 병원에서 의료의 질 향상을 위해서 QI 활동을 수행하는 것, 어떤 분야의 숙련도를 향상하기 위하여 훈련을 하는 것, 기능간 협력과 목표의 공유, 기존방식의 효율화하기 위한 표준의 개발, 조직 내 정보시스템의 개선 활동 등이 여기에 해당한다.

두 번째 차원은 이중순환학습(Double Loop Learning)으로서 경영을 지배하는 기본 가정과 조직 규범 및 목표를 변화시키는 학습을 말하며, 비교적 어렵고 오랜 기간이 걸린다. 이 수준의 학습은 기존의 규칙이나 가정이 더 이상 효과를 발휘하지 않는 상황, 심각한 재무적 위기를 겪거나, 최고경영층이 변화됨에 따라서 일어난다. 우리나라 기업들이 IMF 상황에서 조직의 핵심역량을 강화하기 위하여 최고경영진을 교체하고, 구조조정을 하는 것이 대표적인 예로 볼 수 있다. 병원에서 기존 진료과별 진료방식의 문제를 인식하고 환자중심의 질환별 센터를 도입하는 변화도 여기에 해당한다.

조직 안에서 제기되는 문제는 이 각 차원에서 나타날 수 있으며, 그에 따라서 적절한 수준의 대응책을 강구하여야 한다. 조직의 사명에 근본적인 변화를 요구하는 상황이 도래하였음에도 이를 인식하지 못하고 기존의 방식에서 효율성을 향상하기 위한 노력이나 하고 있다면 안 된다.

앞서 말한 조직에서 문제의 제기를 막는 관행과 암묵적 가정을 해결하는 것은 학습방법의 학습의 수준에 해당한다. 조직 안에서 적절한 문제의 제기가 이루어지지 않는 상황에서는 문제의 근본은 다루지도 못한 채 피상적인 수준에서만 대증적인 처방을 할 수밖에 없고, 이는 오히려 문제를 악화시키는 원인이 될 수 있으므로, 조직의 행동패턴과 암묵적 가정을 개선하는 대화와 토론의 문화를 조성함으로써 문제의 적절한 제기와 공개적인 논의를 통한 해결책을 강구하는 시스템으로 거듭나야 한다.

4) 해결방안의 실행

사람들은 어떤 문제에 대하여 이해하고, 성과를 개선하기 위하여 무엇을 해야 하는지를 알면서도 해야 한다고 하는 일을 하지 않는 경우가 많다. 조직의 리더들도 사업의 성공을 위해서는 무엇이 중요한지 알면서도 그렇게 실행할 수 없는 교묘한 이유를 둘러대면서 실행은 하지 않는다. 이러한 점을 지적하여 페퍼와 서튼은 '무지와 지식의 차이보다 지식과 행동의 차이가 더 중요하다'고 주장한다.[8)]

적극적인 실행은 자기실현적인 예언(Self Fulfilling Prophecy)의 메커니즘을 작동시킨다. 행동을 통하여 다시는 뒤로 돌아갈 수 없는 상황이 되면 어떻게 해서든지 성공시켜야 하는 위기감이 조성되므로 더욱 적극적으로 행동에 몰입하게 되고, 그 결과 성공을 거둘 가능성이 높아지게 되는 것이다.

제기된 문제를 해결하는 데 필요한 모든 자원을 다 확보하지 못하였을 경우도 있겠지만, 행동을 미루고 기다리는 중에 환경은 다시 변화하여 모든 과정을 처음부터 다시 시작해야 하는 경우도 발생할 수 있다. 그러므로 필요한 자원을 모두 확보한 후에 행동을 시작하기보다는 현재 보유하고 있는 자원을 가지고 할 수 있는 범위 안에서 문제를 해결하는 실행이 필요하다.

---

8) Pfeffer, J and Sutton, RI. The Knowing-Doing Gap: How smart companies turn knowledge into action. Harvard Business School Press. 2000.

CHAPTER 05

재무관리와 회계

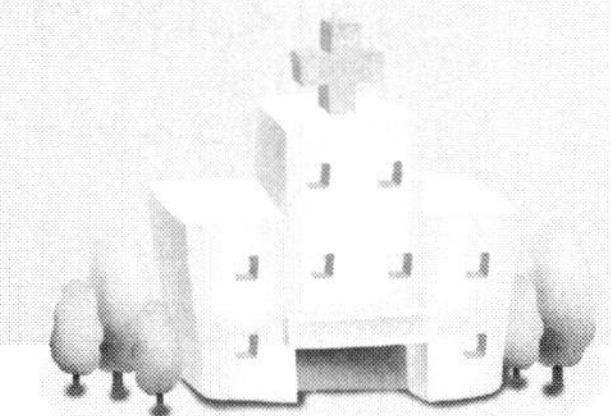

1. 병원회계

1.1 회계의 개념과 역할

일반적으로 기업의 경제적 활동은 영업활동, 투자활동, 재무활동으로 구분된다. 영업활동은 기업의 본래 영업 목적에 따라 수행하는 활동으로 병원의 경우에는 진단과 치료의 활동이 해당된다. 투자활동은 영업활동에 필요한 건물이나 토지, 기계장치 등의 구입과 관련된 활동을 말한다. 재무활동은 영업활동이나 투자활동에 필요한 자금의 확보와 관련된다.

기업은 재무활동을 통하여 자금을 조달하고 투자 및 영업활동을 통하여 수익을 창출한다. 회계는 기업 활동, 즉 영업, 투자, 재무활동의 내용과 결과를 측정하고 기록한 후에, 이를 분류하고 요약한 결과를 이해관계자에게 보고함으로써 이해관계자들로 하여금 타당한 의사결정을 할 수 있도록 도와주는 역할을 수행한다.

기업의 활동을 요약하여 보고하는 보고서에는 네 가지가 있는데 각각 대차대조표, 손익계산서, 기본금변동계산서, 현금흐름표이다. 이를 재무제표(Financial Statements)라고 한다.

대차대조표는 특정 시점에서 기업의 재무상태가 어떠한지를 나타내는 표이며, 포괄손익계산서는 특정 기간 동안의 기업의 경영성과를 나타내주는 표이다. 재무제표를 작성할 때는 일정한 기준을 따라야 한다. 재무제표를 작성하는 일반 원칙을 기업회계기준이라고 한다.

1.2 회계의 체계

회계는 경제적 실체의 경제적 활동을 화폐 단위로 수집, 측정, 기록하고, 이에 관한 정보를 분류, 요약, 분석하여 정보이용자들에게 전달하는 체계이다. 회계는 정보이용자가 누구냐에 따라서 재무회계와 관리회계로 구분된다. 회계 정보의 이용자들은 내부 이용자와 외부 이용자로 구분할 수 있다. 내부 이용자는 경제적 실체 내부에 있는 경영진이 되며, 외부 이용자는 투자자, 채권자, 은행, 공급자, 고객, 조세당국, 금융기관 등이 된다.

관리회계(Managerial Accounting)는 경제적 실체의 내부 이용자인 경영자의 의사결정과 통제 활동이 도움이 되는 재무적, 비재무적 정보를 수집, 분류, 요약, 분석하여 제공하는 회계분야이다.

재무회계(Financial Accounting)는 경제적 실체의 외부 이해관계자인 투자자나 채권자 등에게 경제적 의사결정에 유용한 정보를 제공하는 회계이다. 재무회계는 일반적으로 인정되는 회계원칙(GAAP, Generally Accepted Accounting Principle)에 의해서 작성된 재무제표를 통해서 정보를 제공한다.

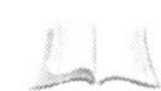
표 5-1 | 재무회계와 관리회계

구분	재무회계	관리회계
목적	경제적 실체의 외부 이해관계자인 주주나 채권자에게 유용한 정보 제공	경제적 실체의 내부 이해관계자인 경영자에게 유용한 정보의 제공
보고수단	재무제표	특수한 의사결정 목적에 적합한 보고서
시간적 관점	과거지향적	미래에 대한 예측에 초점을 둠
범위	경영 전반의 기초적인 범위	경영활동의 개별 목적에 부합되는 범위
원칙의 유무	일반적으로 인정되는 회계원칙(GAAP)의 지배를 받고, 반드시 재무지표로 표시됨.	GAAP의 지배를 받지 않으며, 재무지표와 비재무지표가 모두 사용됨.

1.3 회계처리과정

회계는 기업과 고객, 거래업자, 주주, 은행, 종업원, 정부 간의 모든 재무적인 거래를 다룬다. 조직에서는 판매대금 수령, 대금 지급, 차입과 원리금 지급, 임금 지급, 세금 납부 등의 형태로 자금의 유입과 유출이 일어난다. 이러한 개별적인 거래의 내용을 재무제표에 담는 과정을 회계처리과정이라고 한다.

1) 분개장과 원장

회계 처리의 첫 단계는 각 거래를 발생 순서대로 분개장에 기록하는 것이다. 여기에 기록된 각 계정의 이름은 기업의 자금원천 또는 사용을 나타낸다. 각 거래계정은 마치 은행거래의 통장내역과 같다. 은행계좌에서 돈을 찾으면 계좌의 잔액은 줄어들고, 반대로 예입을 하면 잔액은 늘어난다.

다음 단계는 분개장의 기록 자료를 각 계정의 원장에 옮겨 적는 것이다. 원장은 현금, 매출, 외상매출금, 급여 같은 계정들을 각각 별도로 정리하는 장부이다. 분개

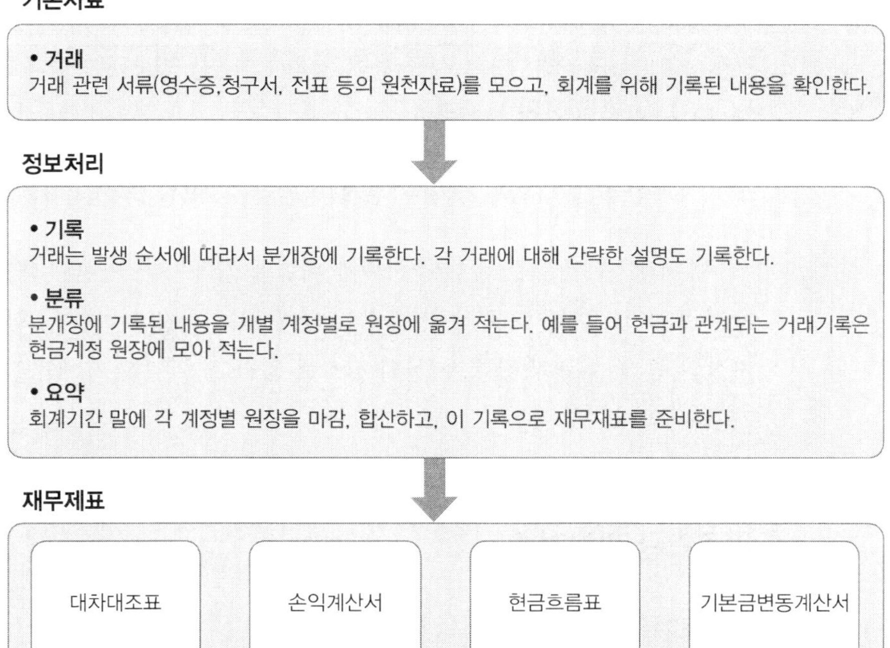

그림 5-1 회계처리과정

장의 거래 기록들은 2개 이상의 계정과 연관되는데, 계정별로 정리되어 원장에 기록된다.

2) 회계에서의 기본적 등식관계

회계의 각 계정은 크게 자산, 부채, 자본으로 나눌 수 있다. 자산은 기업이 소유하거나 장기 리스한 유무형의 가치가 있는 것들로, 현금, 외상매출금, 받을어음, 건물, 유가증권 등이 포함된다. 부채는 다른 기업이나 사람에게 갚아야 할 의무를 진 금액이다. 자본은 주주, 동업자, 소유주의 기업에 대한 권리로서 자산 총액에서 부채 총액을 뺀 부분이다. 이들 사이의 관계는 다음의 회계등식으로 표시할 수 있는데, 이는 특정 시점의 재무상태를 반영한다.

자산 = 부채 + 자본

3) 복식부기

모든 거래는 기본 회계등식의 양변에 동시에 영향을 준다. 따라서 회계에서는 이 등식의 유지를 위하여 모든 거래를 두 번에 걸쳐 기록한다. 이를 복식부기(Double-entry Bookkeeping)라 한다. 예를 들어 약품(1억원)을 외상 구입했다고 하면, 복식부기에서는 다음과 같이 기록한다.

자산 (약품) 1억원 증가 = 부채 (미지급금 1억원 증가) + 자본 (변동 없음)

각 거래기록은 같은 금액이 차변과 대변에 기록된다. 차변과 대변은 회계의 관용적 표현인데, 장부의 왼쪽 칸(대변), 오른쪽 칸(차변)을 의미한다. 회계에서 대변은 자산의 증가, 부채의 감소, 자본의 감소를 뜻하고, 차변은 자산의 감소, 부채의 증가, 자본의 증가를 뜻한다.

1.4 의료기관 회계기준

1) 의료기관 회계기준 제정의 배경과 과정

병원경영의 투명성 확보 문제는 의료서비스가 갖고 있는 공익적 성격으로 인하여 이미 오래 전부터 요구되어 왔다. 1999년 의약분업 시행과 관련하여 '약가 및 수가

정상화를 위한 간담회'에 참석한 의료계, 병원협회, 보건의료노조, 시민단체 사이에 병원경영의 투명성을 확보하기 위한 대체적인 방향에 대해서 합의가 이루어졌다. ① 통일적 회계 기준의 마련 및 준수, ② 공인회계사에 의한 외부 감사, ③ 의약품 및 의료기기 선정위원회에 공익인사 참여, ④ 일정 금액 이상의 계약시 일반경쟁에 의한 계약, ⑤ 이사회 구성시 특수 관계자의 참여 제한 및 공익이사의 참여 보장 등 이었다.

의료기관의 회계처리는 병원회계처리지침(보건사회부훈령 제 590호, 1990. 2. 26)에 의거하여 병원협회가 작성한 병원회계준칙이 적용되어 왔는데, 1998년 10월 자체 규제개혁의 일환으로 병원회계처리지침이 폐지되고 그에 따른 결산보고의무도 함께 폐지됨으로써 의료기관의 회계처리에 대한 명확한 지침은 존재하지 않게 되었다.

2002년 의료법 제 49조의 2(의료기관회계기준)를 신설함으로써 의료기관 회계처리 규정에 대한 법적 근거가 마련되었다. 이후 의료법이 다시 개정되면서 의료기관의 회계처리에 대한 내용은 동법 62조에서 새롭게 규정되었다.

제62조(의료기관회계기준)

① 의료기관 개설자는 의료기관 회계를 투명하게 하도록 노력하여야 한다.
② 보건복지부령으로 정하는 일정 규모 이상의 종합병원 개설자는 회계를 투명하게 하기 위하여 의료기관 회계기준을 지켜야 한다〈개정 2008.2.29〉
③ 제2항에 따른 의료기관 회계기준은 보건복지부령으로 정한다.〈개정 2008.2.29〉

2) 의료기관 회계기준

의료기관 회계기준을 준수하여야 하는 의료기관의 개설자는 100병상 이상의 종합병원 개설자이다. 이 때 병상 수는 해당 병원의 직전 회계연도 종료일을 기준으로 계산한다.

의료기관 회계기준 규칙에 따르면 병원의 개설자인 법인의 회계는 병원의 회계와 구분하여 처리하여야 한다. 또한 법인이 2개 이상의 병원을 설치, 운영하는 경우에는 각 병원마다 회계를 구분하여야 한다.

병원이 작성하여야 하는 재무제표는 다음과 같다(의료기관 회계기준 규칙 제4조 제1항).

- 대차대조표
- 손익계산서
- 기본금변동계산서
- 현금흐름표

1.5 재무제표

1) 대차대조표[1]

대차대조표는 작성일 현재, 즉 회계기간 말의 자산, 부채 및 자본에 관한 항목을 객관적인 자료에 따라 작성한 표이다.

① 자산(Asset)

과거의 거래나 사건의 결과로 병원이 현재 배타적인 권리를 가지고 있는 미래의 경제적 효익을 말한다. 즉, 과거에 발생한 일로 인하여 의료기관에게 현금이 유입되는 것과 같은 경제적 효익이 발생하는 것을 말한다. 자산에는 병원이 소유하고 있는 현금, 상품, 건물, 장비, 토지, 미수금, 선급금 등을 들 수 있다.

② 부채(liability)

과거의 거래나 사건의 결과로 특정 실체가 미래에 다른 실체에게 자산을 이전하거나 용역을 제공함으로써 부담해야 하는 미래의 경제적 희생으로, 현재 의무로 존재하는 것을 말한다. 부채의 예로는 미지급금이나 차입금과 같이 미래에 자산을 이전해야 하는 의무뿐만 아니라 선수금과 같이 미래에 자산이 아닌 서비스를 제공하여야 할 의무도 포함된다.

---

1) 특정 시점의 재무상태를 나타내는 재무제표인 대차대조표는 한국채택 국제회계기준(K-IFRS)에서는 재무상태표로 이름이 바뀌었다. 그러나 의료기관 회계기준 규칙에서는 여전히 대차대조표라는 이름을 사용하고 있으므로 본서에서는 대차대조표라는 용어를 사용한다.

③ 자본(equity)

자산에서 부채를 차감하였을 때 순수하게 병원에 귀속되는 부분을 말한다. 병원이 소유하고 있는 총자산에서 채권자 지분인 부채를 차감할 때 남는 부분을 자본 또는 순자산(Net Asset)이라고 하며, 총자산 중에서 채권자 지분을 차감한 잔여라는 의미로 잔여지분(Residual Equity)이라고도 한다. 의료기관의 경우 자본은 크게 기본금과 이익잉여금으로 구분된다. 영리법인의 경우 소유주가 법인 설립을 위하여 출자한 금액을 자본금이라고 하는데 비하여, 병원의 경우에는 병원설립을 위하여 출연한 금액을 기본금이라고 부른다.

자산, 부채, 자본을 위와 같이 정의하면 다음과 같은 자본등식이 성립한다.

자본등식: 자산 - 부채 = 자본 (순자산)

이를 회계등식으로 바꾸면 다음과 같다.

회계등식: 자산 = 부채 + 자본

자산	부채
	자본

그림 5-2 회계등식과 대차대조표의 구성

2) 손익계산서[2)]

손익계산서는 회계기간에 속하는 모든 수익과 이에 대응하는 모든 비용을 객관적인 자료에 따라 작성한다. 따라서 손익계산서는 특정 기간 동안의 경영성과를 나타내는 재무제표로서, 수익과 비용으로 구성되고, 수익에서 비용을 차감한 금액은 순이익으로 보고된다.

---

2) 손익계산서는 한국채택 국제회계기준(K-IFRS)에서는 포괄손익계산서로 이름이 바뀌었지만, 의료기관 회계기준 규칙에서는 여전히 손익계산서라는 이름이 사용되고 있으므로, 본서에서는 손익계산서로 표현한다.

① 수익(revenue)

의료서비스의 제공이라는 병원의 영업활동으로부터 발생하는 순자산의 증가를 의미한다. 병원이 의료서비스를 제공하고 현금을 받거나 미래에 현금을 받을 수 있는 권리를 얻게 될 경우 의료수익이라는 수익 항목이 발생하게 된다.

② 비용(expense)

의료서비스의 제공이라는 영업활동을 통하여 의료수익을 창출하는 과정에서 발생하는 순자산의 감소를 의미한다. 의료서비스를 제공하는 과정에서 병원은 약품비, 진료재료비, 인건비, 건물임차료, 전기료 등을 지출하게 되고, 그만큼 자산의 감소가 발생하게 된다. 이와 같이 수익을 얻는 과정에서 발생한 약품비, 급여 등의 항목이 손익계산서를 작성할 때 비용으로 표시된다.

일정 기간 동안의 수익에서 비용을 차감한 금액을 당기순이익(Net Income)이라 하고, 반대로 비용이 수익을 초과하는 경우 그 초과금액을 당기순손실(Net Loss)이라고 한다.

수익과 비용은 모두 그것이 발생한 기간에 정당하게 배분되도록 처리하여야 한다. 이를 발생주의(Accruals)라고 한다. 병원의 경제적 활동을 기록하는 방법에는 현금주의 기준과 발생주의 기준이 있다. 현금주의는 실제로 현금의 유입과 유출이 이루어지는 경우에 수익과 비용을 인식하여 기록한다. 이와 달리 발생주의는 병원의 의료활동이 실제로 수행된 시점에서 발생하는 권리와 의무를 수익과 비용으로 기록한다. 오늘날 회계에서 일반적으로 수익과 비용을 인식하는 주된 방법은 발생주의이다.

의료기관의 손익계산서는 제조기업의 손익계산서와 구조가 다르다. (〈표 5-2〉 참조). 제조업의 총원가는 생산과정에서 발생하는 제조원가와 영업 및 관리부서에서 발생하는 판매 및 관리원가로 구분되는 데 반해, 의료기관의 원가는 그러한 구분 없이 모두 통합하여 의료원가(의료비용)로 나타낸다. 즉 의료기관의 손익계산서는 총 의료수익에서 총 의료비용을 차감하여 의료이익을 구하는 데 비해, 제조기업의 손익계산서에는 각 과정에서 발생하는 비용을 단계적으로 차감하는 형식으로 되어 있다.

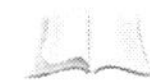

표 5-2 | 의료기관과 제조기업의 손익계산서 구조

의료기관	제조기업
I. 의료수익 1. 입원수익 2. 외래수익 — (의료수익 계)	수익
II. 의료비용 1. 인건비 1) 급여 2) 퇴직급여 — 2. 재료비 1) 약품비 2) 진료재료비 —	매출원가
	매출총이익
3. 관리운영비 1) 복리후생비 2) 여비교통비 — (의료비용 계)	기타수익 물류비 일반관리비 마케팅비용
III. 의료이익(손실)	
IV. 의료외수익 1. 의료부대수익 2. 이자수익 — V. 의료외비용 1. 의료부대비용 2. 이자비용 —	이자비용 기타비용
VI. 경상이익(손실)	
VII. 특별이익 1. 자산수증이익 2. 채무면제이익 — VIII. 특별손실 1. 재해손실	
IX. 법인세 차감전 순이익(순손실)	법인세비용차감전손익

X. 법인세 비용 1. 법인세비용	법인세비용
	계속영업손익 중단영업손익
당기순이익(순손실)	당기순손익
	기타포괄손익, 매도가능금융자산평가손익, 해외사업환산손익, 파생상품평가손익 등

3) 기본금변동계산서

기본금변동계산서는 기본금과 이익잉여금의 변동 및 수정에 관한 사항을 나타내는 표이다. 일반 영리기업의 회계기준에서는 기본금변동계산서가 아니라 자본변동표를 작성해야 한다. 그러나 병원에서는 이익잉여금의 처분과 같은 거래가 발생하지 않으므로 의료기관 회계기준 규칙에서는 자본변동표를 기본금변동계산서로 대체하고 있다. 기본금변동계산서는 병원의 개설자가 법인인 경우에 적용되는 것으로, 병원의 개설자가 개인인 경우에는 기본 재무제표에서 기본금변동계산서는 포함되지 않는다.

4) 현금흐름표

현금흐름표는 당해 회계기간에 속하는 현금의 유입과 유출 내용을 나타내는 표이다. 병원의 개설자가 사립학교법에 따라 설립된 학교법인 또는 지방공기업법에 의해 설립된 지방공사인 경우에는 자금수지계산서로 현금흐름표를 대신할 수 있다.

오늘날 일반적으로 발생주의가 현금주의보다 병원의 재무상태를 더 정확하게 나타내는 것으로 여겨져 사용되고 있지만, 발생주의는 병원의 현금 유출입에 대한 정보를 제공해주지 못하는 단점이 있다. 많은 기업들이 손익계산서 상으로는 이익을 보고하면서도 부도가 나는 이유는 현금 지급 의무를 정해진 시기에 이행하지 못했기 때문이다. 장부상에 계상된 이익이 현금으로 회수되지 않는다면 지급시기가 도래한 부채를 변제할 방법이 없게 된다. 따라서 기업의 현금 유입과 유출의 양상이 어떠한가에 대한 정보는 이해관계자의 의사결정에 매우 중요한 정보가 된다. 이러한 의미에서 현금흐름표는 기본 재무제표의 하나로 포함되며, 의료기관 회계기준 규칙에서도 현금흐름표를 재무제표의 하나로 포함시키고 있다.

1.6 회계의 일반 원칙

재무제표를 작성할 때 적용되는 회계의 일반원칙에는 다음 다섯 가지가 있다.

1) 신뢰성의 원칙

회계의 처리 및 보고는 신뢰할 수 있도록 객관적인 자료와 증거에 의하여 공정하게 처리되어야 한다는 원칙이다. 신뢰성의 원칙은 객관성, 검증가능성, 공정성의 개념으로 구성된다.

재무제표를 작성할 때 사적인 이익을 위하여 조작의 위험이 있는 자료를 이용하게 되면 재무제표의 내용은 특수한 일부 이해관계자의 이익만을 대변하게 될 위험이 있다. 이를 방지하기 위해 사적인 조작의 위험이 없는 객관적인 자료를 이용하여 재무제표를 작성해야 한다는 것이 객관성의 개념이다.

검증가능성은 동일한 자료를 이용하여 회계처리를 할 경우, 일정 수준 이상의 회계 교육을 받은 사람이라면 누가 재무제표를 작성하여도 그 내용에 큰 차이가 발생하지 않는 것을 말한다. 재무제표를 작성하는 사람마다 다른 재무제표가 나온다면 이해관계자는 그 재무제표를 신뢰할 수 없게 된다. 따라서 검증가능성은 재무제표의 신뢰성을 확보하기 위한 중요한 개념이 된다.

공정성은 재무제표를 작성할 때 특정한 이해관계자의 이익을 위해서 재무제표의 내용을 실제와 다르게 바꾸거나 불리한 내용을 표시하지 않아서는 안 된다는 개념이다. 재무제표를 이용하는 여러 이해관계자 가운데 채권자에게 유리하도록 재무제표를 작성한다면 투자자와 같은 나머지 이해관계자들에게 불리하게 될 것이며, 투자자에게 유리하도록 작성한다면 채권자에게 불리하게 될 것이다. 이러한 경우 이해관계자들은 재무제표를 신뢰하지 않게 될 것이다.

2) 명료성의 원칙

재무제표의 양식 및 계정과목과 회계용어는 이해하기 쉽도록 간단명료하게 표시하여야 한다는 원칙이다. 이 원칙은 이해가능성과 간결성의 개념으로 구성된다.

이해가능성은 경영 및 경제활동과 회계에 대하여 기본적인 지식을 가지고 있으며, 재무제표에 담긴 정보의 내용을 분석하여 스스로의 의사결정에 사용하고자 하는 이해관계자들이 재무제표의 내용을 어렵지 않게 이해할 수 있도록 재무제표가 작성되어야 한다는 것이다.

재무제표의 양식이나 계정, 회계용어가 복잡하면 재무제표의 내용을 이해하기는 힘들어진다. 따라서 정보의 본질적인 내용을 훼손하지 않는 선에서 재무제표의 양식이나 계정, 회계용어는 간단해야 한다.

3) 충분성의 원칙

중요한 회계방침과 회계처리기준, 과목 및 금액에 대해서는 그 내용을 재무제표상에 충분히 표시하여야 한다. 이해관계자에게 필요한 정보는 누락된 것 없이 완전하게 공시해야 한다는 뜻이다. 만약 누락된 정보가 있다면 이해관계자들이 이해하는 의료기관의 재산 상태나 경영성과의 전체적인 모습은 완전하지 않을 것이고 이는 이들의 의사결정을 최적으로부터 멀어지게 할 것이다.

그러나 충분성의 원칙에 따라서 정제되지 않은 여러 정보를 다 담게 되면 재무제표의 간결성과 이해가능성을 떨어뜨릴 위험이 있다. 따라서 충분성의 원칙은 명료성의 원칙을 침해하지 않는 선에서 적용되어야 한다. 또한 그 과정에서 기관의 기밀 정보가 누출되지 않도록 주의하는 것도 필요하다.

4) 계속성의 원칙

회계처리에 관한 기준 및 추정은 기간별 비교가 가능하도록 계속하여 적용하고 정당한 사유 없이 변경해서는 안 된다. 계속성의 원칙은 일관성과 기간별 비교가능성의 개념으로 구성된다.

일관성이란 특정 경제적 활동을 기록하기 위해 사용된 회계처리방법은 회계연도가 바뀌어도 지속적으로 사용되어야 하고, 유사한 경제적 활동이 나타나는 경우에는 그 전에 사용된 회계처리방법을 그대로 사용해야 한다는 것이다. 동일한 경제적 활동이라 하더라도 이를 기록하는 회계처리방법이 다르면 재무제표에 나타나는 내용이 달라진다. 따라서 재무제표를 작성할 때마다 회계처리방법을 변화시키면 경제적 활동 자체가 달라진 것처럼 보일 수 있다.

일관성이 중요한 것은 재무제표의 기간별 비교가능성 때문이다. 회계처리에 관한 기준 및 추정, 회계처리방법은 기간별 비교가 가능하도록 매기 계속하여 적용하는 것이 필요하며, 이러한 의미에서 일관성은 기간별 비교가능성의 바탕이 된다.

5) 중요성의 원칙

회계처리와 재무제표 작성에서 과목과 금액은 중요성에 따라서 실용적인 방법에 의하여 결정되어야 한다. 중요성의 원칙은 특정 경제적 활동의 영향을 재무제표에 얼마나 자세하게 표시할 것인지를 결정하는 기준이 된다. 중요성은 상대적인 개념이다. 자산총액이 1조원인 의료기관에게는 10억 원이 0.1%에 불과하지만, 100억 원인 의료기관에게는 10%나 차지하는 중요한 금액이 된다.

이상에서 살펴본 재무제표를 작성할 때 고려해야 할 원칙들은 다음과 같이 요약할 수 있다.

재무재표 작성 시 고려해야 할 원칙

- 경영 및 경제활동과 회계에 대하여 합리적인 지식을 가진 사람이 관련 정보를 분석하기 위하여 합리적인 노력을 기울일 경우에는 재무제표를 이해할 수 있어야 한다.
- 재무제표는 이용자가 과거, 현재 또는 미래의 사건을 평가하거나 과거의 평가를 확인 또는 수정하도록 도와주어 경제적 의사결정에 영향을 미칠 수 있어야 한다.
- 재무제표에 담긴 정보는 중요한 오류와 편의(Bias)가 없고, 그 정보가 나타내고자 하거나 나타낼 것이 기대되는 대상을 충실하게 표현하여야 한다.
- 재무제표는 한 기업의 재무상태와 성과의 추세를 기간별로 비교하고, 다른 기업과 비교할 수 있도록 작성되어야 한다.

1.7 관리회계와 원가분석

1) 관리회계의 개념

경영자가 경영활동과 관련된 의사결정을 통하여 경영의 효과성과 효율성을 제고하려 할 때, 경영계획의 수립과 예산 편성, 그리고 실행과 평가라는 과정을 거치게 된다. 이를 경영계획과 통제 시스템이라고 한다.

경영계획이란 조직 전체의 목표를 설정하고, 이것을 달성할 수 있도록 세부적인 계획을 수립하는 과정이다. 이 때 가장 중요한 수단은 예산(Budget)이다. 예산은 경영자의 행동계획을 재무적인 수치로 표현한 것으로서 경영계획을 실행하는 데 필요한 항목들을 조정하는 역할을 한다.

경영통제(Management Control)는 경영계획이 잘 진행되고 있는지의 여부를 판단하는 활동이다. 경영통제는 특정한 경영활동에 대한 성과평가로서 계획을 실행하는 활동에 대한 의사결정과 경영행동, 그리고 성과평가 방법에 대한 의사결정 및 미래 의사결정을 지원하기 위한 피드백의 제공으로 이루어진다. 조직경영에서 예산은 계획 수단뿐 아니라 통제 수단으로 활용되는데, 이는 예산이 실제 성과와 비교하는 기준이 되기 때문이다.

2) 관리회계의 기능

관리회계는 경영의사결정과 통제활동에 도움이 되는 재무적 및 비재무적 정보를 수집, 분류, 요약, 분석하여 이를 경영진에게 보고하는 것으로서, 경영계획과 경영통제활동에 초점을 맞추는 내부보고지향적 회계시스템이다. 관리회계의 기본적인 기능은 다음과 같다.

① 원가 통제에 필요한 정보의 제공

원가 통제란 실제 발생원가가 미리 설정한 계획에서 벗어나지 않도록 관리하고, 벗어나는 경우 원인을 분석하고 피드백하여 개선하는 활동이다. 원가 통제 및 원가절감을 효과적으로 수행하기 위해서는 원가의 성격과 함께 원가의 발생기간, 원가발생 부문을 추적해야 하며, 원가의 실제 발생액과 표준액도 알아야 한다. 또한 원가통제 활동을 수행하기 위해서는 실제발생원가를 산출해내어야 한다. 이러한 활동을 제품원가계산이라 한다. 제품원가계산이란 제품의 단위당 원가를 측정하기 위해 조직이 투입한 자원의 가치를 수집하고 분석하는 과정이다. 이 정보는 대차대조표 상의 재고자산 가액과 손익계산서 상의 매출총이익을 계산해내는 데 필요한 기본정보가 된다.

② 경영자의 관리적 의사결정을 위한 정보 제공

관리회계는 조직이 일정 기간 동안 달성한 경영성과와 일정 시점에서 재무상태를 파악하는 데 필요한 원가정보를 제공한다. 또한 미래 의사결정에 필요한 정보를 제공함으로써 미래의 경영성과와 재무상태를 예측할 때 오차와 불확실성을 줄이는 역할을 수행한다. 관리회계의 중요한 역할 중의 하나는 경영자의 계획수립을 돕는 것이다. 관리회계는 조직의 경영활동에 소요되는 원가정보를 제공함으로써 원재료의 조달, 인적자원의 채용과 훈련, 생산수준 및 가격 조정 등의 계획을 수립하는 데 필수적인 역할을 하며, 이에 따른 재무활동 및 투자 의사결정을 내리는 데도 중요한 역할을 한다. 또한 관리회계는 경영자가 조직을 통제하는 데 필요한 정보를 제공한다. 원가정보는 사전에 계획된 활동으로서 예산 또는 표준원가를 설정하며, 현재 일어나고 있는 사건에 대하여 실제원가를 집계함으로써 통제 과정에 필요한 기본 정보를 제공한다.

3) 원가분석

원가 회계란 외부보고용 재무제표를 작성하고, 조직 내부의 경영활동을 계획, 통제하며 특수한 의사결정 및 경영자의 성과평가에 필요한 원가정보를 제공하기 위한 목적으로 조직의 원가자료를 확인, 분류, 집계하는 회계 분야이다. 원가를 정의하고 측정하는 방법에는 여러 가지가 있고, 사용 목적도 여러 가지가 있다. 사용 목적에 따라서 각각 다른 원가정보가 필요하기 때문에 원가회계 담당자는 특정 목적에 가장 적합한 원가정보를 제공하기 위해서 어떠한 원가자료를 확인, 분류, 집계할 것인지를 결정하여야 한다.

실무적으로는 원가와 비용을 엄격하게 구분하지 않고 있지만, 원가는 그것이 수익창출에 기여하였으면 비용으로 계상하지만, 수익을 창출하는 데 기여하지 못하고 소멸된 원가는 손실로 계상해야 한다. 원가는 사용목적에 따라서 다양한 형태로 구분된다.

① 직접원가와 간접원가

경영자는 경영의사결정을 위하여 원가를 부담하는 '무엇'에 대한 원가정보를 필요로 한다. 이 '무엇'을 원가집적대상 또는 원가대상이라고 한다. 이러한 원가대상의 예로는 제품, 서비스, 고객, 브랜드, 부문 등을 들 수 있다.

원가는 원가대상의 추적가능성에 따라서 직접원가와 간접원가로 구분할 수 있다. 직접원가는 특정 원가대상에 대해서 직접적으로 추적가능한 원가이다. 예를 들어 특정 진료과에서 사용하는 장비나 공간에서 발생하는 원가는 그 진료과의 직접원가라 할 수 있다. 반면 어떤 원가가 원가대상과 관련성은 있지만 그 원가대상에 직접적으로 추적할 수 없는 경우 그 원가를 간접원가라 한다. 예를 들어 원무담당자의 임금, 중앙의료장비의 유지비 등은 비록 환자를 진료하는 데 필요한 원가이기는 하지만, 특정 진료과에 대하여 직접적으로 추적할 수는 없으므로 간접원가가 된다.

원가 계산을 할 때 직접원가는 각 원가대상에 할당하게 되는데 이를 원가 추적(cost tracing)이라고 하며, 간접원가는 별도의 부과 방법을 사용하여 원가대상에게 할당하게 되는데 이를 원가배부(cost allocation)이라고 한다. 간접원가의 배부를 어떻게 하는가는 매우 중요한 문제이다.

② 변동원가와 고정원가

원가는 원가행태(Cost Behavior)에 따라서 변동원가(Variable Cost)와 고정원가(Fixed Cost)로 구분된다. 원가행태란 조업도나 활동 수준의 변화에 따라서 총원가의 발생액이 변화하는 양상을 의미한다.

변동원가는 조업도나 활동 수준의 증감에 따라 비례하여 총원가가 증감하는 원가항목을 말한다. 따라서 단위당 변동원가는 조업도나 활동 수준의 증감과 관계없이 일정하다. 고정원가는 가격 변화와 같은 외부 요인의 변동이 없는 한 관련범위(Relevant Range) 내에서 조업도나 활동 수준의 증감에 관계없이 총원가가 일정한 원가항목을 말한다. 따라서 조업도나 활동수준이 증가(감소)하면 단위당 고정원가는 감소(증가)한다. 고정원가의 예로는 의료기관 건물의 임차료나 정액법에 의한 감가상각비 등을 들 수가 있다.

여기에서 관련범위란 조업도나 활동 수준과 원가의 관계를 유효하게 적용할 수 있는 조업도나 활동 수준의 범위를 가리킨다. 일반적으로 관련범위 내에서는 특정 원가의 행태가 변화하지 않는다고 가정한다. 그러나 조업도나 활동 수준이 크게 변화하여 관련 범위를 벗어나는 경우에는 고정원가의 총금액이 변화할 수 있다.

원가동인(Cost Driver)이란 원가를 발생시키는 원인이 되는 변수이다. 대표적인 원가동인으로는 조업도나 활동 수준을 들 수 있다. 의료기관의 경우 대표적인 원가동인은 환자수가 된다.

③ 통제가능원가와 통제불능원가

원가의 통제가능성에 따라서 통제가능원가(Controllable Costs)와 통제불능원가(Uncontrollable Costs)로 구분할 수 있다. 통제가능성이란 경영자가 특정 원가항목을 관리할 수 있는 권한을 가지고 있는 여부를 말한다. 통제가능하다는 것은 경영자가 원가발생액을 통제할 수 있는 재량권을 갖고 있다는 의미이다.

통제가능성에 따른 원가분류는 책임중심점의 경영자의 성과를 평가할 때 필요하다. 특정 부문 경영자의 성과를 평가할 때는 해당 부문 경영자가 통제할 수 있는 원가를 중심으로 평가해야 한다. 만약 통제불능원가를 포함시켜 성과를 평가할 경우 해당 부문 경영자의 성과평가에는 왜곡이 발생한다.

4) 의료기관 원가계산의 실제

의료기관의 의료원가는 크게 인건비, 재료비, 관리비로 구분할 수 있다. 인건비는 급여, 제수당, 잡급, 퇴직급여로 분류되나, 직종별로 구별할 수도 있다. 재료비의 경우 재료를 소비하는 동시에 재료비로 계상하는 것을 원칙으로 한다. 관리비는 의료수익을 창출하기 위하여 소요된 비용 중에서 인건비와 재료비를 제외한 모든 비용을 포함한다.

의료기관의 원가계산은 진료과별(의사별) 원가계산, 부문별 원가계산, 진료행위별 원가계산, DRG(Diagnosis Related Group)별 원가계산 등의 방법을 사용할 수 있다.

① 부문별 원가계산

원가발생장소인 원가부문별로 원가를 집계하는 방법을 부문별 원가계산이라고 한다. 원가부문은 원가발생장소에 따라 집계하기 위한 계산상의 구분 단위이다. 의료기관의 원가를 부문별로 파악하면 이를 원가관리와 연결하기 쉽고 부문별 성과측정에서 활용할 수 있다.

진료활동을 통하여 수익과 원가가 동시에 발생하는 주요 부문으로는 외래 부문, 입원 부문, 중앙진료 부문, 약제 부문, 급식 부문 등을 들 수 있다.

부문공통비는 여러 부문에 관련되어 있어서 특정 부문의 원가로 직접 계상할 수 없으므로, 적절한 배분 기준을 활용하여 부문으로 배분한다. 예를 들어 난방비는 각 부문의 면적을 기준으로 배분할 수 있다. 원가부문별로 파악 가능한 직접원가는 해당 부문에 직접 계상한다. 행정부서의 경우 비용은 발생하지만 수익을 발생하지 않으므로, 수익이 발생하는 부문으로 원가를 배분해야 한다.

② 진료과별(의사별) 원가계산

수익이 발생하는 진료과(의사)를 원가계산 단위로 하여 진료과별(의사별) 개별비와 공통비를 구하여 해당 진료과(의사)에 배부하고 진료과별(의사별) 원가를 산정하는 방법이다. 진료과별(의사별) 원가계산은 약품비, MRI, CT 등의 촬영비, 수술실 원가 등이 진료과별, 의사별로 집계되어야 가능하다. 또한 진료보조부문의 원가를 진료

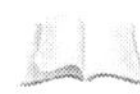

표 5-3 | 부문공통비의 배분 기준

부문공통비	배부기준
복리후생비	부문별 직원수
통신비(전화료)	전화기 설치대수
전력료	표준사용량 또는 전등수
수도광열비	표준사용량 또는 수도꼭지수
연료비	표준사용량 또는 건물면적
소모품비	표준사용량 또는 직원수
직원침구 및 세탁비	직원수
환자피복비 및 세탁비	연입원환자수
도서인쇄비	직원수 또는 연환자수
감가상각비	
차량운반구	해당부문별로 개별 파악
의료기기	해당부문별로 개별 파악
공기구 및 비품	직원수 또는 건물 면적
수선유지비	
의료기기	해당부문별 개별 파악 또는 이용횟수
차량유지비	해당부문별 개별 파악 또는 차량관리부서에 배분
보험료	
대인보험	직원수
대물보험	개별파악 또는 건물 면적

과별(의사별)로 배부할 통계자료(의사별 수술건수, 의사별 촬영처방건수 등)가 정확하게 작성되어야 한다. 진료과별(의사별) 원가계산을 하면 진료과의 운영과 관련된 의사결정을 하거나 의사를 대상으로 한 인센티브 제도를 운영하는 데 활용할 수 있다.

③ 진료행위별 원가계산

부문별 원가를 진료행위별로 세분한 후 진료행위 단위당 원가를 산출하는 방법을 진료행위별 원가계산이라고 한다. 진료행위별로 원가를 계산하기 위해서는 우선

진료행위를 어떻게 구분할 것인지를 결정해야 한다. 진료행위별 원가계산은 수가 결정을 위해서 주로 활용되므로 행위별 수가를 기준으로 구분하는 것이 좋다.

인건비는 직접 인건비와 간접 인건비로 구분된다. 직접 인건비는 진료행위를 직접 수행하는 인력에 대한 인건비로 의사, 약사, 간호사, 의료기사 등의 인건비이다. 간접 인건비는 진료에 직접 참여하지 않는 행정직, 의무기록사 등의 인건비이다.

재료비도 직접 재료비와 간접 재료비로 구분한다. 진료행위별로 직접 재료비를 구분하기 용이하지 않은 경우에는 행위별 표준사용량에 의해 배분하거나 직접 사용량을 측정하여 배분기준으로 사용할 수 있다. 간접 재료비의 경우 진료건수 또는 행위별 직접재료비를 기준으로 배분하는 것이 일반적이다.

관리비에 포함되는 복리후생비, 감가상각비, 연료비, 전력료, 수선유지비, 소모품 등은 다음과 같이 배분할 수 있다. 복리후생비는 진료행위별 단위당 직접 인력의 업무시간 또는 단위당 인건비를 기준으로 배분한다. 의료기기에 대한 감가상각비는 의료행위별 단위당 의료기기의 가동시간을 기준으로 배분한다. 연료비는 진료행위별 단위당 직접 인력의 업무시간, 진료행위별 단위당 의료기기 가동시간 등을 기준으로 배분한다. 전력료는 진료행위별 단위당 의료기기 가동시간에 의료기기의 전기사용량을 곱하여 진료행위별로 단위당 전력 사용량을 산출한 후 이를 기준으로 배분한다. 수선유지비는 진료행위별 단위당 감가상각비, 의료기기 가동시간 또는 직접 인력 업무시간 등을 기준으로 배분한다.

보조 부문의 간접비가 부문직접비의 원가에 비하여 비중이 작을 경우에는 진료행위별 단위당 원가(인건비, 재료비, 관리비)를 기준으로 일괄적으로 배분해도 된다. 그러나 비중이 큰 경우에는 적절한 배분 기준을 고안하여 배분해야 할 것이다.

2. 병원의 재무관리

2.1 재무관리의 기능과 목표

재무관리란 조직의 목표를 달성하는 데 필요한 자금을 효과적으로 조달하고 운용하는 기능이다. 상품이나 서비스를 생산하여 제공하는 것만큼이나 자금의 유출입을 관리하는 것은 조직의 존속과 발전에 큰 영향을 미친다.

재무계획은 특정 기간 동안에 조직이 필요로 하는 자금의 총액, 자금의 유입과 유출의 시점, 그리고 자금의 최적 조달방안 및 운용에 대한 계획을 세우는 것이다. 재무계획을 수립하기 위해서는 해당 기간에 필요한 생산 비용, 구매 및 예상 매출활동을 추정해야 한다. 이러한 추정치를 사용하여 수입 및 지출의 액수와 시점을 결정하는 것이다. 단순히 수익성이 좋은 투자안을 선택하고 매출액을 늘린다고 해도 '유동성 위기', 즉 재무적 의무를 이행하는 데 필요한 현금이 부족한 현상은 조직을 위협할 수 있다. 이 문제는 신용이 제한되어 있을 때 더욱 심각하게 나타나는 경향이 있다. 따라서 현금 부족의 위험을 잘 관리하는 것은 중소규모의 조직일수록 더욱 중요하다. 물론 필요한 자금의 일부는 상품이나 서비스의 매출을 통해서 얻어질 것이다. 그러나 필요한 자금은 시점에 따라서 규모가 다를 수 있기 때문에, 재무계획을 수립할 때는 자금의 유입 및 유출의 액수와 시점 모두를 잘 반영해야 한다. 어떠한 종류의 조직이라도 자금은 필요하다. 특히 일부 자금은 일상적인 필요에 사용하기 위해서 반드시 현금으로 보유하고 있어야 한다. 병원이 환자에게 의료서비스를 제공하고 나면, 서비스를 제공한 시점과 건강보험공단으로부터 진료비를 받는 시기까지의 사이에 현금 부족을 막기 위해 자금이 필요하다.

재무관리자는 제품 및 서비스의 매출, 신용매출 대금의 회수, 그리고 기타 원천으로부터 예상되는 현금 유입과 필요자금 액수를 비교하여, 미래의 어느 시점에 얼마만큼의 추가자금이 확보되어야 하는지를 산정할 수 있다. 만일 현금유입액이 필요자금 액수를 초과하면 재무관리자는 여유자금을 운용할 방안을 찾을 것이고, 반대로 현금유입액이 필요자금 액수에 미치지 못하면, 추가 자금원천을 찾을 것이다.

2.2 자본예산

자본예산이란 조직의 입장에서 투자안을 분석하고 목표를 실현시키기 위해서 어떠한 투자안을 수행할 것인지를 결정하는 과정이다. 앞으로 오랜 기간에 걸쳐 발생할 것으로 기대되는 수익을 실현시키기 위하여 현재 시점에서 자원을 사용하는 행위가 투자이다.

자본예산을 수립하는 과정은 투자 목적의 결정, 투자 목적을 달성하기 위한 대체 투자안의 선정, 각 투자안의 기대 현금흐름 추정, 경제성 분석의 네 가지 단계로 이루어진다.

1) 투자 목적의 결정

궁극적인 투자목적은 물론 조직의 설립 목적의 달성이 되겠으나, 당면한 상황에 따라서 단기적인 투자목적도 있을 수 있다. 새로운 진료 분야로의 진출, 새로운 지역으로의 진출, 고가의료장비의 구입, 의료 인력의 충원 등도 일종의 투자라 할 수 있다. 병원의 이미지를 개선하고 인지도를 제고하기 위한 마케팅활동도 투자로 볼 수 있다.

2) 복수 투자안의 선정

조직이 활용할 수 있는 모든 투자안을 알고 있다면 자본예산은 어렵지 않을 것이다. 그러나 실제로는 불완전한 정보를 가지고 있을 뿐이다. 따라서 자본예산 과정에서 가장 어려운 단계는 바로 어떠한 투자안이 있는지를 고안하고 각 투자안에 대해서 면밀하게 조사를 하는 과정이 된다. 제안된 투자안을 망라하여 각 투자안을 평가하는 데 필요한 자료도 수집하여야 한다.

3) 기대 현금흐름의 추정

투자안의 분석에서 가장 중요하고 어려운 단계가 바로 각 투자안의 현금흐름(Cash Flows)을 추정하는 일이다. 투자안의 실행과정에서 이루어지는 현금의 유출과 해당투자로부터 발생하는 현금의 유입을 비교하여 순현금유입(Net Cash Inflows)을 추정해야 한다. 이 과정은 매우 불확실성이 높고 많은 변수가 개입되는 어려운 과정이다.

4) 투자안의 경제성 분석

투자안의 수익성과 투자안에 내포된 위험도를 비교하여 분석하는 것을 경제성 분석이라고 한다. 흔히 네 가지 방법이 사용된다.

① 회수기간법(Payback Period Method)

투자에 소요된 모든 비용을 회수하는 데 걸리는 기간을 회수기간이라고 한다. 각 투자안들의 회수기간을 계산하여 이를 기초로 하여 투자를 결정하는 방법이다. 투자안에서 산출된 회수기간이 조직 내부에서 내정한 최대 기간보다 짧으면 그 투자안이 가치가 있다고 판단하며, 여러 개 투자안 중에서 하나를 선택할 경우에는 회수기간이 가장 짧은 것을 최적의 것으로 선택한다.

② 회계적 수익률법(Accounting Rate of Return Method)

투자로 인하여 발생하는 연평균 세후 순이익과 연평균 투자액의 비율로써 계산하는 방법과, 연평균 세후 순이익과 총투자액과의 비율로 계산하는 방법이 함께 쓰인다. 평균수익률법이라고도 한다. 회계적 수익률이 조직에서 내정해 둔 기준 수익률보다 높으면 투자 결정을 하며, 여러 투자안 중에서는 가장 높은 회계적 수익률을 가진 투자안을 선택한다.

③ 내부수익률법(Internal Rate of Return Method)

내부수익률이란 투자로 인한 미래 기대현금유입의 가치와 기대현금유출의 현재가치가 동일하게 되는 할인율을 말한다. 투자로 인한 내부수익률과 조직 내부에서 정한 필수수익률을 비교하여 내부수익률이 필수수익률보다 높은 투자안에 대해서 투자가치가 있다고 판단한다. 주로 사용되는 필수수익률은 자본비용(Cost of Capital)이 되는 경우가 많다.

④ 순현가법(Net Present Value Method)

투자로 인하여 발생할 미래의 모든 현금흐름을 기대수익률 또는 자본비용으로 할인하여 현재가치로 나타내어서 투자결정을 하는 방법이다. 투자의 결과로 발생하는 현금 유입을 기대수익률로 할인하여 얻은 현재 가치와 투자비용을 기대수익률로 할인하여 얻은 현금 유출의 현재가치를 비교하는 것으로, 현금 유입의 현재가치에서 현금 유출의 현재가치를 차감한 것을 순현가라고 한다. 이를 경제성 평가의 기준으로 사용할 때는 순현가가 양의 값을 가지면 투자 가치가 있는 것으로 판단한다.

이상의 네 가지 방법 중에서 회수기간법과 회계적 수익률법은 화폐의 시간적 가치를 전혀 고려하지 않고 있으므로 최종적 의사결정에 활용되는 경우가 적으며, 투자로 인한 기업가치의 변화를 가장 잘 보여주는 방법은 순현가법이므로 이를 활용하는 것이 바람직하다.

2.3 자금의 원천

재무계획에서 자금을 운용하는 것 못지않게 중요한 것으로 가장 유리한 방법은 자금을 조달하는 것이다. 조직의 자금은 두 가지 원천, 즉 부채(타인자본)와 자기자본으로부터 나온다.

자기자본은 조직의 설립형태에 따라서 몇 가지 원천으로 조성된다. 일상적인 운영으로부터 발생하는 수입 및 조직 내에 재투자되는 이익금, 소유주에 의한 기여금 등은 의료기관의 경우에도 사용되는 자기자본 조성방법이다. 회사의 형태를 띤 경우에는 소유지분의 대가로 회사에 투자하는 투자자의 기여금, 일반투자자를 대상으로 한 주식 발행 등의 방법도 사용된다.

타인자본은 거래신용, 금융기관 대출, 사채발행 등의 방법이 있는데, 우리나라에서 의료기관의 사채발행은 허용되고 있지 않다.

차입으로 필요자금을 조달하면 레버리지(Leverage) 효과가 발생한다. 모든 조건이 동일한 두 조직이 서로 다른 방법으로 자금을 조달하는 경우를 예로 들어보자. A병원은 은행 차입을 통해 소요자금의 90%를 조달했고, B병원은 모두 자기자본으로 조달했다고 가정하자. A병원은 9천만 원의 이자를 지급했으며, 소유주는 1억원을 투자해서 210%의 투자수익률을 얻었다. 그러나 000의 경우 투자수익률은 30%에 불과하다.

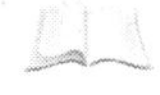

표 5-3 | 재무 레버리지 효과 (단위: 만 원)

	A병원	B병원
자기 자본	10,000	100,000
대출(이자율 10%)	90,000	0
투자금 합계	100,000	100,000
이익금	30,000	30,000
이자	9,000	0
순이익	21,000	30,000
투자수익률	21,000/10,000=210%	30,000/100,000=30%

이익이 이자지급액을 초과하는 한, 재무레버리지 효과가 발생하게 되고 타인자본을 사용하는 것은 그 만큼 주주들의 투자수익률을 증가시킬 수 있다. 그러나 레버리지는 반대로 작용할 수도 있기 때문에 위험과 수익의 상반 효과가 존재한다는 사실을 명심해야 한다.

부채를 사용하지 않는 조직은 처음 부채를 사용함으로써 조직의 가치를 증대시킬 수 있으나, 부채의 사용이 과도하게 되면 오히려 가치가 감소하게 된다.

3. 재무제표 분석

재무제표에 담긴 자료를 토대로 경영정보를 평가할 수 있는 표준화된 분석방법들이 개발되어 왔다. 그러나 계량화된 지표들은 상황의 변화에 따라서 의미가 달라질 수 있으므로 항상 숫자가 나오게 된 배경을 이해하기 위한 노력을 동반하여 해석해야 한다. 그러면 재무제표에서 얻을 수 있는 대표적인 비율에 대해서 알아보자.

3.1 단기적 재무상태를 나타내는 비율

기업의 단기적 재무상태, 즉 유동성(Liquidity)이란 단기, 대체로 1년 이내에 도래하는 채무를 갚을 수 있는 능력을 말한다. 이는 기업이 보유하고 있는 자산을 얼마나 빨리 또 쉽게 현금화할 수 있는가에 달려 있다. 기업이 자산을 주로 현금, 유가증권의 형태로 보유하고 있다면 쉽게 현금화시킬 수 있다고 생각하여 유동성이 높다고 하며, 반대로 부동산 등에 묶여 있게 되면 유동성은 낮아진다. 유동성을 나타내는 비율에는 유동비율(Current Ratio), 당좌비율 등이 있다.

유동비율 = (유동자산/유동부채) × 100

유동비율은 유동자산을 유동부채로 나누어 계산한다. 일반적으로 이 비율이 200%를 넘으면 양호하다고 보지만, 절대적인 기준은 아니다. 만약 이 비율이 지나치게 높은 경우 자산 활용의 효율이 떨어지는 것을 의미한다.

당좌비율 = (**당좌자산/유동부채**) × 100

이는 유동성이 아주 높은 당좌자산(Quick Asset)을 유동부채로 나눈 값으로, 단기간 내에 유동부채에 대한 변제 요청을 받았을 때 이를 지급할 수 있는 능력을 보여준다. 당좌자산은 유동자산 중에서 현금화 능력이 다소 떨어지는 재고자산, 선급금을 제외한 현금, 유가증권, 외상매출금 등을 말한다. 일반적으로 이 비율은 100% 정도가 적당하다고 간주된다.

3.2 장기적 재무상태를 나타내는 비율

장기 재무상태를 나타내는 비율은 경기대응능력인 안정성을 측정하는 지표로서 부채비율, 고정비율 등이 대표적이다.

부채비율 = (**유동부채 + 고정부채**)/**자기자본** × 100

부채와 자기자본 사이의 관계를 나타내는 대표적인 재무구조 지표로서 일반적으로 100% 이하를 표준으로 본다.

고정비율 = (**고정자산 + 투자와 기타자산**)/**자기자본** × 100

기업 자산의 고정화 위험을 측정하는 지표로서 비교적 장기에 속하는 고정자산 및 투자와 기타자산을 얼마나 자기자본으로 충당하였는지를 보여주는 지표이다. 100% 이하를 양호한 상태로 본다.

3.3 수익성 비율

일정 기간 동안의 전반적인 수익창출 노력과 영업활동의 성과를 나타내는 비율로서, 자산 이용의 효율성, 이익창출 능력 등에 대한 평가가 되는 동시에 영업성과를 요인별로 분석하고 검토하기 위한 지표로 이용된다.

매출액순이익률 = **당기순이익/매출액** × 100

당기순이익의 총매출에 대한 비율로서, 기업의 전반적인 수익성을 나타내는 대표 지표이다. 이 비율의 연도별 추이를 비교하면 기업 수익성의 변화를 파악할 수 있다.

총자본이익률 = 당기순이익/총자본 × 100

총자본에 대한 당기순이익의 비율로, 경영에 투하된 총자본을 활용하여 거둔 총 성과를 보여주는 비율이다.

자기자본이익률 = 당기순이익/자기자본 × 100

기업 소유자의 투자에 대한 수익성을 나타낸다.

3.4 활동성 비율

활동성 비율은 기업이 보유하고 있는 자원을 얼마나 활발하게 운용하고 있는지를 보여주는 지표이다. 기업의 활동에 따른 성과는 매출액으로 대표되므로 활동성 지표는 매출액과 자산, 부채, 자본 항목의 비율로 측정한다.

총자본회전율 = 매출액/총자본 × 100

총자본이 1년 동안 몇 번 회전되었는지를 보여주는 지표로서 기업에 투하된 총자본의 운용 효율을 나타낸다.

유형고정자산회전율 = 매출액/유형고정자산 × 100

유형고정자산의 이용도를 나타내는 지표로서 기업이 보유하고 있는 설비와 자산의 적정 여부를 판단하는 데 이용된다. 이 비율이 높으면 고정자산의 유지를 위해 지출되는 감가상각비, 보험료, 수선비 등의 고정비가 제품단위당 체감적으로 배분되어 원가절감이 효율적으로 이루어지고 있음을 의미한다.

3.5 비율분석 시 주의할 점

재무제표 비율분석 자료는 재무담당자나 경영자, 투자자가 문제를 인식하고 해결방향을 찾아내는 데 매우 유용하다. 그러나 기업의 경영상황을 고려하지 않고 절대적인 수치 자체에만 의존하여 평가하는 것은 조심해야 한다.

CHAPTER 06

의료서비스 마케팅

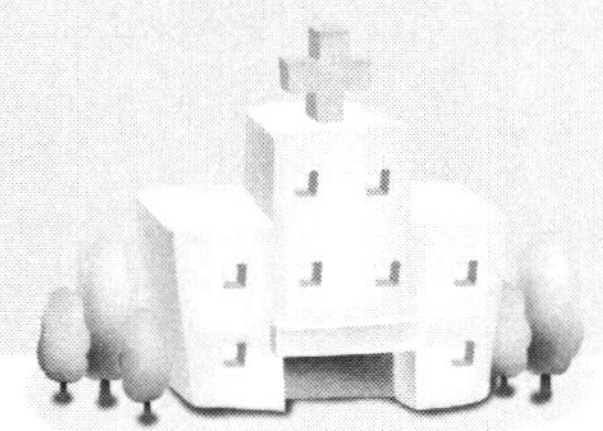

현대 경영학 이론의 거장인 Peter Drucker 교수는 오늘날 기업이 생존하기 위해서는 무엇보다도 마케팅(Marketing)과 혁신(Innovation)이 가장 중요하다고 지적하였다. 그러나 아직도 이를 실천하는 의료기관이 많지 않은 것은 여전히 시장과 고객에 대한 이해의 부족에 기인한다고 볼 수 있다. 과거 의료서비스는 질병이 없으면 굳이 치료비를 지불하면서 구입할 필요가 없는 서비스였다. 즉 서비스의 결과물들이 남들보다 나은 상태가 되기 위함이 아니라 '불편한 상태'에서 '정상적인 상태'로 돌아가기 위한 서비스였다. 그러나 최근 의료서비스는 치료개념에서 예방개념으로 건강하게 사는 삶으로 진화하고 있으며 과거와 비교해서 대단히 다양해진 대안이 존재하는 의료시장에서 양질의 의료서비스를 제공받고자 하는 소비자의 욕구 역시 한층 강화되고 있다.

많은 기업들은 고객만족, 고객가치, 고객감동을 기업의 사명으로 내세우고 이를 달성하기 위해 많은 노력을 하고 있다. 마케팅컨셉(Marketing Concept)의 요체는 고객지향에 있으며, 기업의 마케터는 가급적 좋은 품질의 제품을 가급적 낮은 가격에 공급함으로써 고객에게 높은 가치를 실현시킬 수 있다. 실제, 과거에서 현재까지 기업들에게 제품은 단순상품(Product)→서비스(Service)→체험(Experience)으로 진화되어 왔으며 시기별로 단순상품에 서비스와 체험이 추가되어 기업의 마케팅을 차별화하는 수단으로 활용되어 왔다. 예를 들어 병원에서는 최고의 의료진에 친절한 간호사와 코디네이터를 배치하고 환자들에게 편리한 치유환경 및 프로세스를 제공함으로써 더욱 가치 있고 신뢰할 수 있는 의료기관이 되기도 하는 것이다.

그리고 최근에는 체험을 넘어 진정성(Authenticity)이 중요한 가치로 등장하고 있다. 제임스 H 길모어와 조지프 파인 2세는 공동으로 저술한 「진정성의 힘」에서 기업의 진정성이 이제 중요한 차별화 요소임을 강조하고 있다. 이 모든 것은 소비자들의 삶의 질(Quality of Life)을 향상시키기 위한 고객지향적(Customer Orientation) 사고에 있다.

1. 마케팅의 정의

Marketing이란 단어는 Market(시장)과 ~ing(진행과정, 즉 단순한 하나 또는 그 이상의 행위가 단속적으로 이루어지는 것이 아니라 과정으로서의 행위)의 의미를 가지고 있다. 이렇게 보면, 마케팅이란 시장(Market)을 대상으로 이루어지는 기업활동의 연속적 진행과정인 것이다. 따라서 마케팅을 이해하기 위해서는 시장메카니즘을 형성하는 구성요소들과 이들의 목적을 제대로 이해하고 평가하는 일이 무엇보다 중요하다. 시장(Market)이란 해당 조직의 제품이나 서비스에 의하여 그 욕구가 충족될 수 있는 구매력을 갖춘 개별 잠재고객 또는 잠재고객들의 집합을 의미한다.

마케터는 자신의 제공물(Offering) 즉 제품이나 서비스를 시장에 제공하고 자신이 원하는 반대급부를 얻는 교환을 창출한다. 교환(Exchange)은 교환의 각 참여자가 무엇인가를 다른 참여자에게 제공(Offer)하고 자신이 원하는 무엇인가를 획득(Acquire)하는 행위이다. 교환의 당사자는 교환을 함으로써 이전에 비해 자신의 효용이 증대된다고 믿게 되면 교환이 이루어진다. 따라서 교환은 가치창출과정(Value Creating Process)인 것이다. 기업은 동일한 고객들의 욕구를 경쟁기업보다 더 잘 충족시킴으로써 자사의 제품을 판매하려고 하는데 이러한 노력의 구심점이 마케팅인 것이다. 마케터는 노력 여하에 따라 자사제품에 대한 수요가 없는 사람들도 설득에 의해 자사제품에 대한 수요를 창출할 수 있다. 따라서 마케팅은 수요창출행위(Demand-Creating Activity) 또는 시장창출행위(Market-Creating Activity)의 역할을 수행하는 것이다.

궁극적으로 마케팅활동의 목적은 시장에서 지속가능한 경쟁우위(Sustainable

Competitiveness)를 유지하면서 교환을 창출(Creating) 유지(Retaining)시키는 것에 있다. 마케팅활동은 즉 이러한 교환행위를 지속적(~ing)으로 계획하고 관리함으로써 고객만족 및 고객가치를 향상시킴으로써 기업의 목적인 이익을 창출할 수 있게 되고 그 결과 기업의 존속과 성장이 가능하게 되는 것이다.

마케팅은 일반적으로 수요와 공급의 불균형으로 인하여 생긴 개념으로 20세기를 전후해서 미국에서 처음 등장하였다. 자본주의 사회의 특성은 시장생산과 시장소비이고, 시장을 근간으로 이룩된 자본주의 경제를 시장경제(Market Economy)라고 부른다. 이러한 시장경제 체제하에서 사회적 생산을 시장을 통해 원활하게 유통시키는 것이 마케팅의 중요한 사명이다.

자본주의 초기에는 생산이 수요를 충족시키기 못해 시장의 주도권이 공급자(생산자)에게 있었다. 이를 판매자 중심시장(Sellers' Market)이라고 지칭했다. 이 단계에는 소비자는 하인(Consumer is Servant)이라고밖에 볼 수 없는 존재였으며, 당시의 마케팅은 오늘날의 시점에서 보면 단순한 판매(Sales, Selling)에 지나지 않았다.

근대적 마케팅의 시발점은 19세기의 생산혁명으로 대표되는 산업혁명에서부터라고 할 수 있다. 인류는 이를 통해 생산수단과 생산조직을 획기적으로 발전시켜 대량생산체제로 전환하였고, 마침내 자본주의적 제품생산체제의 기초를 이루었다. 이러한 시장생산 조직화에서는 대량소비체제가 전제되는데, 이 체제의 실현과 함께 상품시장이 끊임없이 확대될 수 있었다. 따라서 생산혁명에 대응하는 유통혁명의 문제에 직면하게 되었고, 그로 인해 문제의 중심이 생산에서 판매로 넘어가게 되었다. 시간이 점점 지날수록 생산이 수요를 초과하게 되면서, 자연히 시장의 주도권은 구매자(소비자)의 수중에 들어가 소비자는 왕(Consumer is King)으로 인식되었으며, 시장성격은 구매자 중심시장(Buyer's Market)으로 변모하게 되었다.

1985년에 이르러 AMA(American Marketing Association) 이사회에서는 마케팅에 대한 새로운 정의를 승인 · 확정하고 이것을 공표하였다. AMA 이사회에서는 다음과 같이 정의하였다.

"마케팅은 개인 및 조직의 목적을 충족시키는 교환을 창출하기 위하여 아이디어, 상품 및 서비스의 컨셉, 가격결정, 판매촉진, 유통을 계획하고 실시하는 과정이다(Marketing is the process of planning and executing the conception, pricing, promotion, and distribution of ideas, goods, and services to create exchanges that satisfy individuals and organizational objectives)."

그리고 최근 들어 마케팅의 정의는 2004년과 2007년 두 번에 걸쳐 다음과 같이 수정 · 보완 되었다.

"마케팅은 조직과 이해관계자에게 혜택을 주는 방법으로 고객에게 가치를 창조하고, 커뮤니케이션하고, 전달하며, 고객관계를 관리하는 조직적 기능이자 일련의 과정이다. (Marketing is an organizational function and a set of processes for creating, communication, and delivering value to customers and for managing customer relationship in ways that benefit the organization and its stakeholders : 2004년)."

"마케팅은 소비자, 고객, 파트너, 그리고 사회를 위해 가치를 제공하기 위해 창조되고, 의사소통하고, 전달하고 교환하는 활동, 제도 그리고 프로세스이다 (Marketing is the activity, set of institutions, and processes for creating, communicating, delivering, and exchanging offerings that have value for customers, clients, partners, and society at large : 2007년)."

이러한 마케팅의 정의들에서 첫 번째 주목해야 할 부분은 마케팅의 주체(Subject of Market-ing)를 크게 확대시킨 것이다. 즉, 과거에 기업에 한정시켰던 것을 모든 개인 및 모든 조직으로 확대시킨 것으로 실제로 마케팅은 우리 생활 곳곳에서 찾을 수 있다. 한 개인이 성공을 위해 인생을 계획하고 적절한 전략을 수립하는 것, 학생들이 취업이라는 목표를 위해 좀 더 자신을 어필할 수 있는 면접에 대비하는 것, 사랑하는 사람을 얻기 위해 단순노출에 의한 호감형성으로 설득에 돌입하는 부분도 다 마케팅이라고 볼 수 있다. 또한 과거에는 마케팅활동에 적극적이지 않았던 많은 비영리조직, 예를 들면 학교, 병원, 교회, 자선단체 등도 환자를 유치하고, 신입생을 유치하고, 기부금을 얻기 위해 적극적인 마케팅활동을 펼치고 있는 것이 사실이다. 이렇듯 마케팅은 영리적 활동뿐만 아니라 비영리적 활동 등 모든 영역에서 존재한다.

2. 마케팅 컨셉의 변화

마케팅 컨셉(Marketing Concept)은 영어로는 marketing philosophy, marketing thought 등으로 사용되며, 우리말로는 마케팅이념, 마케팅사고로 불리고 있다. 마케팅 컨셉은 기업경영의 철학 내지 마케팅관리의 지도이념으로 볼 수 있다.

현대마케팅 컨셉은 그 핵심적인 사고가 1950년대부터 논의되어 오다가 1960년대에 들어와 구체화되어 현대마케팅의 본질을 구성하고 있다. 마케팅 컨셉은 학자들에 따라 다양하게 표현되고 있으나 그 본질은 동일하게 인식된다. 매카시(McCarthy) 등은 "이익을 획득하면서 고객을 만족시키는데 기업의 모든 노력을 경주하는 일"이라고 했고, 코틀러(Kotler)는 "고객의 변화하는 필요와 욕구를 파악하고 기업의 제품, 서비스 유통을 시장의 새로운 필요와 욕구에 부합시키는 일"이라고 했다. 이러한 견해를 비추어 볼 때 마케팅 컨셉은 전사적이며 통합적 마케팅을 수단으로 하여 고객 내지 소비자 만족을 통한 기업이익을 달성하려는 이념 또는 철학으로 인식될 수 있다.

2.1 기업중심의 관리철학

1) 생산지향단계

생산지향단계(Production Orientation Stage)는 전형적으로 기업이 생산지향적인 것을 말한다. 생산 및 기술부문의 관리자가 계획을 책임지고 있으며, 판매부문의 기능은 기업의 생산물을 단순히 판매하는 것에 지나지 않는다. 이 단계는 제품을 없어서

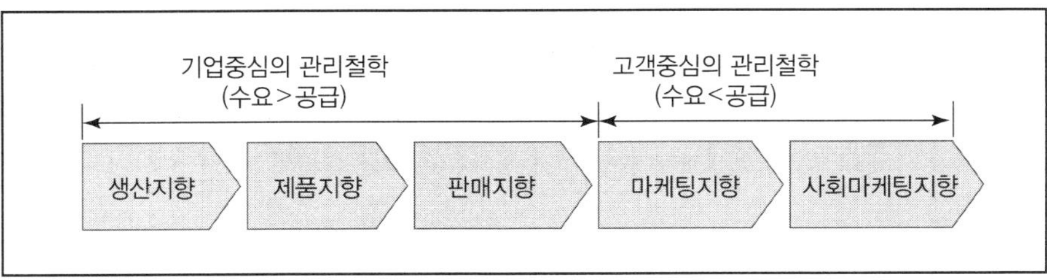

그림 6-1 마케팅 컨셉의 변화과정

못 파는 시기, 즉 수요가 생산을 훨씬 초과하는 판매자 중심시장(Seller's Market)이었기에 과학적 관리법과 같은 생산성 향상 방법이 중요하지 제품을 사도록 하는 마케팅의 노력은 필요 없는 것으로 인식되었다. 이 단계는 제조업자가 판매부문은 있어도 마케팅을 인식하지는 못하며, 미국에서 1930년대의 대공황이 시작되는 무렵까지 지속되었다.

2) 제품지향단계

생산개념하의 기업은 생산성 향상에 주력하고, 이에 따라 공급이 증대된다. 또한 생산성에 주력하다 보니 제품의 차별화는 등한시된다. 결과적으로 경쟁이 치열해지면서 경쟁자보다 좀 더 양질의 제품으로 구매자를 유혹할 필요성이 생기며 기업의 초점은 제품을 만들고 이를 지속적으로 개선하는데 주력하는 제품지향단계(Product Orientation Stage)로 들어선다. 최고의 품질과 성능을 가진 제품을 선호할 것이라고 믿어 기술적으로 우수한 제품을 만드는 것에만 주력하며, 소비자들의 욕구를 파악하는 것에는 관심을 갖지 않는 개념으로 볼 수 있다. 따라서 제품중심적인 기업에서는 신제품을 소비자의 욕구와는 상관없이 설계하며, 그 설계에 따라 제품을 제조하고 가격을 매긴 후 마케팅과 영업부서는 단순히 제품을 판매하는 기능만을 맡게 된다. 그 결과 기술적으로는 뛰어나지만 시장에서 외면당하는 제품들이 출시되는 경우를 흔히 보게 된다.

3) 판매지향단계

판매지향단계(Sales Orientation Stage)에서의 주된 관심은 충분한 제품의 생산보다는 오히려 생산한 제품의 판매에 있다. 제품은 판매되어야 하고, 이는 실질적인 촉진 노력을 요구한다. 이 단계는 기업경영에서 판매와 판매관리자에게 새로운 존경과 책임이 주어지기 시작한 시기로 볼 수 있다. 또한 이 시기는 판매에 대한 나쁜 명성을 지녔던 시대이기도 하며, 강압적인 판매(Hard Sell)의 시대로도 불린다. 따라서 오늘날까지도 많은 기업이나 조직에서 그렇게 인식하는 경우도 있다. 이 단계는 미국에서 1930년대에서 1950년대 이전 기간의 철학으로 보고 있다.

2.2 고객중심의 관리철학

1) 마케팅지향단계-마케팅 컨셉

코틀러는 과거의 마케팅이념, 즉 판매 컨셉(Sales Concept)과 현대적 마케팅 컨셉(Modern Marketing Concept)의 차이를 설명하면서 "마케팅은 판매가 아니다. 아직도 이 양자를 혼동하는 경우가 흔한데, 사실 판매란 마케팅과 정반대의 활동으로 마케팅은 생산한 것을 처분하는 교묘한 방안들을 찾아내는 기법이 아니라 고객의 진정한 가치를 창출하는 기술이다."라고 하였다.

좀 더 쉽게 설명하면 판매의 개념하에서 기업은 제품을 생산하고 나서 그 뒤에 고객에게 제품을 사도록 설득한다. 이것은 기업이 소비자 수요를 기업의 공급에 맞추려고 하는 것이다. 마케팅 개념하에서 기업은 고객의 욕구를 파악하고 나서 그 욕구를 충족시키고 이익을 창출할 수 있는 제품을 개발하는데, 이것은 기업이 자기의 공급을 소비자 수요에 맞추는 것이다.

마케팅지향단계(Marketing-Orientation Stage)는 기업이 고객지향과 기업이익의 두 가지 목표를 지향하는 조정된 마케팅관리의 컨셉을 지니게 되는 기간이다. 관심의 초점은 판매보다는 마케팅에 집중된다. 이 단계의 가장 중요한 특징은 마케팅 컨셉을 성공적으로 실천하는 열쇠가 바로 최고경영자의 호의적인 태도에 달려 있다는 것이다. 즉, 최고경영자만이 성공적인 마케팅 프로그램에 필요한 분위기와 리더쉽을 제공해 줄 수 있다. 이것은 기업의 CEO가 마케팅부서를 반드시 거쳐야 한다는 것이 아니라 마케팅지향적이 되어야 한다는 것을 뜻한다. 결국 마케팅지향단계에서 중요한 3대 요소는 바로 앞에서 설명된 ① 고객지향성, ② 적정이윤, ③ 전사적

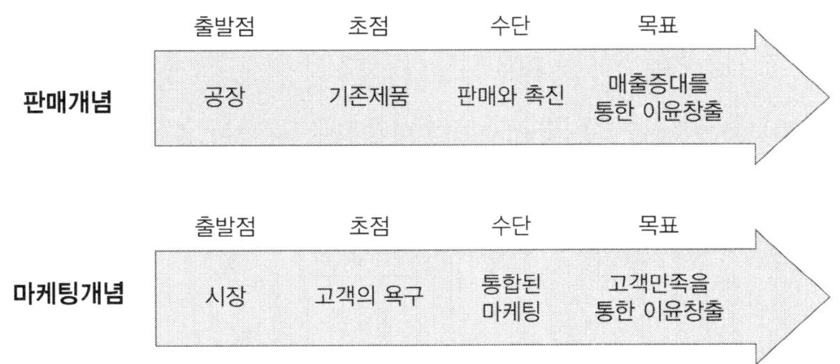

그림 6-2 판매개념과 마케팅 개념의 대조

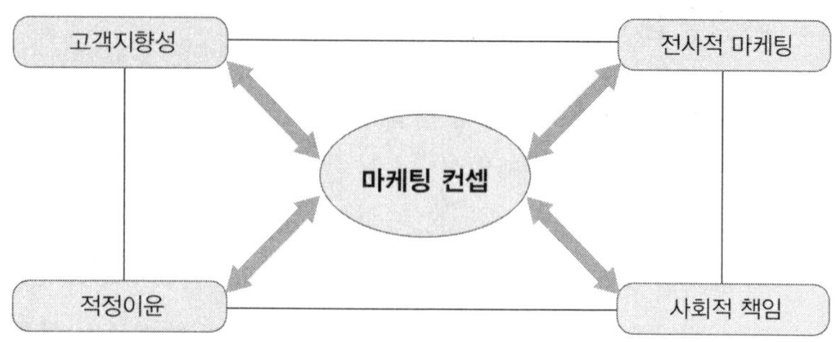

그림 6-3 현대마케팅 컨셉의 주요 요소

(통합적)마케팅이다. 그런데 1970년대 이후 사회마케팅의 등장과 함께 환경문제, 기업의 새로운 사회적 책임 등이 부각되면서 사회적 지향성이 여기에 추가되어 지금은 마케팅 컵셉의 중요한 4대 요소에 그 내용이 포함되어 있다.

① 고객지향성

피터 드리커(Peter Drucker)는 이미 40여 년 전에 고객중심적 사고가 기업의 성공에 중요하다는 점을 역설했다. 그는 기업의 목적을 "고객을 창출하는 것이다. 따라서 기업에는 오직 두 가지 기능만이 있을 뿐이다. 즉 마케팅(Marketing)과 혁신(Innovation)이다. 성과를 내는 것은 마케팅과 혁신이고 그 밖의 다른 모든 것은 코스트가 될 뿐이다."라고 규정한 바 있다.

소비자 통찰에서 중요한 개념 중의 하나가 바로 **I** 개념이 아닌 **You** 개념이다. 즉, 마케팅 관점에서 보기 이전에 소비자의 입장에서 생각해 보라는 것이다. 코카콜라에서는 한 달에 일주일 정도는 중역은 물론 사무직원들까지 코카콜라 운반차량에 타고 직접 물건을 나른다고 한다. 이를 통해 딜러 및 소비자와 접촉해 보면서 경기상황, 경쟁제품의 공략, 소비자들의 반응 등을 직접 통찰하는 것이다. 일반 항공사들이 "하루에 비행기 20대를 띄운다"라는 표현으로 일할 때 스웨덴 SAS항공사는 "하루에 20차례 승객을 모십니다"라고 고객의 입장에서 일을 하고 있으며, SK그룹은 1990년대 중반부터 "고객이 OK할 때까지 - OK! SK!"라는 광고를 꾸준히 집행해 오고 있다.

② 적정이윤

기업은 계속적인 기업(Going Concern)으로 살아남는 것 자체가 목적이 되기에 이윤 추구는 필수적이라고 할 수 있다. 다시 말해서 기업이 장기적으로 존속·발전하고 기업가치를 극대화시키며 나아가서 사회봉사를 하기 위해서는 이윤을 추구하지 않을 수 없는 것이다. 마케팅 컨셉에서 이윤은 고객의 행복을 통한 기업의 이윤추구 즉, 적정이윤 달성을 의미한다.

③ 전사적 마케팅

휴렛패커드의 데이비드 패커드(David Packard)는 "마케팅은 그 역할과 기능이 너무 중요해 마케팅부서에만 맡길 수 없다"고 하였으며, 필리페 네어트(Philippe Naert) 교수도 "아무리 유능한 인물을 배치했다 하더라도 마케팅부나 팀의 구성을 졸속으로 했을 경우에는 참된 마케팅문화를 형성하기 어려울 것이다. 마케팅활동은 최고경영층에서 시작되는 셈이다. 최고경영층이 고객중심의 마인드를 가져야 할 필요성을 제대로 인식하지 못하고 있다면 타 부서가 어떻게 마케팅 아이디어를 수용하고 또 실행할 수 있겠는가"라고 전사적 마케팅(Total Marketing)의 중요성을 역설했다.

이때까지 마케팅 담당자들은 고객을 위한 장기적인 가치를 창출하고 기업의 성공역량을 높이려는 노력은 하지 않고 단기적인 판매촉진, 인적판매, 밀어내기식 매출과 같은 수단을 통해 시장점유율이나 매출액을 향상시키기 위해 안간힘을 써왔

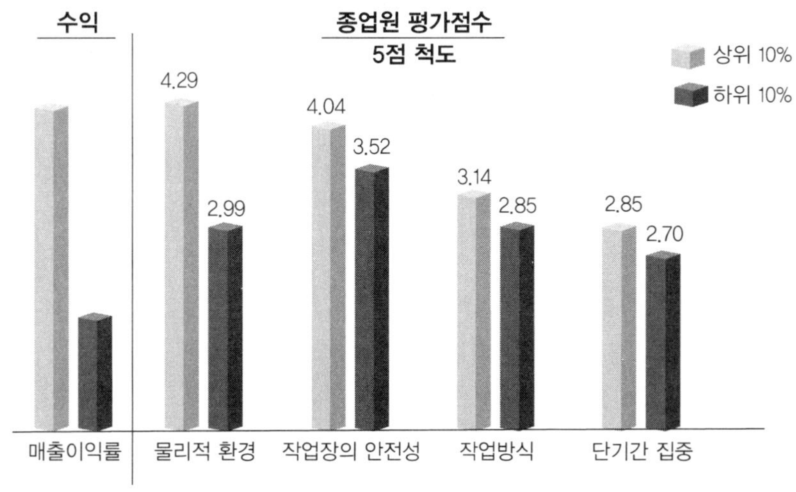

그림 6-4 아메리칸익스프레스의 종업원 만족도와 영업지점 수익성간의 관계

다. 그러나 세계적인 마케팅 전문가 쿠마(Kumar)는 급변하는 기업환경에서 기업 전체가 고객에 초점을 맞추는 마케팅이 필요함을 역설하였다.

이러한 전사적 마케팅이 효과를 거두기 위해서는 내부고객(Internal Customer)만족이 무엇보다 중요한 선결과제라고 볼 수 있다. 미국에서 한 은행을 대상으로 조사한 결과 내부고객만족과 고객충성도는 높은 상관관계를 가지는 것으로 밝혀졌다. 미국 남동부에서 영업하는 레스토랑 체인점 칙필라(Chick-Fil-A)의 경영진은 고객만족도 면에서 체인 전체 평균을 상회하는 레스토랑의 78%에서 팀구성원(종업원) 만족도가 평균보다 높게 나타났다는 점을 제시했다. 결국, 기업들은 내부고객에 대한 만족을 통해 지속적인 경쟁우위를 차지하면 상당부분의 영업이익을 얻어낼 수 있을 것이다.

2) 사회지향적 마케팅

1970년대와 1980년대 이후 미국의 사회 · 경제적 여건이 사회지향적으로 특징지어짐에 따라 마케팅의 컨셉 역시 사회적 책임 및 인간지향단계(Social Responsibility and Human Orientation stage)의 사회지향적 마케팅(The Societal Marketing Concept)으로 이행하게 된다. 기업은 그 기업이 속한 사회에 봉사할 수 있을 때 존속 · 번영할 수 있으므로 마케팅 관리자가 성공하고 생존하기 위해서는 사회적으로 책임성 있는 측면에서 행동하고 의사소통해야 한다는 것이 강조되고 있다. 소비자들의 건강에 대한 고려, 환경문제의 고조, 자원문제 및 법적 규제문제 등 외부의 사회적 압력 등이 기업의 마케팅 프로그램에 크게 영향을 주게 되는 것이다. 사회지향적 관리철학은 고객만족(Customer Satisfaction), 기업이익(Profits) 그리고 사회복지(Welfare)를 모두 요구하는 가장 진보된 관리철학이다(**[그림 6-5]** 참조).

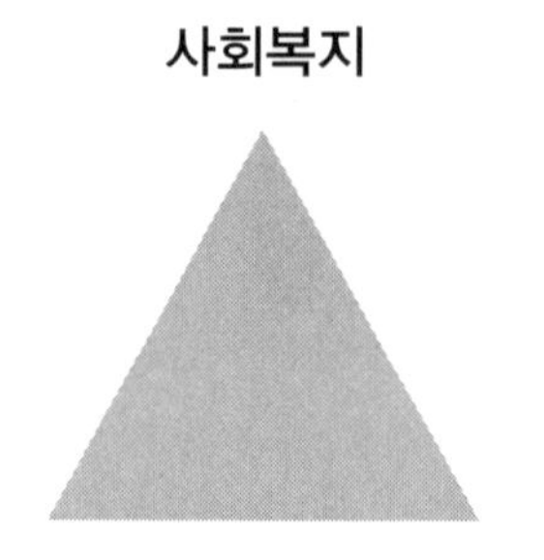

그림 6-5 사회지향적 마케팅

3. 고객만족과 고객충성도

3.1 고객지향 및 마케팅 성과측정 개념의 변화

현재 우리는 고객이 왕인 고객중심의 경제체제 속에 살고 있다. 이전에 살펴보았듯이 공급이 수요를 월등히 초과하는 데서 빚어진 현상이라고 볼 수 있으며, 그 때문에 공급이 부족한 것은 물품이 아닌 고객이라고 볼 수 있다. 1975년에 이미 하버드 경영대학의 레빗(Levitt) 교수는 『마케팅 근시안(Matketing Myopia)』이라는 논문에서 "성장산업 같은 것은 없다. 단지 소비자의 욕구만이 있을 뿐이고 그것이 변해 갈 뿐이다"라고 지적한 바가 있는데, 이러한 고객지향적인 사고는 미래지향적인 기업으로 변모해 가는 기업의 마케터가 명심해야 할 부분이다.

소비자 통찰에서 중요한 개념 중의 하나가 바로 'I 개념'이 아닌 'You 개념'이다. 이는 마케팅 관점에서 보기 이전에 소비자의 입장에서 생각해 보라는 것이다. 하워즈 슐츠(Howard Shultz)는 『스타벅스, 커피 한잔에 담긴 성공 신화(Pour Your Heart into it)』에서 "브랜드를 구축하는 가장 좋은 방법은 한 번에 한 사람씩 접근하는 것이다"라고 하였다. 결국, 스타벅스는 전통적인 비즈니스 방식, 즉 제품을 생산하고 경쟁자로부터 시장점유율을 빼앗아 오기 위한 대량광고, 대량유통방식 대신에 감성적인 방식을 택함으로써 큰 성장을 이룰 수 있었다.

그러나 이러한 기업의 예와는 반대로 아직도 '고객지향(Customer-Oriented)'보다는 '공급자 주도(Seller-Oriented)'의 입장에 서 있는 의료기관들이 너무나 많다. 이들 병원은 의사 위주의 관점에서 벗어나지 못한 체 고객이 될 법한 사람들에게 무차별적인 판매활동을 벌인다. 이와는 달리 고객지향적인 기업은 고객의 욕구를 파악하여 다른 요소들을 이에 맞추는 접근법을 취한다.

기존의 마케팅 개념하에서는 마케팅활동의 효과성을 측정하는 중요한 개념으로 주로 규모의 경제나 시장점유율, 브랜드충성도가 사용되었다. 그러나 새로운 마케팅 패러다임하에서는 시장점유율(Market Share)에 비해 고객점유율(Customer Share), 규모의 경제(Ecoomies of Scale)보다는 범위의 경제(Economies of Scope), 브랜드충성도(Brand Loyalty) 대신에 고객충성도(Customer Loyalty)가 더욱 중요한 개념으로 대두되고 있다. 그 이유는 기존의 마케팅환경에서는 고객의 유지(Retention)보다는 고객창조에 역점을 두었지만 최근에 보편적인 마케팅 방법이 되고 있는 관계마케팅(Relationship Marketing)에서는 고객창조보다는 고객유지에 더 큰 비중을 두고 있기 때문에 이런 변화를 반영할 수 있는 성과측정방법이 필요하게 된 것이다.

고객점유율은 기업이 한 고객의 연간 내지 평생 구매량의 몇 퍼센트를 차지하고 있는가와 관련되는 것으로, 예를 들어 한 고객이 평생 구매한 피자 중에서 피자헛 피자가 80% 정도 차지한다면 해당 고객에 대한 고객점유율은 80%가 되는 것이다. 일반적으로 시장점유율이 높은 기업들이 많은 수익을 올릴 것이라는 생각을 할 수 있지만 예외의 경우도 많이 존재한다. A&P는 몇 년 동안 미국의 슈퍼마켓체인점 가운데 가장 규모가 크고 시장점유율이 높았으나 수익성이 높지 않았고, IBM, SEARS, GE 같은 굴지의 대기업들은 1980년대 소규모의 경쟁기업들에게 많은 어려움을 겪었다.

범위의 경제는 한 기업이 비슷한 범주의 제품으로 진출함으로써 원래의 제품에서 가진 경쟁요소를 통한 경쟁적 우위를 가지게 되는 것을 말한다. 예를 들어 은행이 보험으로 사업영역을 확대해 기존 은행점포망을 활용하여 보험영업을 하는 경우 매우 효율적이고 비용효과적인 방법이 될 수 있다. (예: 최근 농협은 기존의 은행망과 은행사업의 노하우를 활용하여 농협생명에 적극 진출하고 있다.) 이러한 사업간의 관계는 비용공유와 조정, 비용삭감으로 평균 비용을 절감할 수 있다는 점에서 범위의 경제라고 할 수 있다.

브랜드 충성도란 시간이 지남에 따라 특정 상표를 지속적으로 구입함으로써 특정 상표에 대한 우호적인 태도를 갖게 되는 것을 말하는 반면, 고객충성도는 브랜드 충성도와는 달리 관계마케팅에서 언급되는 상호작용 특성과 관련된 것으로 기업이나 종업원에 대한 고객의 관여(Engagement, Commitment)를 의미한다고 볼 수 있다.

3.2 고객만족의 개념 및 성과

소비자가 구매 후 만족하느냐는 소비자의 기대치(Expectancy)에 대비된 제공물의 성과(Performance)에 따라서 결정된다고 할 수 있다. 일반적으로 만족(Satisfaction)이란 '사람들의 기대치와 관련하여 그 제품에 대해 지각하고 있는 성과(결과)를 비교하여 나타나는 그 사람이 느끼는 즐거움이나 실망감'이라 할 수 있다. 그러므로 만족수준이란 지각하고 있는 성능과 기대치 간 차이의 함수이다. 만약 성과가 기대수준에 미치지 못한다면 고객은 불만족하게 되며, 상대적으로 기대에 일치하게 되면 고객은 만족하게 될 것이다. 만약 성과가 기대수준을 초과하게 되면, 고객은 극도로 만족하고 기뻐하며 즐거워하게 될 것이다.

그렇다면 소비자는 어떻게 그들의 기대치를 형성하는가? 기대치는 소비자의 과거 구매경험, 친지나 가까운 이들로부터의 충고, 마케팅 기업과 경쟁기업이 제공하는 정보와 약속사항 등에 의하여 영향을 받는다. 만약 기업이 기대치를 너무 높이면, 소비자가 실망할 가능성은 그만큼 커진다고 할 수 있다. 예를 들어 인기 있었던 영화 1편의 후속작은 항상 1편에 대한 기대감 때문에 새로운 영화에 대한 만족의 가능성이 낮아지는 부분도 존재할 수 있다. 한편으로 자사의 기대수준을 너무 낮게 설정하면, 구매한 사람들을 만족시킬 수는 있지만 많은 사람들이 구매하게 하지는 못한다.

고객만족의 가장 큰 성과는 높은 수준의 만족을 경험한 사람들은 상대적으로 전환할 확률이 낮아진다는 점이다. 즉, 높은 만족과 감동은 이성적인 선호성이 아니라 그 브랜드에 대한 감정적인 친근성을 조성하며, 그 결과 높은 고객충성심이 조성될 수 있다. 제품에 대한 소비자의 만족 또는 불만족은 차후의 행동에 영향을 미치게 되는데, 만족하게 되면 소비자는 다음번에도 그 제품을 구매할 가능성이 매우 높게 나타남을 많은 연구결과들이 보여주고 있다.

일반적으로 최종소비자를 대상으로 하는 고객의 만족에 대한 여러 실증적 연구결과에 따르면 불만을 판매자에게 말하는 사람은 불만족한 고객의 4% 정도이며 나머지 96%는 간단히 다른 회사로 가버리고 대개는(91%) 결코 다시 돌아오지 않는다고 한다. TARP(Technical Assistance Research Programs Institute)가 여러 상황에서 "얼마나 많은 불만족한 고객이 재구매를 하는가?"라는 질문에 대한 조사를 했을 때, 구매 후 전혀 불만족을 나타내지 않는 고객의 경우 9%, 불만족을 표시했으나 문제가 해결 되지 않은 고객의 경우에 19%, 문제가 해결된 고객의 경우에 54%, 문제가 즉석에서 해결된 고객의 경우에는 82%로 재구매 비율이 증가한 사실을 발견했다.

어떤 기업들은 고객불평을 기록함으로써 고객만족을 파악할 수 있다고 생각한다. 여기서 명심할 사항은 불만족한 고객들 중 95%는 불평을 토로하지 않으며, 이들 중 대다수가 단지 구매를 중지할 뿐이라는 것이다. 따라서 기업이 할 수 있는 최선의 방법은 어쨌든 고객들이 쉽게 불만을 토로하도록 해주는 것이다. 제안서식, 기업의 수신자부담 전화번호 및 인터넷 홈페이지 등이 이러한 목적에 이용될 수 있다. 예를 들어 3M사는 고객들이 제안, 요청 및 불평을 토로해 줄 것을 희망하고 있는데. 이는 제품개선 아이디어 중 2/3 이상이 이러한 고객의 불평에 귀를 기울임으로써 생성되기 때문이다.

그러나 고객의 불평을 경청하는 것만으로는 충분하지 않다. 중요한 것은 기업이 그 불평에 대해 신속하고도 구체적으로 대응해야 한다는 것이다. 예를 들어 IBM사는 판매원 각자에게 잃어버린 고객에 대한 보고서를 쓰도록 하고, 다시 만족을 줄 수 있도록 모든 조치를 취하고 있다. 불만을 제기한 소비자들 중 57~70%는 그들의 불만이 해결된다면 그 기업과 다시 거래를 할 것이나, 그 불만이 신속하게 해결될 것이라고 느끼는 경우에는 재구매 의사가 95%까지 육박한다. 따라서 고객불만의 빠른 대응은 매우 중요하다.

3.3 고객충성도 그리고 관계마케팅

고객중심적 기업이 높은 고객만족을 창조하려고 하지만, 그 기업의 주요 목표가 항상 고객만족을 극대화하려고 하는 것은 아니다. 첫째, 기업은 가격을 낮추거나 서비스를 증대함으로써 고객만족을 증대시키는 것이 아닌 다른 방법, 즉 자사의 제조과정을 향상하거나 R&D에 더 많이 투자함으로써 수익성을 증가시킬 수 있다. 둘째, 기업은 구성원, 판매상, 공급업자 및 주주 등 기업을 둘러싼 많은 이해관계자(Stakeholders)를 가지고 있기 때문에 이들에 대한 만족 역시 중요하다고 할 수 있다. 즉, 기업은 기업 전체 자원의 제약 속에서 다른 이해관계자들에게도 최소한으로 용인될 수 있는 만족수준을 전달한다는 전제하에 고객만족의 수준을 높이려 해야 하며, 고객만족은 종업원(내부고객) 및 소유주 등의 만족과 선순환하는 것이어야 한다.

부가가치가 있는지 없는지를 결정하는 것은 고객이다. 그리고 충성도를 더욱 공고히 하는 것은 부가가치 제안이다. 생산자와 고객을 밀접하게 하는 최선의 방법은 고객의 기대를 능가하는 것이다. 이 결과로 부가가치 인식이 생기고, 결과적으로 고객은 구매를 반복하고, 제품이나 서비스를 다른 사람들에게 권하게 될 것이다. 따라서 회사가 성공하기 위해서는 적절한 고객과 적절한 부가가치 제안이 필요하다.

오늘날의 고객은 품질, 가격, 성과, 속도, 편리함, 그리고 서비스를 원하는데, 이러한 요인들의 조합이 '가치'라고 볼 수 있다. 높은 가치는 높은 시장점유율과 상관관계가 있으며 높은 가치를 제공하는 회사는 고객충성도를 얻을 수 있다. 충성도

(Loyalty)는 비즈니스 관점에서, 고객이 지속적으로 특정 기업의 제품이나 서비스를 구매하고, 그 회사의 제품을 주변 친구와 동료에게 추천하는 것을 의미한다. 고객 충성도는 단순히 행동적 측면뿐 아니라, 선호도, 취향, 향후 구매 의도 등을 포함한다. 충성도가 높은 고객은 반복해서 구매하고, 더 많이 추천하게 될 것이다. 하지만 오늘의 고객가치는 내일 변할 수 있다는 점을 알아야 하는데 그것은 만족하고 있는 고객도 종종 다른 회사로 이탈하곤 한다는 것이다, 결국, 만족한 고객을 가진 것 자체는 이득이 없으며 충성도가 높은 고객을 가져야 한다는 것이 중요하다.

고객은 특정 기업에 대해 원래부터 높은 충성도를 형성하고 있지는 않다. 오히려 서비스 제공기업이 자사의 제품이나 서비스를 지속적으로 구입하고 지속적으로 이용해야 할 필요성과 당위성을 고객에게 심어주어야 한다. 이는 곧 기업의 지속가능한 경쟁우위를 가지기 위한 필수적인 전제조건은 고객가치(Customer Value)의 창출과 유지에 있다. 마케팅의 초점이 거래로부터 관계로 변하고 있다. 과거처럼 수요가 공급을 초과하고 고객의 욕구가 본질적으로 동일하던 시기는 대량생산, 대량판매 방식의 매스마케팅 시대로 일컬으며, 다수의 고객에 공통적으로 존재하는 하나의 욕구에 맞춘 상품을 개발하여 대중매체 광고를 활용, 판매를 극대화하고자 하였다.

그러나 공급이 수요를 초과하고 소비자의 기호가 다양해지면서 시장의 주도권이 기업이나 병원에서 고객으로 넘어가 고객 한 사람, 한 사람의 욕구를 충족시켜줌으로써 고객 개인과의 지속적인 관계를 유지하려는 관계마케팅의 중요성이 대두되었다. 이와 같이 경영환경이 급격히 변하고 경쟁이 치열해지면서 마케팅은 거래지향에서 관계지향으로 변화하고 있는 것이다. 고객들은 점차 파트너십을 가지고 있는 대상으로 변화해 가고 있으며 병원과 같은 서비스기관들 또한 이러한 관계를 유지하기 위해서 품질, 서비스, 그리고 혁신 등으로 장기적인 투자와 노력을 병행해야만 하는 환경에 놓여지게 되었다.

관계마케팅은 이러한 패러다임 변화에 알맞은 개념으로 신규고객을 창출하는데 비중을 두기보다는 기존고객들을 유지하고 관리하는 데 주안점을 두는 일종의 전략 지향적 사업철학이라고 할 수 있다. 이러한 개념은 고객이 기존관계를 선호할 것이라는 것에 가정을 두고 있다. 즉, 고객들은 그들의 가치를 탐색하는 데 있어서 여러 병원들 사이에서 지속적으로 병원을 전환하기보다는 고정된 한 병원과 지속적인 관계를 갖는 것을 선호한다고 가정하는 것이다. 이렇게 신규고객 창출보다는 기존고객 유지가 마케팅비용이 적게 들고 있다는 사실에 근거해서 마케터들은 고객들을 유지시키는 데 효과적인 마케팅전략을 구사하는 것이다.

4. 서비스마케팅

서비스의 본래 어원은 주인과 하인 사이에 이루어지는 일을 의미하였으나 현재의 사전적 의미는 "타인의 행복이나 편의가 이루어지도록 하기 위해 봉사하거나, 도와주거나, 편익을 제공하는 행위"로 설명하고 있다. 라스멜(Rathmall)은 서비스가 재화의 개념과는 대조적인 측면을 강조하면서, "행동, 행위, 퍼포먼스, 노력"이라 정의하였다. 그러나 러브락(Lovelock)은 "서비스는 어느 한쪽이 다른 한쪽에게 제공하는 경제적 행위"라고 정의하고 있다.

일정한 시간 동안 그리고 적절한 시간에 특정의 행위를 실행함으로써 서비스 수혜자 자신이나 또는 구매자가 책임을 지는 서비스 대상물이나 자산에 바람직한 결과를 가져오게 된다. 서비스를 제공받는 고객은 금전, 시간, 노력에 대한 반대급부로 재화, 노동력, 전문기술, 시설, 네트워크, 시스템에 대해 접근함으로써 가치를 얻는다. 일반적으로 서비스는 상품과 구별되는 특징을 갖고 있기 때문에 새로운 시각에서의 접근방법이 필요하다. [〈표 6-1〉]은 서비스와 상품의 차이점에 따른 서비스 제공기업의 대응노력에 대해 제시하고 있다.

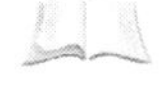

표 6-1 | 서비스와 상품의 8가지 차이에 따른 시사점

차이	의미	시사점
대부분의 서비스는 저장되지 않는다.	• 고객이 서비스 구매를 중단하든지, 기다려야 한다	• 촉진, 탄력적 가격 결정, 예약 시스템의 활용을 통해 수요를 평준화시키는 것이 필요하다. • 생산량을 조정하기 위한 운영 과정이 필요하다.

무형적 요소가 가치창출을 지배한다.	• 고객은 이러한 요소를 맛볼 수도, 냄새 맡을 수도 만져 볼 수도 없다.	• 물리적 단서를 강조함으로써 서비스를 유형화하는 것이 필요하다. • 광고와 브랜드 전략에서 구체적인 은유와 생생한 이미지 전달이 필수적이다.
서비스는 가시화하기 어려우며, 이해시키기도 힘들다.	• 고객은 높은 수준의 위험과 불확실성을 느낀다.	• 고객이 최선의 선택을 할 수 있도록 교육하고, 무엇을 기대해야 하는지 설명하고, 서비스 성과를 문서화하여, 보증을 강화할 필요가 있다.
고객이 생산과정에 참여한다.	• 고객이 서비스 제공자, 설비, 시설 및 시스템과 상호작용한다. • 고객의 낮은 서비스 실행 과정에 대한 참여는 생산성을 떨어뜨리고 서비스 경험을 나쁘게 만들며, 편익을 감소시킨다.	• 사용자에게 친숙한 설비 시설 및 시스템을 개발할 필요가 있다. • 고객이 효과적으로 수행하도록 훈련할 필요가 있다. 즉, 고객 지원을 제공한다.
사람이 서비스 경험의 일부분이다.	• 서비스 제공 직원과 고객의 외모, 태도, 행위가 경험을 형성하며, 만족에 영향을 준다.	• 계획된 서비스 개념을 강화할 수 있도록 직원을 고용 · 훈련 · 보상한다.
운영상의 투입과 산출이 매우 폭넓게 변동한다.	• 서비스품질, 신뢰성, 일관성을 유지하기가 어려우며, 높은 생산성을 통한 원가 절감이 어렵다. • 서비스 실패로부터 고객을 보호하기가 어렵다.	• 고객의 기대에 근거하여 품질 기준을 정한다. 즉, 제품 요소를 단순화하고, 실패가 없도록 재설계한다. • 좋은 서비스 회복 시스템을 구축한다. • 고객-서비스 제공자 상호작용 시스템을 자동화한다. 즉, 고객이 부재중일 때 업무를 실행한다.
시간 요소가 매우 중요하다.	• 고객 입장에서 시간은 희소자원으로 매우 중요하게 생각한다. 따라서 시간대기를 싫어하며, 편리한 시간에 서비스를 받기를 원한다.	• 서비스의 전달 속도를 높일 수 있는 방법, 대기시간을 줄일 수 있는 방법을 찾아내고, 서비스시간을 연장한다.
유통이 비물리적 경로를 통하여 발생한다.	• 정보기반의 서비스가 인터넷이나 모바일과 같은 전자경로를 통하여 전달될 수 있지만 물리적 활동과 관련된 핵심 제품이나 일반 제품은 그러한 경로를 통하여 전달될 수 없다.	• 사용자 중심의 홈페이지, 블로그 및 SNS를 구축하여 접근성을 향상시킨다. • 모든 정보기반의 서비스 요소는 사이트에서 다운로드가 가능하다.

자료: Wirtz J., Chew P. and Lovelock C.(2013). Essentials of Services Marketing, 2nd edtion. Pearson p19

1) 대부분의 서비스는 저장되지 않는다.

대부분의 서비스는 행위와 수행을 포함한다. 따라서 서비스는 일시적이며, 소멸한다. 이 때문에 미래의 사용을 위해 서비스는 재고로 저장될 수 없다. 그러므로 서비스 제공기업에게 중요한 것은 이용가능한 생산능력과 서비스 가용능력을 일치시키기 위해 촉진활동, 예약시스템 및 유동적인 가격정책을 활용해야 한다.

2) 무형의 요소가 종종 가치 창출을 지배한다.

서비스 수행에서 대부분의 가치를 창출하는 것은 프로세스, 인터넷 거래, 직원의 전문성, 기술 등과 같은 무형의 요소이다. 고객이 이러한 요소를 맛볼 수도, 냄새를 맡을 수도, 만질 수도, 볼 수도, 들을 수도 없게 되면 구매 전에 이러한 중요한 서비스 특징을 평가하기가 어렵다. 따라서 서비스 기업은 서비스 편익을 강조하고, 기업의 강점을 표현하기 위해 물리적인 이미지와 가시적인 단서를 사용한다. 이러한 물리적 단서와 강력한 브랜드 연상은 서비스를 더욱 유형화할 수 있도록 도와준다.

3) 서비스는 가시화하기 어려우며, 이해시키기 어렵다.

다수의 서비스가 상상력만으로 비즈니스 프로세스를 구체화하기가 어렵다. 이는 고객이 구매 이전에 미리 서비스 경험을 가시화하기가 어려우며, 자신이 무엇을 얻을 수 있을 것인가를 이해하기 어렵다는 것을 의미한다. 고객들에게 실제로 서비스 프로세스에 대한 가시적인 단서나 이미지를 제공하는 것은 고객이 어떠한 경험을 할 것인가를 사전에 예측하는 데 많은 도움을 제공한다. 이러한 서비스의 무형성은 고객이 지각하는 위험을 더욱 증가시킨다는 것을 의미한다. 서비스 제공기업은 고객에게 서비스 제공 중이나 제공 후에 무엇을 기대할 수 있을지 교육하고, 성과를 문서화하고, 무엇을 왜 제공했는지를 설명하고, 서비스에 대한 사후 보증을 제공하고, 기업의 신뢰와 경험을 강조함으로써 지각된 위험을 낮출 수 있다.

4) 고객이 생산과정에 참여한다.

고객은 생산활동에 공동으로 참여한다. 어떤 서비스는 고객으로 하여금 적극적으로 서비스 상품의 생산에 참여하도록 요구하기도 한다. 이를 보통 공동생산(Coproduction)이라고 한다. 호텔, 병원, 레스토랑, 도서관과 같이 단순히 서비스를 기다리는 곳이 아닌 고객이 무엇인가를 해야 하는 환경에서는 서비스 제공자인 종업원과 상호작용하고 협력하게 된다. 기존 연구에 따르면 고객이 서비스를 제공하는 직원과 가장 가까운 파트너라고 주장하기도 한다. 공동생산자로서 고객의역할을 하는 서비스 제공기업은 고객의 역할을 정의하고 창출하며 행동을 관리하려고 노력한다. 그러므로 서비스 상황에서 많은 커뮤니케이션은 고객을 어떻게 서비스 과정에 참여시킬 것인가를 생각하고 교육하게 된다.

5) 사람이 서비스 경험의 일부분이다.

고객과 서비스 제공자간 상호작용은 서비스 경험에 있어 매우 중요하다. 종업원의 커뮤니케이션과 태도는 이질적 특성을 가진다. 관리를 잘하는 기업은 고객을 직접적으로 상대하는 부서의 직원을 선발, 교육, 동기부여에 특별한 관심을 가지고 있다. 서비스 접점에서 고객을 만났을 때, 서비스 제공자의 태도는 고객만족에 매우 중요한 영향을 미친다는 것을 반드시 이해하고 응대하여야 한다. 이는 고객만족뿐만 아니라 종업원 만족에 영향을 미치는 선순환적 의미를 갖는다. 고객이 어떤 옷을 입고 있으며, 몇 명이 있었으며, 그들이 누구이며, 그들이 어떻게 행동하고 있는가에 대한 세심한 관심과 이해가 서비스 기업이 보여 주고자 하는 이미지와 창출하고자 하는 경험을 강화하기도 하고, 부정하기도 한다.

6) 운영상의 투입과 산출이 매우 폭넓게 변동한다.

서비스 운영상의 투입과 산출은 매우 폭넓게 변동하며, 고객으로 하여금 서비스 프로세스 관리에 관심을 가지게 한다. 대면접촉이 많은 서비스 상황에서는 아마도 서비스품질과 실행이 종업원마다 다르고, 같은 종업원이라도 고객에 따라, 제공 시간에 따라 다르다는 것을 이해해야 한다. 즉 태도, 거래 속도, 서비스품질의 변동폭이 매우 다양하다. 이는 서비스 조직이 생산성 향상이나 품질의 개선 및 신뢰성 있는 서비스 전달을 어렵게 만드는 요인이다. 그럼에도 불구하고 서비스 기업은 표준화된 절차의 채택, 서비스품질에 대한 엄격한 관리, 종업원에 대한 철저한 교육, 인력에 의존하던 업무의 자동화 등을 통하여 서비스의 변동성을 줄일 수 있다. 또한 종업원은 서비스가 잘못 수행되는 경우 서비스 회복 과정을 통하여 다시 한 번 잘 훈련될 수 있다. 서비스 프로세스 설계와 관리는 서비스 프로세스에서 고객의 흐름을 관리하는 것이다. 이는 생산능력과 수요를 관리하는 것을 의미하는데, 대기 고객이 존재한다든지 생산설비가 가동되지 않는 등의 수요예측 및 생산량 조절의 실패는 개선사항이며 이러한 상황을 극복하기 위한 서비스 수요예측에 보다 많은 전략적 관리의 노력이 필요하다.

7) 시간 요소가 매우 중요하다.

서비스에서 시간 요소는 매우 중요한 의미를 갖는다. 많은 서비스가 고객이 존재하는 장소에 실시간으로 전달된다. 결과적으로 속도, 시간, 장소의 편의성이 효과적인 서비스 전달을 위해 중요한 결정 요소가 되어 왔다. 점차적으로 바쁜 고객은 공급자에게 편리한 시간에 제공하는 서비스보다는 고객에게 편리한 시간에 제공되는 서비스를 기대하게 된다. 대부분 고객의 주요 관심사는 서비스를 요청해서 완료할 때까지 어느 정도의 시간이 걸리는가 하는 것이다. 성공적인 서비스 설계자는 고객의 시간 제약과 우선순위를 잘 이해하고 있다. 그들은 속도와 경쟁하기 위한 새로운 방법을 찾아내기 위하여 서비스 운영 관리자와 협력하고 있으며, 나아가 고객의 대기시간을 줄이거나 대기 자체가 부담스럽지 않도록 노력하고 있다. 서비스 제공기업은 고객과의 상호작용에 즉각적이며, 현명하게 대응하는 것이 필수적이다.

8) 유통이 비물리적 경로를 통하여 발생한다.

서비스 유통은 비물리적 유통을 통해 일어난다. 제조업체는 제품을 공장에서 고객의 손이 이르게 하기 위해 직접적인 방법을 통해서 아니면 도매상이나 소매상과 같은 간접적인 방법과 같은 물리적인 유통 경로를 필요로 하지만, 서비스산업은 일부나 전부를 전자적 경로와 같은 유통 경로를 사용할 수 있다. 은행의 경우, 고객은 금융거래를 위해 은행의 지점, ATM(자동인출기), 전화, 인터넷 등과 같은 다양한 경로를 사용할 수 있다. 많은 정보기반의 서비스는 인터넷이나 모바일에 접근할 수만 있다면 실시간으로 세계의 어느 곳에서나 유통될 수 있다.

5. 의료서비스의 특성

의료서비스는 인간의 육체적 · 정신적 질병이나 불의의 사고, 분만 또는 사망 등에 대한 진료와 예방을 제공하는 서비스이다. 의료서비스를 제공하는 의료기관은 인력, 시설, 장비 등에서 지속적으로 양적인 증가와 성장을 거듭하여 규모가 점차 대형화되고 있다. 그러나 의료기관은 국민 건강복리차원에서 의료보장체계 등 정부의 각종 규제와 제약을 받고 있다. 의료서비스는 고객에게 단순한 진단이나 진료뿐만 아니라, 의료행위로 인해 부가적으로 발생하는 의료 외적인 행위들을 모두 포함하여 제공하는 것이다.

의료서비스는 하나의 과정이나 시스템의 산출로 설명할 수 있다. 진료과정에 있어 의료서비스는 전문서비스로서 고도의 전문교육을 이수하고 일정한 자격 또는 면허를 취득한 전문가들이 행하는 진료과정이다. 진료행위란 질병이나 부상 및 예방활동을 포함하는 모든 행위를 포함하므로 병원 이용고객이 병원 도착에서부터 진료신청, 진료, 검사 및 진단, 치료, 진료비 납부, 투약이나 원외 처방전 발급, 다음 진료예약까지 모든 과정을 말하는 것이다. 의료서비스에서 서비스 제공시스템에 따른 기술적인 진료행위는 의료시설이나 설비 등의 물리적 환경과 서비스 제공자인 의료인으로 구분된다. 의료서비스는 이들의 상호작용을 통하여 고객에게 전달되는 시스템이다. 따라서 의료서비스는 의료시설, 의료인, 그리고 고객과의 상호작용을 통하여 생산되고 전달되는 복합적인 진료행위에 해당한다. 의료서비스는 일반적으로 무형성, 이질성, 소멸성, 비분리성의 특성을 가지고 있다. 그 특성을 다음과 같이 요약할 수 있다.

5.1 무형성

무형성(Intangibility)은 의료서비스의 특징 중 가장 대표적인 것으로 눈으로 보거나 만질 수 없다는 것이다. 일반적인 제품들과는 달리 서비스는 이용하기 전에는 시험하여 보거나 만지거나 실체를 확인할 수 없다는 것이다. 따라서 가격을 설정하는 기준이 모호하며, 저장이 불가능하여 표본을 추출하지 못한다. 의료서비스 이용자들은 구전 등의 제한적인 정보를 가질 수밖에 없으며, 건강보험공단이나 언론 등에서 제공하는 진료통계나 평가결과를 이용하거나 의료기관에서 제공하는 브로셔 등의 제한적인 정보만을 접할 수 있다. 이에 따른 대응전략을 살펴보면 서비스의 가시성을 증대시킬 수 있는 유형적 단서제공, 서비스 편의성 제고, 의료기관 브랜드 인지도 향상이나 의료전문인력에 대한 입소문 확대 등이 있다

5.2 이질성

의료서비스의 또 다른 특징은 바로 이질성(Heterogenity)이다. 이질성이란 것은 서비스의 수준이나 질이 항상 같지는 않다는 것이다. 의료기관의 수준이나 의료장비, 시술방법, 검사의 종류나 본인의 건강상태, 기대치에 따라 결과에 대한 만족은 모두 다르게 나타난다. 심지어 한 의사가 동일한 방법으로 진료를 제공하더라도 이용자의 건강상태나 체력, 질병의 정도, 체질, 제공자의 상태나 집중도, 진료환경 등에 따라 서비스 이용결과는 모두 다르게 나타날 수 있기 때문이다. 이를 위한 대응전략으로는 서비스표준을 정하는 표준진료지침서 제작 및 진료, 유능한 의료 인력양성이나 환자의 불만관리를 해소하는 개인화 맞춤 서비스를 제공하도록 해야 한다.

5.3 소멸성

소멸성(Perishability)이란 일반제품과 달리 의료서비스는 재고를 저장할 수 없다는 것이다. 예를 들면 일반 유형의 제품은 오늘 판매가 되지 않으면 내일 팔면 되지만 의료서비스는 오늘 제공하지 않으면 저장하였다가 서비스의 수요가 있을 때 다시 판매하는 것이 불가능하다는 것이다. 따라서 의료서비스 제공자는 적정한 시기와 장소에서 적정량의 서비스를 제공해야 한다. 많은 인력과 시설, 장비를 준비해 두고도 이용자가 없을 경우 시간의 경과에 따라 모든 자원은 다시 환원하여 사용할 수 없는 것이다. 소멸성에 대비한 전략으로는 수요(예약)관리를 통한 이용시간대의 분산, 많은 이용시간대 인력투입이나 자원의 효율적 분배 등을 통하여 소멸성을 최소화 시켜야 한다.

5.4 비분리성

비분리성(Inseparability)은 의료서비스의 생산과 동시에 소비가 이루어지며, 동시성 혹은 불가분성이라고도 한다. 특히 의료서비스는 의료진의 서비스가 소비자의 신체에 직접적으로 이루어지는 서비스 제공자와 이용자의 생산 · 소비가 동시에 발생 하게 된다. 일반 제품의 경우 생산되고 나서 나중에 판매할 수 있지만 의료서비스의 경우는 서비스의 생산과정에 이용자가 함께 참여하게 되는 것이다. 이러한 다양한 특성에도 불구하고 의료서비스가 가지는 높은 가치 때문에 의료서비스를 구매할 때는 일반적인 서비스 구매와는 달리 불편함에 보다 관대해지는 경향을 가지게 된다. 고객은 지각된 위험 수준이 높은 서비스나 제품의 구매, 혹은 구매의사결정에 있어서 높은 관여도를 가질 때 고객은 전형적으로 더 많은 시간과 노력을 발휘하기 때문이다. 그러나 의료서비스는 치료결과에 많은 관심을 가지는 고관여서비스이지만 치료결과가 동일한 조건이라면 고객은 치료과정에서의 편의성에 많은 관심을 가지게 된다. 대응전략으로는 서비스 제공과정에 이용자를 직접 참여시키고 친절한 서비스를 제공하는 등 서비스 접점관리(Moment of Truth, MOT)에 중점을 두어야 한다. 이 외에도 의료서비스는 제공자 중심, 노동집약형의 특성을 가지고 있다. 의료서비스는 전문적인 지식이나 면허를 취득한 전문가만이 행할 수 있는 전문서비스이다. 즉, 의료서비스 제공자는 모든 진료에 있어서 이용자의 요구를 일부분 반영하지만, 의사의 전문적인 지식과 판단에 따라 서비스를 제공하는 제공자 중심의 서비스이다. 이러한 제공자 중심 서비스는 일반적으로 장비 집약서비스나 유형의 제품에서는 발견할 수 없는 특징을 가지게 된다. 의료서비스는 의료인의 시술과 진료가 이루어지는 인적서비스에 해당한다. 의료서비스에 있어서 인적서비스를 대체할 수 있는 서비스는 한계가 존재한다. 일부 서비스에서는 의료장비를 통한 서비스가 제공되기도 하지만, 장비의 선택과 조작 등은 반드시 의료인의 지식과 판단에 따라서 서비스가 이루어지는 특징을 가진 노동집약형 서비스이다.

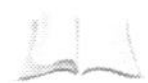

표 6-2 | 의료서비스의 특성과 전략

서비스특성	문제점	대응 및 시사점
무형성	• 저장 불능 • 특허로 보호가 불가능 • 진열이나 커뮤니케이션의 어려움 • 가격 설정의 어려움	• 유형적 단서 제공(브로셔 등) • 서비스편의성 증대 • 브랜드 인지도 증대 • 구전효과 증대
이질성	• 서비스품질의 표준화 불가능	• 표준진료지침서 개발 및 적용 • 직원교육의 강화 • 고객불만관리
비분리성	• 소비자의 서비스 제공과정 참여 • 대량생산 불가능	• 고객 접점(MOT)관리 강화 • 소비자 관리 • 친절한 서비스 제공
소멸성	• 제공되지 않은 서비스는 소멸	• 수요(예약)관리를 통한 분산 • 인력 및 자원의 효율적 분배 • 수요와 공급의 균형을 위한 조정

6. 서비스 마케팅믹스

교환을 지속적으로 창출·유지시키기 위해서 혹은 기업이 고객가치창출을 위해서는 기업은 제품(Product), 가격(Price), 유통(Place) 그리고 촉진(Promotion or communication) 등 마케팅 요소에 대해 계획을 수립하고 실행할 필요가 있다. 이러한 교환의 창출 혹은 가치의 창출을 위한 마케팅 수단들을 통칭해서 마케팅믹스(Marketing Mix)라고 부른다. 마케팅믹스는 마케팅 관리자가 표적시장에서 마케팅 목적을 달성하기 위하여 사용하는 통제가능한(Controllable) 마케팅 수단들의 집합(Set)이다. 여기서 통제가능하다는 의미는 마케팅 관리자의 판단에 따라 의사결정을 할 수 있음을 의미한다. 즉 제품디자인이나 제품구색의 결정, 가격결정과 조정, 유통경로 결정, 촉진방법의 결정 등은 마케팅 관리자의 의사결정사항이다. 반면에 마케팅환경은 마케팅 관리자에게 통제불가능한(Uncontrollable) 요소이다. 따라서 마케팅 관리자의 업무는 마케팅 목적을 달성하기 위해서 통제가능한 요소인 마케팅믹스 변수들을 적절히 결합하여 통제불가능하고 동태적으로 변화하는 마케팅환경에 적절히 적응하는 것이라고 할 수 있다.

매카시(McCarthy)교수는 제품(Product), 가격(Price), 유통(Place), 촉진(Promotion)의 4P로 구성되는 마케팅믹스를 제안하고 이를 4P's라고 하였다. 최근에는 그보다 더욱 정교하고 다양하게 변형된 P로 구성되는 마케팅믹스 요인들이 제시되고 있다. 가령 서비스는 재화와 달리 무형성, 이질성, 소멸성 및 비분리성 등의 특성으로 인해 가시적인 단서를 제공하고 표준화가 필요하며 수요와 공급을 적정하게 조정하는 등의 다양한 노력이 필요하다. 또한 서비스 제공자로 하여금 서비스접점(Service Encounter)에서 고객들과 의사소통을 보다 잘 수행하여 고객들을 만족시키고 끊임없이 고객가치 향상을 위한 추가적인 커뮤니케이션 제공의 필요성도 있다.

예를 들면 대기시간을 최소화하기 위한 프로세스의 개선, 병원의 이미지, 실내 인테리어 및 레이아웃의 최적화, 서비스접점에서의 직원들의 외양과 태도는 해당 병원 인식에 크게 영향을 미치게 된다. 이러한 추가적인 변수의 필요성이 제기되면서 전통적 마케팅믹스 4P's 뿐만 아니라 서비스 특성에 기인한 세 가지 요소 즉, 서비스 프로세스(Process), 물리적 환경(Physical Environment) 및 사람(people)의 3P's를 기존 마케팅믹스에 추가하여 서비스마케팅 7P's가 부각되었는데 이를 확장된 마케팅 7P's라 지칭한다.

6.1 상품

병원에서 제공하는 핵심서비스(Core Service)가 미흡하다면, 기타 요소들이 아무리 잘 갖추어져 있더라도 경쟁병원 대비 높은 가치를 고객에게 제공할 수는 없다. 병원마케팅의 목적은 경쟁자 대비 높은 고객가치를 제공하기 위해 잘 정의된 표적시장의 욕구를 선행적으로 잘 만족시키는 것이다. 이를 위해 병원의 핵심서비스 상품(Product)이라고 할 수 있는 우수한 의료진과 의료장비를 구성하여 환자치료에 최선을 다하는 것은 필수 전제조건이며 이는 고객가치 향상으로 이어질 것이다.

6.2 가격

일반적으로 가격(Price)은 '소비자가 제품이나 서비스를 소유 또는 이용함으로써 얻어지는 편익에 대한 여러 가치의 총합'으로 설명된다. 병원의 관점에서 가격전략은 수익을 창출하고 의료서비스 제공에 필요한 원가를 충당한다. 한편 고객의 관점에서는 금전적으로 지불하는 가격 이외에도 서비스를 구매하는데 소요되는 시간과 노력과 같은 비금전적 가격을 포함하여 전체 비용으로 인식하게 된다. 따라서 서비스 마케터의 경우 금전적(Monetary) 비용뿐만 아니라 비금전적(Nonmonetary) 비용을 감안하여 비용을 고려해야 한다. 가격은 다른 마케팅믹스 요인들과 달리 가장 쉽게 변화시킬 수 있으며 가장 빨리 변화의 결과를 얻을 수 있다. 따라서 병원에서는 고객들이 기꺼이 그 의료서비스를 구매할 마음이 유발되도록 다양한 형태의 마케팅 노력을 병행해야 한다. 그러나 우리나라 의료기관의 경우 비급여를 제외하고는 대부분 건강보험수가에 의해 정부 통제를 받기 때문에 가격전략을 탄력적으로 운영하는 것은 현실적으로 어려움이 존재한다.

6.3 유통

의료서비스에서 유통(Place)이 의미하는 바는 의료서비스 이용자가 원하는 시간(Time), 원하는 장소(Place), 원하는 의료서비스를 효과적으로 제공될 수 있도록 그

흐름을 원활하게 하는 것과 관련된다. 의료서비스 이용자가 쉽게 접근할 수 있는 입지(Location)를 제공하고, 원하는 시간대를 고려하여 의료서비스 이용시간을 탄력적으로 제공하며, 원하는 의료서비스를 특정 장소에서 제공받는 것이 용이하도록 유통경로를 설계하고 구축하는 것이 필요하다. 이와같이 속도, 시간, 장소의 편의성이 효과적인 서비스 전달을 위해 중요하며, 점차적으로 바쁜 고객의 입장에서는 편리한 시간에 접근이 유리한 장소에서 의료서비스를 제공받고자 하는 욕구는 더욱 강화될 것이다.

6.4 촉진

촉진(Promotion or Communication)은 잠재적 고객들에게 자사의 상품이나 서비스에 대해 적절히 알림(Informing)으로써 우호적인 태도를 형성하기 위해 설득(Persuading)시키고 궁극적으로는 서비스를 이용하도록 유도하는데 근본적인 목적이 있다. 효과적인 커뮤니케이션 없이 성공하는 마케팅 프로그램은 존재하지 않는다. 서비스 제공자는 기존고객뿐만 아니라 잠재고객에게도 서비스가 존재한다는 사실을 알리고 언제, 어디서 이용이 가능하며 서비스를 이용함으로써 얻는 혜택이 무엇인지, 어떻게 서비스를 이용하는지를 적절하게 알려야 한다. 서비스 기업의 경우 다양한 커뮤니케이션 수단을 가질 수 있으며, 서비스 커뮤니케이션 매체로는 인터넷, 모바일, 지하철, 버스, 신문, 잡지, 라디오, TV 등이 있으며, 광고, 홍보, 인적판매 및 판매촉진 등 다양한 커뮤니케이션 수단이 있다.

6.5 프로세스

프로세스(Process)는 서비스 전달이나 운영시스템 운영과 관련된 활동으로 서비스가 실제로 수행되는 절차나 활동의 메카니즘을 의미한다. 고객이 경험하게 되는 서비스 전달과정에서 고객은 서비스를 평가하게 된다. 고객을 만족시켜 서비스를 지속적으로 창출하고 유지한다는 것은 쉬운 일이 아니다. 특히, 서비스가 제공되는 장소에서 실시간으로 고객에게 제공되는 서비스의 경우에는 더욱 그렇다.

서비스 마케터와 기술 전문가 모두 고객만족과 효율적 운영을 위해 함께 서비스의 프로세스를 적절하게 설계해야 한다. 고객서비스 프로세스와 수요를 파악하고 디자인하기 위해서는 고객이 이용하는 서비스의 프로세스 활동, 각 부문별 소요시간 및 수요예측의 노력이 중요하다.

의료기관에서 제공하는 모든 프로세스에 대해 이용고객의 입장에서는 서비스 제공자의 처리 능력이 고객의 시각을 통해 가시적으로 나타나며, 이들의 시각과 이용에 따른 경험은 서비스품질을 결정하는데 매우 중요한 역할을 한다. 의료서비스를 이용하는 고객은 건강이 좋지 않는 상태에서 병원을 찾게 되고, 처음 병원을 방문하는 고객은 진료방법이나 절차를 알지 못하여 어려움을 느끼게 된다. 신체적으로 불편한 상태에서 진료결과에 대한 불안감을 가진 고객의 기다리는 마음을 서비스 제공자가 이해해야만 한다. 이에 따라 전체 의료서비스 프로세스의 설계나 대기시간에 대한 배려가 필수적이며 고객의 입장에서 의료시스템 프로세스를 구축하고 서비스접점 종업원에 대한 교육이 수행되어야 한다. 서비스 조직의 프로세스의 설계와 개선을 위해서는 청사진(Blueprint) 기법이나 피쉬본다이어그램(Fishbone Diagram) 등을 활용할 수 있다.

✻ 치과 청사진(Blueprint)의 예

고객의 행동(Customer Action)에는 고객이 서비스를 구매하여 소비하고 평가하는 과정에서 고객이 수행하는 단계, 선택, 활동, 상호작용 등의 활동이 포함된다. 고객이 서비스과정에서 체험하게 되는 행동 전체가 고객행동 영역으로 청사진에 나타난다. 병원의 경우 고객은 병원의 선택, 예약전화, 주차, 예진, 의사와의 만남, 진료비 수납, 처방 후 약 수령 등의 행동을 한다.

직원의 행동(Employee Action)에는 두 가지 영역이 있다. 첫째는 고객의 눈에 띄는 현장직원의 행동이며, 둘째는 고객에게 직접 보이지는 않지만 현장직원들을 후방에서 지원하고 있는 직원들의 행동이다. 예를 들어 전자에는 전화응대, 주차안내, 서비스코디네이터 초기상담, 의사의 진료, 진료비 계산 등이 있고, 후자에는 진료지원을 위한 X선 촬영, 각종 검사, 치기공 업무를 수행하는 직원들의 지원활동 등을 들 수 있다. 지원과정(Support Process)은 서비스를 제공하는 현장직원을 지원하기 위한 내부적 서비스로서 의사의 보다 정확한 진료를 돕기 위한 임상병리센터나 의료기기 관리, 직원의 친절교육을 위한 교육센터, 전산, 원무분야의 지원 등을 들 수 있다.

서비스 청사진의 주요 네 가지 주요 행동영역은 세 가지의 수평라인으로 구분된다. 첫째는 상호작용 라인(Line of Interaction)으로 고객과 조직 간의 직접적인 상호작용이 발생하는 것을 기준으로 하는데 고객과 기업이 상호작용할 때는 수직선을 내려 고객과 직원과의 관계가 성립한다는 것을 의미한다. 둘째는 가시선 라인(Line of Visibility)으로 고객에게 보이는 서비스 활동과 고객에게 보이지 않는 활동을 구분하는 선이며 이 선을 기준으로 하여 서비스의 물리적 환경을 제공받는지 여부를 파악할 수 있다. 셋째는 내부 상호작용 라인(Line of Internal Interaction)으로 이것은 접점 직원의 활동과 여타 지원부서의 활동을 구분하게 한다. 서비스 청사진과 다른 프로

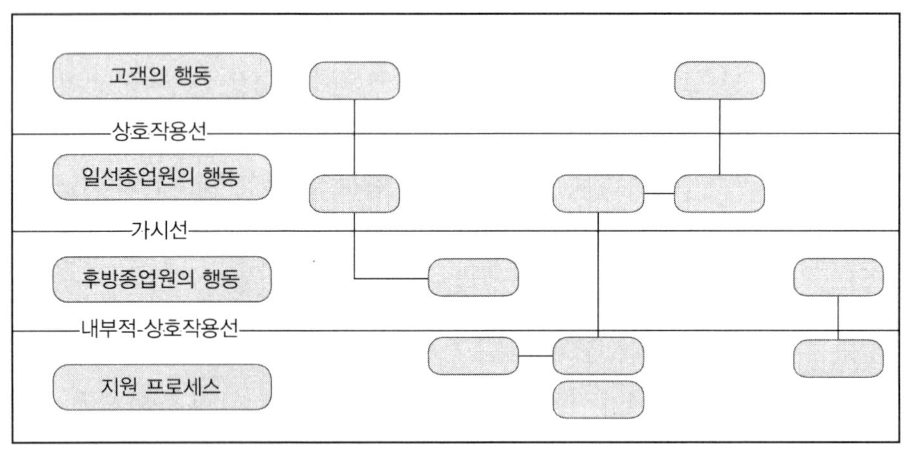

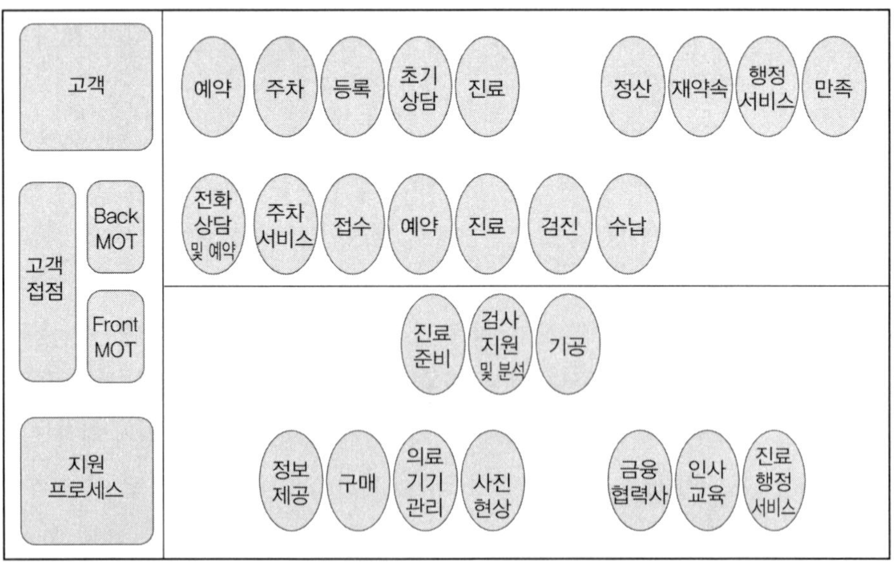

그림 6-6 치과의 청사진(Blue print)

세스 흐름도 사이의 가장 중요한 차이점은 고객과 서비스 프로세스에 대한 고객관점이 포함된다는 것이다. 실질적으로 서비스 청사진을 효과적으로 설계하려면 그림의 시작을 고객의 관점에서 시작하고 제공시스템과 연결하기 위한 노력이 가장 중요하다.

6.6 물리적 환경

의료서비스에서 물리적 환경에 대한 투자는 환자의 만족도, 회복기간, 서비스품질과 고객가치 및 재방문의사에 긍정적인 영향을 미침으로써 높은 수익을 제공할 수 있다. 의료서비스의 물리적 환경으로는 건물의 외양, 내부 인테리어, 간판, 화장실, 직원들의 유니폼, 각종 장비, 안내책자, 명함, 심벌과 로고 등을 포함한다.

물리적 환경(Physical Environment)을 디자인하는 것은 시간과 노력이 많이 드는 작업이며, 실행에는 많은 자금이 투입된다. 물리적 환경은 풍경(Landscape)'이라는 말에서 유래되어 서비스스케이프(Servicescapes)로 불리기도 한다. 서비스스케이프는 물리적 환경의 스타일과 외관을 의미하고, 고객의 경험을 구체화하는 또 다른 요소를 포함하고 있다. 물리적 환경은 한번 설계되면, 쉽게 바뀌지 않는다. 고객주도형 경험경제에서, 의료서비스는 단순한 경제적 거래(Economic Transaction)가 아니다. 환자와 가족들은 안락함, 편의성, 안전, 정보 그리고 서비스를 제공받는 물리적 환경에 많은 것을 기대한다. 이처럼 환경은 단순한 서비스 경험 이상의 의미를 갖는다. 물리적 환경은 환자의 웰빙, 기분, 행동, 가치와 품질에 대한 인식에 중요한 영향을 미친다. 배치, 장식품, 가구, 조명, 간판, 냄새, 청결을 포함한 물리적 환경은 의료서비스 경험의 중요한 부분을 차지한다. 사용 가능한 공간, 수용능력, 자원, 고객의 기대에 영향을 받지만 대학병원에서부터 중소형 병원에 이르기까지 모든 의료서비스 제공자들은 전체적 의료서비스 경험을 향상시키기 위해서 물리적 환경을 설계하고 관리하는데 많은 노력을 기울여야 한다. 다시 말해, 물리적 환경은 경험에 가치를 부가하는 도구이다. 깨끗하고, 안전하고 잘 정비된 매력적인 환경은 환자와 가족 그리고 직원에 이르기까지 모든 사람들의 긍정적 감정을 형성하는 데 중요한 역할을 한다.

훌륭한 의료조직은 환자와 직원들로부터 피드백을 듣고, 서비스스케이프(Servicescape) 설계와 관련된 지식과 근거중심 원칙들을 사용한다. 서비스스케이프는 주변 환경, 공간 환경, 표지판 및 기호, '다른 사람들'이라는 4가지 환경적 차원으로부터 받는 환자의 인상이다. 고객들은 환경 조건들을 다 다르게 경험하기 때문에, 서비스스케이프를 똑같이 인식할 수 없다. 또한, 모든 고객의 반응은 자신의 성격, 가치, 기분, 이전 경험, 기대 그리고 다른 조절변수(Moderator)를 통합하여 파악한다. 그렇기에 같은 날, 같은 환경에서, 동일한 서비스 제공자로부터 동일한 서비스를 제공받아도 서로 다르게 서비스스케이프를 지각한다. 서비스스케이프 모델에서 조절변수는 한 사람이 어떤 경험에 반응하거나 인식하는 방식에 영향을 주는 개인적 요소이다. 이런 요소에는 나이, 문화 · 사회 · 경제적 배경, 신체적 기능, 삶에 대한 관점과 경험, 성격 특성 그리고 특정한 날의 기분 등이 포함된다. 예를 들어, A

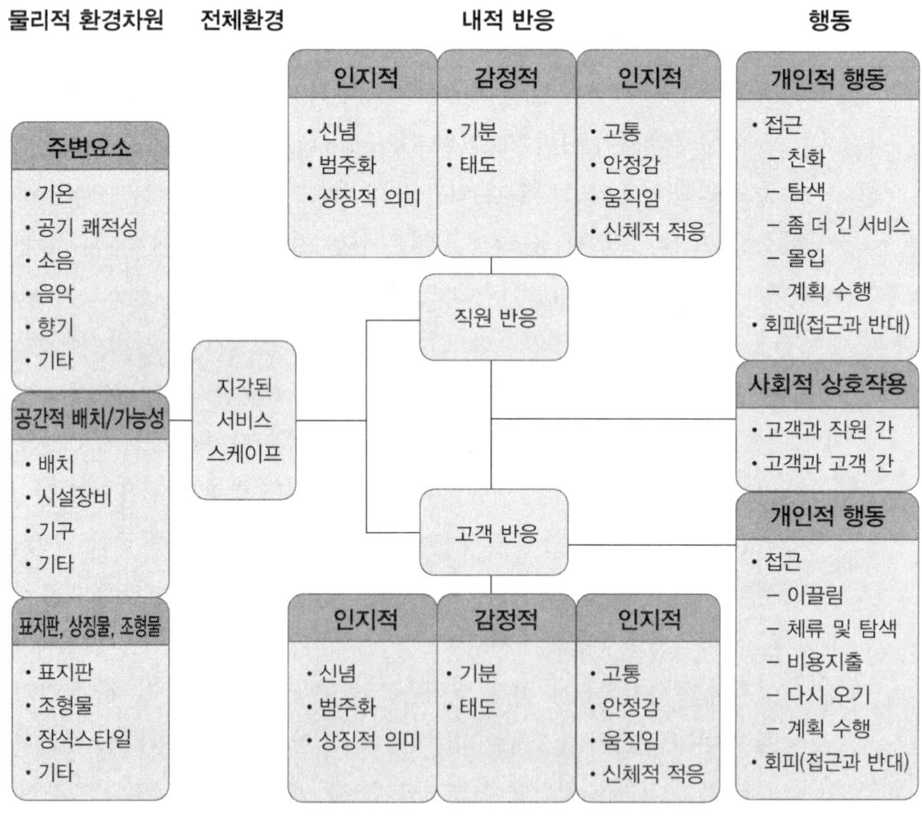

자료: Mary J. Bitner(1992). Servicescapes: The Impact of Surroundings on Customer and Employees. Journal of Marketing. 57–71.

그림 6-7 서비스스케이프 모델

라는 사람은 혼자 있는 것을 좋아하기 때문에 대기실에 10명 이상이 있으면 붐빈다고 생각한다. 반면에, B는 사람들이 많은 환경을 즐기기 때문에 그 동일한 상황을 10명 직원들이 효율적으로 대기실을 관리하고 있는 증거라고 볼 수도 있다. 건강상태도 환경을 인식하는 방법에 큰 영향을 준다.

환경심리학의 기본적인 모델을 만든, 비트너(Mary Jo Bitner)는 포괄적인 모델을 개발하였다. 서비스스케이프라고 불리는 서비스 환경의 주요 차원을 보여 주고 있다([그림 6-7] 참조). 이러한 차원은 주변요소, 공간적 배치/기능성, 표지판, 상징물, 조형물 등을 포함한다. 서비스스케이프는 생리적 반응, 인지 반응, 감정 반응이라는 3가지 반응을 초래한다. 의료서비스 경험을 토대로, 고객들은 '접근' 혹은 '회피' 중 하나의 반응을 보인다. 이런 반응은 의료서비스 혹은 서비스 제공과 관련이 없다. 단지 서비스 환경에 대한 고객들의 본능적인 반응일 뿐이다. 서비스스케이프 반응은 고객만족도, 재방문율, 직원의 근속, 입소문 등에 영향을 줄 수 있다. 그래서 의료관리자들은 내·외부 고객들에게 전하고 싶은 품질과 가치에 부합하는 환경적 차원들을 향상시키는 데 시간을 투자해야 한다.

6.7 사람

사람(People) 혹은 인력은 서비스 전달과정에 참여하여 구매자의 지각에 영향을 미치는 모든 행위자로 서비스가 제공되는 순간에 존재하는 직원, 고객 그리고 서비스 환경내의 다른 고객들 모두를 포함한다. 의료서비스 제공에 참여하는 모든 행위자는 고객이 서비스에 대해 미리 감을 잡게 하는 단서가 된다. 예를 들면 이들의 복장, 외모, 태도 그리고 행동은 모두 고객의 서비스품질 지각에 영향을 미친다.

특히 의료서비스의 경우 일선 서비스접점에서의 직원들의 태도는 고객들의 만족도와 충성도를 결정짓는다. 경쟁우위에 있는 의료조직의 경우 최상의 고객서비스 목표를 달성하기 위해 직원들에게 권한과 동기를 부여하고 보상한다. 대부분 의료서비스 경험에서, 환자 접촉 직원들이 만족 환자와 불만족 환자의 차이를 만든다. 따라서 직원들은 임상적으로 잘 훈련되어 있어야 할 뿐만 아니라, 환자의 기대를 충족할 수 있도록 동기(Motivation)와 권한(Empowerment)을 부여받아야 한다. 따라서 의료조직 관리자의 리더십과 경영 기술은 직원 행동에 큰 영향을 줄 수 있으며, 직원의 동기와 권한 부여에 필수적이다.

일반적으로 서비스 조직의 직원은 매우 중요하다. 능력 있고 동기부여가 잘된 직원이 탁월한 서비스와 생산성을 만들어 낼 수 있다. 의료조직의 경쟁력이란 우수한 품질을 낮은 가격에 양질의 서비스로 제공하는 것이다. 그러나 이 모든 것은 사람에 의해 결정되고, 서비스품질이나 원가절감을 통한 낮은 가격 또한 사람에 의해 결정되기 때문에 사람을 관리하는 것이 가장 중요한 것이다. 결국 사람관리는 경영관리의 하위 개념이 아니라 병원에서 사람관리란 경영 그 자체로 인식해야 할 것이다. 고객과의 관계를 유지하기 위해서는 병원에 근무하는 직원을 잘 관리해야 한다. 직원관리란 병원조직이 성장 발전을 위한 목표달성을 위해 필요한 인력을 채용하고 유지 · 개발 및 활용하는 계획적이고 조직적인 관리활동의 체계를 의미한다. 서비스 조직에 대해 업무만족도와 몰입이 높고 동기부여가 잘 된 생산적인 직원을 보유하고 있다는 것은 조직의 성공에 매우 중요하다.

의료서비스 경험은 독특하다. 그렇기에 모든 의료서비스 경험들을 다루는 데 필요한 정책과 절차들을 미리 정의하는 것이 가능하다고 믿어서는 안 된다. 직원들은 담당 환자 또는 서비스 구역에서 발생하는 모든 다양한 상황들에 대처할 수 있도록 요구받고 신뢰받고 있음을 알아야 한다. 직원을 제대로 선택하고 교육했다고 여긴다면, 경영진은 직원이 책임감, 기술, 열정, 즐거움을 갖고 자신들의 업무를 수행할 수 있도록 만들어야 한다. 조직의 관점에서, 직원들을 관리하고 유지하는 비결은 직원들이 재미있고, 공정하고, 흥미있고, 중요하다고 인식하는 업무 상황들을 조성하는 것이다. 만약 조직이 이런 요소들을 업무 상황들로 만들 수 있다면, 직원들이 열심히 일하고 고객을 만족시키는 동기가 될 것이다.

사람은 사회적 동물로서, 그들이 어딘가에 속해 있다고 느끼고 싶어한다. 이것은 주변 사람, 즉 고객과 동료와 상사로부터 인정받고 피드백 받을 때 가능하다. 만약 직원이 우수한 서비스에 대해 인정받고 감사함을 느끼게 된다면, 그들은 우수한 서비스를 지속적으로 제공할 것이다. 만약 잘만 된다면, 월별로 포상을 주는 경우 일을 잘한 스타 직원은 높은 성과를 인정받고 강력하게 동기부여 될 수 있다.

훌륭한 리더들은 직원들에게 동기부여하고, 그들의 재능을 개발하고, 그들에게 적절한 자원을 제공하며, 그들이 성공하면 보상한다. 만약 의료관리자와 감독자들이 적절한 인센티브를 제공하고 직원의 욕구를 충족한다면, 직원들은 자신들의 업무가 재미있고, 공정하고, 흥미롭고, 중요하다고 여겨 직장생활에서 만족감을 느낄 것이다. 만약 직원들이 만족하면, 고객들의 요구를 충족하기 위해 노력할 가능성이 훨씬 높아진다. 고객만족도는 해당 의료조직과의 긍정적인 관계로 나타나고, 이는 긍정적인 입소문과 함께 지역사회의 지원과 수익 개선으로 이어진다. 직원만족에 미치는 리더들의 중요성, 고객만족에 미치는 직원만족도의 연관성이 연구결과로도 증명되었다. Zeithaml, Bitner and Gremler(2008)의 연구는 직원만족도와 고객만족도간의 관계를 뒷받침하며, 만족한 직원들이 만족한 고객들에게 기여하고 만족한 고객들은 직원들의 직업 만족도를 강화할 수 있다고 주장하였다. 서비스 직원들이 직장 생활에서 행복하지 않다면, 고객만족은 달성하기 어려울 것이다.

7. 서비스 마케팅 과정

마케팅은 시장과 고객욕구를 이해하는 것에서 시작된다. 이러한 이해를 바탕으로 마케터는 고객지향적 마케팅전략을 수립하고, 가치있는 제품을 전달하기 위해 통합적 마케팅프로그램을 개발한다. 기업의 통합적 마케팅프로그램이 고객에게 탁월한 가치를 제공하는 경우, 고객은 만족하게 되고 기업과 장기적인 관계를 형성하게 된다.

전략적 마케팅 프로세스의 첫 단계는 전략적 분석을 실시하는 것이다. 전략적 분석은 상황분석(Situational Analysis)을 통해 이루어진다. 우선 의료기관이 어떻게 나아가야 할지를 결정하기 위해서 거시환경분석을 포함하여 시장분석, 내부분석 및 경쟁자 분석을 하게 된다. 상황분석은 세 가지로 나누어진다. 첫째, 시장분석은 기존의 제품이나 서비스 시장 혹은 새로이 고려되는 시장 수요의 특징과 추이를 파악한다. 둘째, 내부분석은 경쟁기업과 비교한 자사의 강점과 약점을 분석하는 것이다. 경쟁자 분석은 경쟁의 강도 및 경쟁기업의 강점과 약점을 분석하는 것이다. 셋째, 환경분석에서는 사회문화적 변화나 법제도적 구조와 같은 거시적 환경과 각 제품이나 서비스 시장에 참여하고 있는 공급업자, 유통참여자, 기타 서비스 제공업자 등의 제도적 · 행태적 특징들이 분석된다.

상황분석이 이루어지고 난 다음에는 수요를 측정하여 시장을 세분화하게 된다. 세분화된 시장에서 의료기관은 다양한 고객층 가운데 어떠한 고객을 대상으로 할 것인지 구체적인 시장을 결정하게 되는데 이를 표적시장(Target Market)이라고 한다.

즉 표적시장을 선정하는 것은 서비스를 구매할 만한 고객들이 누구인가를 찾아내는 것을 의미하고 자신에게 가장 유망한 집단을 선택하는 과정이다. 표적시장내 고객들의 마음에 독특한 위치를 설정하기 위해 서비스 컨셉(Service Concept)을 결정하는 것을 포지셔닝(Positioning)이라고 한다. 포지셔닝의 결과로 제시되는 서비스 컨셉은 의료기관이 고객에게 제공하는 서비스에 대한 약속을 의미한다. 즉, 의료기관이 고객에게 서비스를 어떻게 전달하겠다는 의사표시이다. 서비스를 제공하는 의료기관 혹은 특정의 의료서비스는 경쟁관계에 있는 의료기관이나 서비스와 관련하여 고객의 마음속에 독특하고 고유한 위치를 확보하고 유지하게 되면 성공적으로 포지셔닝 되었다는 것을 의미한다.

서비스 상품에 대한 시장성이 확인되고 대략적인 표적시장이 정해지면 이를 기초로 하여 서비스마케팅 7P 믹스를 개발하게 된다. 서비스마케팅 7P 믹스란 앞에서 언급하였듯이 전통적 4P 즉 상품(Product), 가격(Price), 유통(Place), 촉진(Promotion)에 추가하여 서비스 특성에 기인한 세 가지 요소 즉 서비스 프로세스(Process), 물리적 환경(Physical Environment) 및 사람(People)의 3P를 종합적으로 결정하게 된다. 이

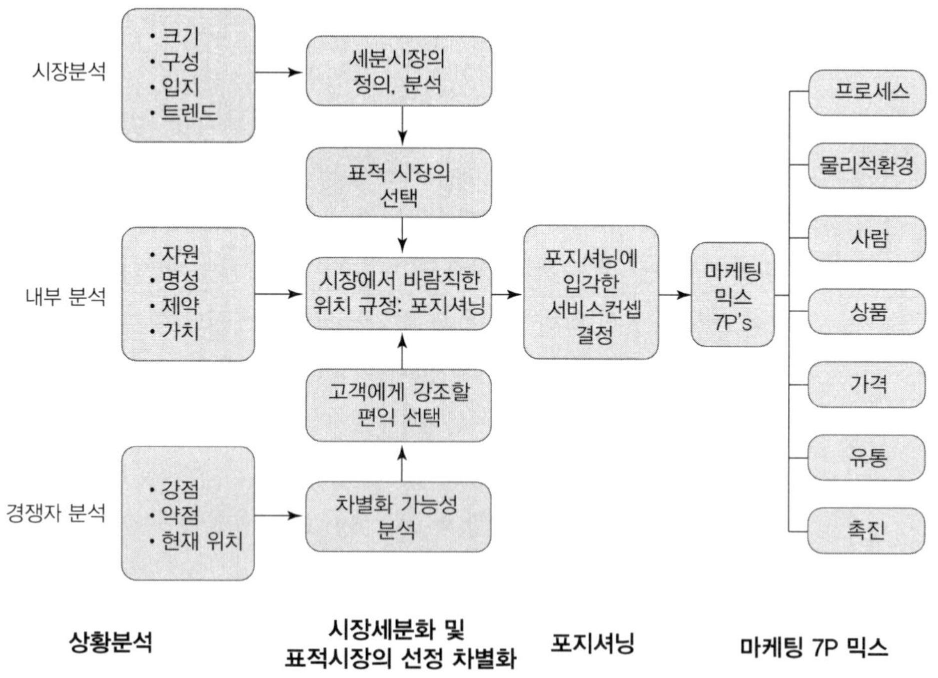

그림 6-8 전략적 마케팅 프로세스

를 도식화하여 나타내면 아래와 같다([그림 6-8] 참조).

한편, 경쟁 위치를 분석하기 위하여 포지셔닝 맵을 이용하기도 한다. 포지셔닝 맵(Positioning Map)은 경쟁 위치를 시각화하거나 시간의 경과에 따른 발전을 도표화하는 것이며, 잠재적인 경쟁자의 반응에 대한 시나리오를 만드는데, 아주 훌륭한 도구이다. 포지셔닝 맵(지각도)을 만드는 것은 시장에 존재하는 경쟁제품에 대한 소비자의 인식을 도식적으로 표현하는 데 유용한 방법이다. 세 가지 속성을 보여 주기 위해 3차원 모델이 사용될 수도 있지만 보통 지도는 2개의 속성(축)을 가진다. 시장에서 제품의 성과를 보여 주기 위해 세 가지보다 많은 속성이 이용된다면, 한꺼번에 보여 주기 불가능하므로 개별적인 지도가 그려져야 한다.

포지셔닝 맵 즉, 지각도(Perception Map)는 소비자 조사를 통하여 얻는 정보들을 기초로 의료시장의 다양한 경쟁기관에 대해 소비자들이 실제로 어떻게 지각하는지를 도면상에 그려 표시해 보는 것이다. 이를 위해서는 소비자들이 고려하는 중요한 속성(Salient Attributes)을 명확히 파악해야 하는데 이는 주관적 요소로 소비자마다 다르게 나타난다.

포지셔닝 전략을 수립하기 위해서는 해당 의료서비스 기관의 마케터는 자사 브랜드와 관련하여 소비자들이 어떤 지각(Perception) 또는 연상(Association)을 할 것인가를 결정하여야 한다. 이와 같이 포지셔닝 컨셉(Positioning Concept)은 마케터가 소비자의 마음속에 자사브랜드가 차지하기를 원하는 위치를 의미한다. 고객분석과 경쟁자분석으로부터 자사가 경쟁적 우위(Competitive Advantage)를 차지할 수 있는

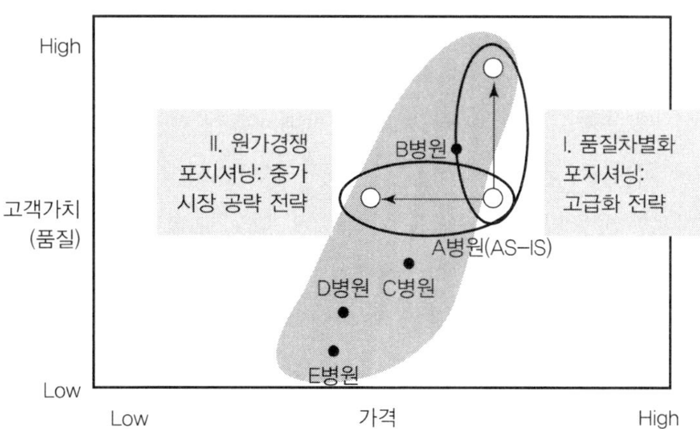

그림 6-9 포지셔닝 컨셉 결정

포지셔닝 컨셉을 개발하여야 한다.

의료시장에서 위치할 전략적 포지셔닝 설정은 경쟁자의 전략방향 파악, 자사 역량분석, 소비자 틈새시장 확인, 시장세분화 기준 재조정 등에 대한 분석과 전략적 통찰력에 의해 결정한다. A병원은 고급화 전략을 통한 품질 차별화 포지셔닝으로 가격은 고가이지만 의료의 질을 향상시켜 고객에게 접근할 수도 있고, 중가시장의 공략을 통한 원가경쟁 포지셔닝으로 의료의 질은 동등하지만 가격을 조정하는 서비스 포지셔닝 컨셉을 설정할 수 있다.

8. 서비스품질

최근 고객은 자신이 과거에 받았던 서비스보다 더 높고 더 일관된 품질의 서비스를 제공받으려는 기대를 가지고 있으며 이러한 기대는 경쟁의 심화로 한층 강화되고 있다. 이러한 시대적 요청은 바로 서비스산업에서 품질의 중요성을 반영하는 것으로 높은 서비스품질은 시장점유율을 향상시키고 지속가능한 경쟁우위를 확보하는 차별화 방법으로써 프리미엄 가격과 고부가가치의 높은 수익구조로 연결될 수 있다. 병원과 같은 서비스 조직 운영시 보다 효율적인 서비스 제공을 위해서는 마케팅이 운영관리 및 인적자원관리 기능과 함께 통합되어 운영되어야 하듯이, 고객가치 창출을 위해서는 비용적인 측면도 고려하여 서비스품질 뿐만 아니라 생산성까지도 함께 고려되어야 할 것이다.

서비스품질(Service Quality)이란 무엇인가? 기업은 서비스품질의 측정, 서비스품질 문제의 원인 파악, 그리고 서비스품질 관련 문제의 개선을 위한 설계 및 실행 등과 같은 이슈를 다루기 위해서는 서비스품질에 대한 이해가 필수적이다. 모든 고객은 매번 다양한 경험을 기대한다. 물론 고객도 '완벽'이란 존재하지 않음을 알지만, 무슨 오류이든지 간에 자신에게 일어나지 않기를 바란다. 모든 의료조직은 높아지는 환자기대와 더 많은 것을 요구하는 환자를 대면한다. 늘어가는 정보 접근 방법들과 함께 고객 행동주의(Customer Activism)는 서비스품질을 더욱 중요하게 만들었다. 의료관리자는 환자의 의료서비스 경험에 대한 높아진 기대를 알아내고 충족하기 위해 더욱 노력해야만 한다. 서비스품질은 오늘날의 의료 시장에서 중요한 경쟁

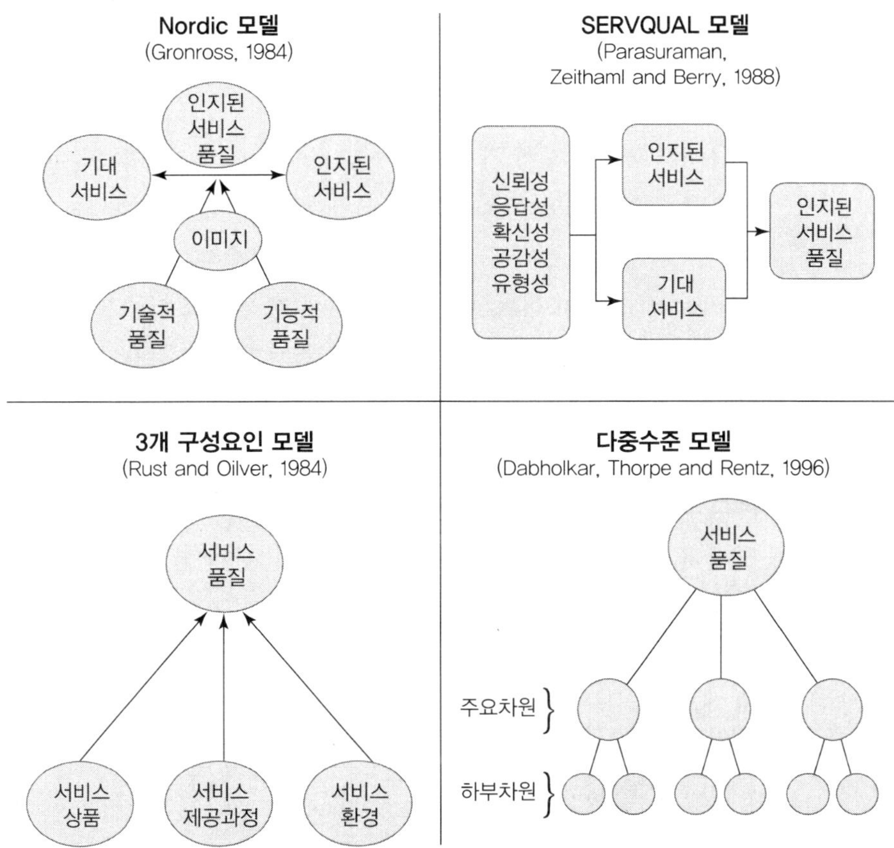

자료: Brady M. K. and Cronin J. J. (2001). Some New Thoughts on Conceptualizing Perceived Service Quality: A Hierarchical Approach. Journal of Marketing. 65(3). p.35.

그림 6-10 서비스품질 개념의 변화

력이 되고 있다.

일부 사례에서는 의료제공 프로세스의 품질이 임상품질만큼 중요하게 들어났다. 대부분 환자는 임상진료의 품질을 정확하게 평가할 수 없으므로, 프로세스의 품질과 의료기관이 환자를 대하는 방법에 의지하여 전반적인 서비스품질을 결정한다. 결과적으로 최고 의료서비스 부문 말콤볼드리지상은 평가 항목중 하나로 '환자들, 다른 고객들 그리고 시장에 중점을 두는지'를 평가한다. 이 권위 있는 상을 받기 위해 노력하는 의료서비스 제공자는 환자 진료에서의 임상품질과 진료를 제공하는 프로세스에 더 많은 주의를 기울이고 있다. 물리치료에서의 경험, 전체적 입원 경험 혹은 정밀검사를 받는 동안의 경험을 환자가 어떻게 생각하는지 정확하게 측정하는 것은 고품질 서비스에 도달하기 위해 반드시 필요한 과제이지만, 이를 정확히 파악해 내는 것은 결코 쉬운 일이 아니다.

서비스품질에 대한 개념은 1984년 Gronroos의 Nordic 모델에서 서비스품질을 기술적 결과품질(Technical Outcome Quality)과 과정품질(Process Quality)로 구분하여 제기함으로써 본격적으로 논의되기 시작하였다. 그 후 Parasuraman, Zeithaml과 Berry에 의하여 신뢰성을 포함한 다섯 개 차원에 의한 SERVQUAL 모델이 제시되어 서비스품질 측정의 가장 대표적이면서도 널리 사용되는 도구로 활용되어 왔다. Rust와 Oliver는 서비스품질을 서비스 상품(Service Product), 서비스 제공과정(Service Delivery), 서비스 환경(Service Environment)과 같은 요소로 구성되어 있는 것으로 보았으며, Dablholkar, Thorpe과 Rentz는 서비스품질을 다중수준으로 파악하여 주요차원(Primary Dimensions)과 하부차원(Subdimensions)의 2개 차원으로 구분하였다.

한편, 최근 들어 Brady와 Cronin은 서비스품질을 구성하는 세 개의 차원이 각각 세 개의 하위차원으로 연속적으로 구성되는 위계적 구조로 서비스품질에 대한 접근을 시도하였다. 이러한 세 개의 차원은 상호작용 품질(Interaction Quality)(태도, 행동, 전문성), 물리적 환경 품질(Physical Environment Quality)(주변여건, 디자인, 사회적 요인), 결과 품질(Outcome Quality)(대기시간, 유형적 요소, 극성) 등으로 구성되는 것으로 보았다. 또한 이러한 아홉 개의 하위차원 품질은 각각 신뢰성 요소(Reliability Item), 응답성 요소(Responsiveness Item), 공감성 요소(Empathy Item) 등으로 구성되는 것으로 제기하여 서비스품질을 총 27개의 요인으로 구성되는 것으로 설명하였다. 가장 대표적인 서브퀄 모형을 설명하면 다음과 같다.

✲ 서브퀄(SERVQUAL)

서비스품질을 측정하는 다양한 방법 중 자주 사용되는 설문조사 기법이 바로 서비스품질(Service Quality)의 준말인 서브퀄(SERVQUAL)로, Parasuraman, Zeithaml and Berry(1998)이 개발했다. 서브퀄은 심리측정학적(Psychometric) 특징들을 확인하기 위해 광범위하게 연구되어왔다. 이 기법은 5가지 범주에서 고객들이 서비스 경험의 품질을 인식하는 방법을 측정한다.

① 신뢰성(Reliability)

한결같이, 확실하게, 정확하게 서비스를 제공할 수 있는 조직과 직원의 능력

② 대응성(Responsiveness)

즉각적인 서비스를 제공하여 고객들을 도우려는 직원의 의향

③ 확신성(Assurance)

직원의 지식, 공손함 그리고 신뢰를 줄 수 있는 능력

④ 공감성(Empathy)

각 고객에게 개별화된 주의를 기울이고 배려하려는 직원의 능력

⑤ 유형성(Tangibles)

조직의 물질적 시설, 장비, 직원들의 외모

서브퀄은 응답자에게 다섯 분야의 상대적 중요성을 평가해달라고 요청한다. 평가결과를 통해 조직은 고객들에게 가장 중요한 것이 무엇인지 이해할 수 있게 된다. 각 분야에서 서브퀄은 조직들의 직접적인 주의가 필요한 서비스 갭을 알아내기 위해 고객들에게 무엇을 기대했는지, 실제 경험이 어땠는지를 물어본다. 서브퀄 지수(SERVQUAL index)는 소매업과 그 밖의 서비스 산업들을 위해 개발 되었다. Ramsaran-Fowdar는 서브퀄 측정을 연구했고, 핵심 의료결과(예: 환자 교육, 의사 추천)를 포함한 의료서비스와 전문성(예: 지식과 기술을 갖춘 보조직원)과 관련된 서비스 차원들을 추가로 찾아냈다. 서브퀄은 의료조직들에서 폭넓게 이용되었고 다양한 결과들을 보였다. 아래에서는 병원 서비스품질 평가를 위해 SERVQUAL 설문조사 도구를 제시하고 있다. 서브퀄 도구는 의료서비스품질에 미치는 환자 접촉 직원들의 중요성을 반영한다. 유형적 요소는 주로 환경과 전달시스템의 물질적 요소들을 나타낸다. 신뢰성은 조직의 전달 시스템 설계와 서비스 제공자의 능력을 반영하고, 나머지 3가지 요소들 즉 대응성, 확신성, 공감성은 대부분 환자 접촉 직원들의 책임을 나타낸다.

✲ 서브퀄 응용사례 : 의료서비스품질에 대한 고객들의 인식 측정도구

1. 병원의 시설, 장비 그리고 직원들의 외양

2. 약속한 서비스를 믿음직하게 그리고 정확하게 수행할 수 있는 병원의 능력
3. 고객들을 도와주고 즉각적인 서비스를 제공하려는 병원의 의향
4. 병원 직원들의 지식과 예의 그리고 신뢰와 자신감을 전달할 수 있는 능력
5. 병원이 고객들에게 제공하는 개인화된 관심의 정도

① 유형성(Tangibles)

P1. ○○○병원은 현대적인 장비들을 갖추고 있다.
P2. ○○○병원의 시설들은 시각적으로 눈길을 끈다.
P3. ○○○병원의 직원들은 단정해 보인다.
P4. 서비스와 관련된 ○○○병원의 재료들은 깨끗하고 위생적이다.

② 신뢰성(Reliability)

P5. ○○○병원은 정해진 시간에 무엇을 하겠다고 약속하면 그대로 이행한다.
P6. 환자에 문제가 있으면 ○○○병원은 문제 해결에 적극적으로 도움을 준다.
P7. ○○○병원은 서비스를 제공할 때 첫 시도에 올바르게 수행한다.
P8. ○○○병원은 약속한 대로 서비스를 제공한다.
P9. ○○○병원은 오류 없는 서비스를 고집한다.

③ 대응성(Responsiveness)

P10. ○○○병원의 직원들은 의료서비스를 수행할 때 정확하게 알려준다.
P11. ○○○병원의 직원들은 즉각적인 의료서비스를 제공한다.
P12. ○○○병원의 직원들은 항상 기꺼이 도와준다.
P13. ○○○병원의 직원들은 고객들의 요청에 항상 응한다.

④ 확신성(Assurance)

P14. ○○○병원 직원들의 행동은 고객들에게 신뢰를 준다.
P15. ○○○병원에 가서 그들과 거래하는 것에 대해 안심된다.
P16. ○○○병원의 직원들은 항상 예의 바르다.
P17. ○○○병원의 직원들은 질문에 답변할 수 있는 지식을 가지고 있다.

⑤ 공감성(Empathy)

P18. ○○○병원은 각 환자에게 귀를 기울인다.

P19. ○○○병원은 모든 고객들에게 편리한 방문 시간을 허용한다.

P20. ○○○병원에는 환자들에게 귀를 기울이는 직원들이 있다.

P21. ○○○병원은 환자들의 이득을 최우선으로 염두에 둔다.

P22. ○○○병원의 직원들은 환자들의 요구가 무엇인지 알기 위해 노력한다.

CHAPTER 07

의료의 질 관리와 환자 안전

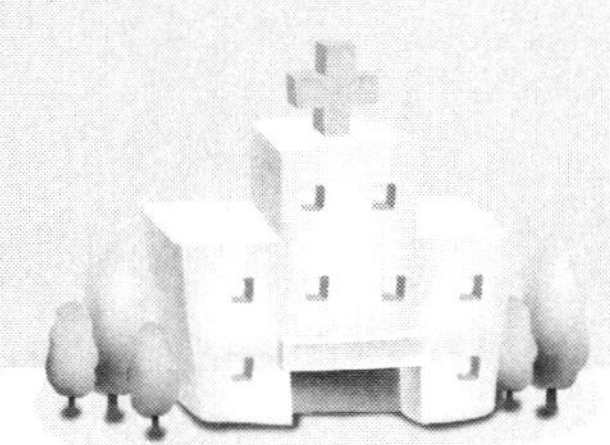

1. 질 관리(질 향상)의 필요와 중요성

의료기관 평가제도의 시행과 의료기관 인증제도의 시행 이후 의료의 질에 대한 병원들의 관심이 매우 높아지고, 의료의 질을 향상시키기 위한 다양한 활동이 활발하게 전개되고 있다. 이러한 현상은 비단 우리나라만 그런 것이 아니고 전 세계의 의료 분야에서 공통적으로 벌어지고 있다. 이와 같이 의료의 질 평가, 관리와 향상 활동에 관심이 높아지는 이유와 그 중요성을 살펴보면 다음과 같다.

첫째, 의료서비스의 질에 대한 소비자의 관심과 욕구
일반적으로 제품과 서비스를 구매하는 소비자의 판단 기준 중 가장 중요한 것은 품질과 가격이다. 이는 의료서비스의 경우에도 마찬가지다. 우리나라와 같이 의료서비스의 가격이 제3자 지불자(보험자)에 의해 통제되는 경우에는 진료비(가격)의 중요성은 줄어들고 질적인 기준의 중요성은 더욱 커진다. 1980년대 후반에 전 국민이 건강보험(의료급여 포함)의 대상자가 되면서 의료 이용의 재정적 장벽이 낮아졌고, 그 결과 의료 이용량은 과거에 비해 크게 늘어났다. 또한 무의촌 해소, 보건소 병원화 사업을 비롯한 의료의 양적 공급 확충과 접근성 제고 정책에 의해 의료 이용이 한결 용이해졌다. 따라서 소비자의 관심은 의료서비스의 이용 가능성보다 의료의 질적인 문제(양질의 의료서비스)로 옮겨갔다. 보다 양질의 의료서비스를 이용하려는 소비자의 욕구는 매우 강하며, 이는 실제로 질적으로 좋은 의료기관과 의료제공자를 적극적으로 찾는 소비자의 행태로 이어지고 있다. 또한 빠르게 높아지는 소비자의 기대와 요구 수준에 비해 의료의 질적 수준 향상이 따라가지 못해 의료서비스에 대한 소비자의 불만이 계속 되고 있으며, 이는 의료제공자들이 질 향상을 위해 더욱 노력해야 하는 강한 자극과 압력으로 작용하고 있다.

둘째, 의료의 질에 초점을 맞춘 의료정책

국민들이 의료 이용에 있어서 질적인 측면에 많은 관심을 가지고, 양질의 의료서비스에 대한 욕구가 날로 커지며 환자 안전에 대한 사회적 관심이 높아짐에 따라 정부의 의료정책도 양적인 공급 확대나 접근성의 개선보다 의료의 질 향상에 중점을 두는 방향으로 변하였다. 질 향상을 위해서는 우선 질 평가를 통한 현황 분석과 문제점(개선 과제) 파악이 필요하다. 과거 의료 전문가와 의료인 단체의 자율적 활동 위주로 이루어졌던 질 평가도 국가 차원의 체계적인 평가와 개선으로 바뀌어 가고 있다. 그 대표적인 사례가 과거의 의료기관 평가제와 현재 시행 중인 의료기관 인증제이다. 의료법에 그 근거를 두고 모든 병원들의 의무적 참여 속에 시행되었던 의료기관 평가제는 가장 기본적이고 강력한 의료의 질 평가 기전으로 병원의 질 향상 활동에 심대한 영향력을 발휘하였으며, 병원들이 질 향상에 적극적인 관심과 대응을 하게 된 결정적인 계기가 되었다.

셋째, 의료기관의 경쟁력 강화 전략

제품이나 서비스의 질을 향상시키려는 제공자의 노력은 시장에서의 경쟁 상황과 밀접한 관련이 있다. 경쟁이 없는 독과점 시장에서 제공자의 품질에 대한 관심은 상대적으로 약할 수밖에 없다. 소비자의 구매 판단 기준으로 품질이 중요하기 때문에 품질은 경쟁력의 원천으로서 매우 중요하다. 재구매 의사를 가진 충성도 높은 고객의 확보와 그들의 지지는 조직을 유지하고 발전시키는 가장 중요한 원동력이 된다. 충성도 높은 고객은 제품과 서비스의 이용을 통해 만족한 고객이며, 고객 만족을 위해서 반드시 필요한 것이 양질의 제품과 서비스이다. 일부 서비스 종목을 제외하고는 의료제공자와 의료기관의 수가 크게 늘어나서 제공자 간의 경쟁이 심화되고 있다. 이러한 경쟁 상황에서 병원의 경쟁력을 강화할 수 있는 가장 좋은 전략은 의료의 질 향상을 통해 고객의 만족을 추구하고, 충성도 높은 고객을 확보하는 것이다.

넷째, 의료 소비자의 권한 강화

모든 분야에서 과거에 비해 소비자의 목소리가 커지고 권한이 강화되고 있으며, 제도와 정책도 소비자의 권리를 보장하는 쪽으로 변하고 있다. 과거 제공자 중심이었던 의료서비스 분야도 점차 구매자 중심으로 바뀌어 가고 있다. 의료서비스 관련 정보와 지식의 경우에도 과거에는 제공자가 독점하고 일방적으로 제공하던 방식이었으나 소비자의 공유와 참여가 늘어남에 따라 의료 이용자의 위상이 높아지고, 의사-환자 관계도 변화하고 있다. 이제 병원에 환자(Patient)는 없고 고객(Customer)만 있다는 이야기도 들린다. 소비자는 의료에 대한 정보 중 특히 의료서비스의 질에 대한 정보를 필요로 하고, 또 적극적으로 요구하고 있다. 제공자의 숫자가 늘어나고, 의료서비스의 종류가 다양해지면서 의료분야에서도 소비자의 선택권이 중요해지고 있다. 소비자는 제공자와 그들이 제공하는 서비스의 질적 수준과 성과에 대한 정보를 이용해서 합리적인 선택을 하고자 한다. 소비자의 선택권이 제대로 행사되려면 알 권리의 충족이 필요하다. 이러한 질적 수준과 성과에 대한 정보의 필요성은 의료제공자에 대한 구체적이고 객관적인 평가가 늘어나는 중요한 원인이 되고 있다.

다섯째, 환자 중심 진료와 의료의 질

최근 많은 병원들이 내세우는 목표나 슬로건은 '환자 중심 진료'이다. 환자 중심 진료(Patient Centered Care)란 병원의 주요 의사결정과 진료가 환자의 니즈 충족과 문제 해결에 근거를 두고 이루어지는 것을 말한다. 제공자의 편의와 운영의 효율성을 강조해서 만들어진 기존의 진료 프로세스를 환자의 편의 증진과 문제 해결이 쉽게 이루어지도록 개선하고(예, One Stop Service), 진료과 중심의 진료 조직을 특정 질환이나 질병군에 초점을 맞춘 전문 진료 팀이나 진료센터로 개편하는 것이 모두 환자 중심 진료를 강조하면서 일어나는 일이라 할 수 있다. 이러한 환자 중심 진료의 강조는 결국 의료의 질 강조와 관련이 있다. 환자들이 가장 원하고 필요로 하는 것은 양질의 의료서비스이다. 이를 통해 건강을 회복하고 자신의 문제를 효과적으로 해결하기를 원하기 때문이다. 환자 중심 진료의 본질은 진료프로세스나 시스템의 변화 그 자체보다 이의 궁극적 목표인 의료서비스의 질 향상과 그에 의한 환자 니즈의 충족과 고객 만족에 있다.

여섯째, 의료 전문가의 사명과 직업윤리

외부의 평가와 규제에 앞서 의료 전문가들은 자신이 수행하는 의료행위의 질적인 수준에 대해 최선을 다하려 하고 또 강한 책임감을 가지고 있다. 의료서비스가 사회 구성원의 건강과 생명에 직결되기 때문에 사회적 기대와 요구 수준이 높으며, 그에 대한 반대급부로 의료 전문가는 사회적 인정과 보상을 받고 있다. 전문가 집단의 공통적 특성 중 가장 대표적인 것이 자율성이다. 전문가는 누구로부터 간섭이나 통제를 받지 않고 자신의 판단과 기술로써 업무를 수행하고 결정짓고자 하는 성향이 강하며, 이러한 자율성이 최대한 보장되는 조직 환경을 선호한다. 의사는 의대 교육과 수련과정을 거쳐 전문의로서 활동할 수 있게 되면, 각자가 자신의 책임 하에 독립적인 진료 행위를 하는 것이 일반적이다. 물론 동료의사와 협의하고 조언을 구하기도 하지만 최종적인 판단과 의사결정은 혼자 하는 것이 일반적이며, 이에 대해 동료나 타인의 간섭이나 규제를 매우 꺼린다. 의료법에도 의료인이 행하는 의료기술의 시행에 대해 누구도 간섭하지 못한다고 명시하여 의료인의 권리를 보장하고 있다(의료법 제12조 '의료기술 등에 대한 보호'). 한편, 이러한 의료 전문가의 자율성 보장은 스스로 정화하고 개선하려는 노력과 자신이 제공하는 의료의 질에 대한 책임을 요구한다. 이러한 책임의 수행이 사회적으로 만족할 만한 평가를 받을 때는 자율성이 최대한 보장되지만, 그렇지 못하면 외부의 평가나 규제의 힘이 강해지는 경향이 있다.

2. 의료의 질의 현황과 문제점

앞서 설명한 대로 병원을 둘러싼 환경의 변화가 의료의 질 향상의 필요성을 높이고, 이를 보다 강조하는 중요한 이유와 계기가 되고 있다. 이와 함께 의료의 질의 현황이 어떤지를 개략적이나마 살펴볼 필요가 있다. 현재의 의료가 가지고 있는 질적인 문제가 바로 의료의 질 향상 활동이 필요한 직접적인 이유가 되고, 질 향상 활동의 구체적인 개선 과제와 목표를 제공하기 때문이다. 현재 우리 의료가 가지고 있는 질적인 문제는 우선 제공자 간의 큰 변이와 의료의 적정성(Appropriateness) 문제를 들 수 있다.

2.1 제공자간 변이

모든 제품과 서비스에는 질적인 변이(Variation)가 존재한다. 변이의 존재는 그 자체가 질적인 문제를 의미하며 변이의 축소나 제거는 질 향상의 중요한 목표가 된다. 변이를 일으키는 원인을 찾아내서 그 원인의 제거를 통해 변이를 줄이고 프로세스를 안정적인 상태로, 예측 가능한 상태로 관리하려는 것이 품질관리의 중요한 목표이다.

국내외의 여러 조사와 연구결과가 제공자 간에 의료서비스의 질적 수준과 성과가 크게 차이가 나고, 또 다름을 보여주고 있다. 의료의 질을 평가하는 기본적인 접근법 즉, 구조(Structure), 과정(Process)과 결과(Outcome)로 구분하여 볼 때, 3가지 측면 모두에서 큰 변이가 존재함을 볼 수 있다. 구조의 측면에서 병원 간 인력의 숫자와 수준(자격이나 면허, 교육·훈련 경력 등)의 차이, 시설과 장비의 차이, 조직 구조와 시스템의 차이가 존재하며, 과정 측면에서 병원 간은 물론 동일 병원 내에서도 의사에 따라 진료방침과 구체적인 진료방법에 차이가 있으며 의료인력의 숙련도에 큰 차이가 있다. 결과에 있어서도 사망률(생존율), 이환율, 기능 회복의 정도, 합병증 발생률, 재입원율, 만족도 지표 등에서 큰 차이를 보이는 사례들이 많다.

제공자 간에 변이가 크면 클수록 의료서비스 이용자들은 혼란스럽고 선택에 어려움을 겪을 뿐만 아니라 의료서비스 전체를 신뢰하기 어렵게 된다. 그리고 결과적으로 의료서비스로부터 원하지 않는 부작용이나 위해를 입을 가능성이 높아지고, 의료서비스 이용의 만족도도 떨어지게 된다. 따라서 이러한 제공자 간의 질적 변이는 의료의 질 향상 활동이 필요함을 가장 잘 보여주는 이유가 되며, 질적 변이를 줄이는 것이 질 향상 활동의 중요한 목표임을 말해준다.

2.2 부적절한 의료서비스의 제공

병원에서 질 관리의 중요성은 전통적으로 안전성(Safety)의 측면에서 강조되어 왔다. 사람의 생명과 건강을 다루는 의료의 특성상 안전성은 무엇보다도 중요한 질적인 요소로 강조되었기 때문이다. 미국 의학한림원(Institute of Medicine)

의 2000년과 2001년 조사에 따르면, 미국에서 예방 가능한 의료사고로 사망하는 입원 환자는 연간 5만 명에서 10만 명 정도로 추정된다. 의료선진국 미국에서 이렇게 많은 의료사고 즉, 의료의 질적인 문제로 많은 환자에게 위해(Harm)가 발생한다는 내용의 보고서(To Err is Human; Building a Safer Health System)는 사회 전체에 큰 충격을 주었으며, 이로 인해 미국 사회에서 의료의 질 관리에 대한 관심이 더욱 고조되었다.

이와 같은 의료의 질적인 문제는 부적절한 의료서비스의 제공과 이용이 상당히 많음을 보여주는 것이다. 그 이후에도 부적절 의료서비스의 내용과 양을 보여주는 연구결과들이 많이 발표되고 있다. 이와 같은 부적절 의료서비스 제공은 근거중심의료(EBM: Evidence Based Medicine)가 제대로 제공되지 않음을 의미한다. 합리적인 근거를 갖지 못한 의료행위와 치료가 많이 제공되고 있다는 것이다. 임상진료지침(Clinical Practice Guideline)과 주진료경로(Critical Pathway)의 제정과 적용을 위한 노력은 근거중심의료의 실현을 통해 의료의 적절성을 높임으로써 의료의 질을 향상시키려는 질 향상 활동이다.

3. 의료의 질 관리의 역사

최근 들어 의료의 질에 대한 관심이 높아지고 의료의 질 평가와 향상을 위한 활동이 크게 증가하고 있으나 의료의 질을 평가하고 관리하려는 노력이 최근에 시작되지는 않았다. 의료의 역사만큼 의료의 질 관리의 역사도 오래되었다고 할 수 있다. 이는 의료의 질에 대한 관심과 이를 관리하려는 노력은 언제나 의료와 함께 할 수밖에 없는 필수적인 요소임을 말해 준다.

서양의학의 역사가 그리 길지 않은 우리나라에서는 의료의 질 관리에 대한 본격적 관심과 체계적 관리 활동의 역사가 그리 오래되지 않았다. 그러나 서구 국가에서 의료의 질 관리의 역사는 비교적 길다. 의료의 질 관리 활동이 발전하고 변천한 과정을 고찰함으로써 질 관리 활동의 필요성과 중요성을 다시 한 번 인식할 수 있고, 발전의 중요한 계기나 배경을 살펴봄으로써 향후 질 관리 활동의 발전 방향을 가늠해 볼 수도 있다.

3.1 나라 밖의 역사

서양의학의 시작이라고 할 수 있는 고대 그리스 시대 이전에도 의료의 질에 대한 사회적 관심이나 이와 관련한 규제의 흔적을 찾아볼 수 있다. 그러나 오늘날 우리가 생각하는 체계적이고 과학적인 접근의 의료의 질 관리는 산업혁명 이후 병원의 발전과 그 궤를 같이 한다. 전문 간호의 발전을 통해 병원의 발전에 기여한 나이팅게일은 1860년대에 병원 간 사망률의 비교 등 지표의 비교, 이를 위한 통계 자료의 공통 양식과 정의 등을 강조함으로써 의료의 질 평가의 기초를 닦았다고 할 수 있다. E. A. Codman은 오늘날에도 쉽지 않은 의료의 결과(Outcome; Codman은 'End Result'라고 부름) 평가를 1910년대에 처음으로 시도하고 그 활용법을 보여주었다.

Codman의 정신을 계승한 American College of Surgeons가 주도하여 1919년에 시작한 Hospital Standardization Program(병원 표준화사업)은 미국 병원의 질적 수준을 끌어올리는데 크게 기여하였다. 1950년대에는 의료 전문가 단체와 소비자 단체, 정부가 함께 참여하는 JCAH(Joint Commission on Accreditation of Hospitals)가 주도하는 병원 신임제도로 발전하였으며, 오늘날에는 병원 외의 다양한 보건의료기관을 대상으로 하는 신임제도로 발전하였다. 최근에는 JCI(Joint Commission International)로 우리에게 널리 알려진 국제 의료기관신임제로 확대되었다. 이러한 의료기관 신임제도는 다른 국가로도 확산되어 많은 선진국과 개도국에서 의료기관 신임제도가 다양한 형태로 시행되고 있으며, 이는 국가적인 차원에서 의료의 질 관리의 가장 중요한 기전이 되고 있다. 뿐만 아니라 병원 단위의 질 향상 활동과 연계되어 기관 단위 활동의 올바른 방향을 제시하고, 중요한 동기부여 수단이 되고 있다. 우리나라의 의료기관 인증제도도 병원신임제도의 일환이라고 할 수 있다.

미국의 PRO(Peer Review Organization) 같은 진료비 심사 및 평가기구도 의료의 질 관리에 중요한 역할을 하고 있다. 제3자 지불자에게 청구한 진료비의 적정성을 심사하고, 제공한 의료서비스의 질적 수준이 적절하고 타당한 지를 평가하기 위한 목적으로 설립된 이 기구는 현재 진료비 심사보다 질 평가에 중점을 두고 기능을 수행하고 있다. 질 평가의 결과는 제공자들에게 개선을 위한 정보로 환류될 뿐만 아니라 의료 이용자들의 합리적인 의료 제공자 선택과 적절한 의료 이용을 돕는 유용한 정보로서 적극적으로 활용되고 있다. 우리나라의 건강보험심사평가원도 건강보험 진료비의 심사와 함께 의료의 질적 평가를 중요한 기능으로 설정하고 있다.

의료의 질적 변이를 줄이고 근거 중심의 의료를 제공함으로써 의료의 질 향상을 가져올 수 있는 효과적 방법이 의료의 표준화이다. 의료의 표준화는 구체적으로 임상진료지침(CPG)이나 주진료경로(CP)의 제정과 활용을 통해서 이루어진다. 미국 정부는 임상진료지침 제정과 보급을 활성화하기 위해 AHRQ(Agency for Healthcare Research and Quality)라는 정부 기구가 주도하는 National Guideline Clearinghouse(NGC) 프로그램에 많은 관심을 가지고 투자를 시행하고 있으며(http://www.guideline.gov), 우리나라에서도 보건복지부의 지원을 받아 임상진료지침정보센터가 운영되고 있다(http://www.guideline.or.kr).

3.2 우리나라의 역사

우리나라의 질 관리 역사는 1980년대 초반 대한병원협회의 병원 표준화심사를 중요한 출발점으로 꼽을 수 있다. 이는 미국 병원 표준화심사(Hospital Standardization Program)의 영향을 받아서 병원협회가 주도하는 민간 차원의, 의료기관의 자발적 참여에 의해서 이루어지는 본격적인 질 평가 사업이었다. 질 평가결과가 외부에는 공개되지 않았고, 병원들이 적극적으로 이에 참여하도록 유도하는 인센티브가 충분하지 않았고, 평가결과의 환류와 활용이 미흡하였다는 점에서 한계가 있으나, 질 향상을 위한 병원들의 본격적인 노력이라는 점에서 큰 의미가 있다.

1990년대 들어서 사회적으로 의료의 질에 대한 관심이 높아진 반면에, 의료서비스에 대한 불만족이 사회적으로 중요한 이슈가 되면서 의료의 질 평가에 대한 정부 차원의 개입이 시작되었다. 1995년부터 의료기관 서비스 평가제도가 시범사업의 형태로 몇 년간 계속 되었으며, 이를 토대로 하여 의료법에 시행 근거를 마련하고 2004년에 먼저 대형병원을 대상으로 의료기관 평가가 시작되었다. 평가결과는 사회적으로 공표되면서 큰 반향을 불러 일으켰고, 병원들이 의료의 질 향상을 위해 전사적이고 지속적인 활동을 벌이는 계기가 되었다. 1주기 평가가 2006년에 마무리되었고, 2007부터 2009년까지는 2주기 의료기관 평가가 시행되었다.

의료기관 평가제가 자리를 잡으면서 의료의 질 향상에 대한 병원의 높은 관심과 적극적인 활동을 끌어내는 계기가 되었고, 여러 가지 성과도 있었으나 문제와 한계를 지적하는 목소리도 커졌다. 질 평가 항목을 구조 측면 일변도에서 벗어나 과정 및 결과 측면의 평가 항목(임상 질 지표 등)을 늘릴 필요성, 환자 안전을 강조하고 관련 평가 항목의 비중을 늘려야 한다는 주장, 평가요원의 전문성을 강화하고 전문(전담)기구를 설치할 필요성, 평가 전 사전 교육과 자문 기능 강화의 필요성, 인증 기간 중 병원 자체 평가의 시행과 이를 공식적으로 평가결과에 반영할 필요성, 본격적인 신임(인증)제로 발전시킬 필요성, 의무적인 의료기관 평가제 대신 병원의 자발적인 참여를 유도하는 제도로의 변경 등 기존 의료기관 평가제의 수정, 보완 필요성이 강력히 제기되었다. 이와 함께 외국인 환자 유치 활성화, 보건의료산업 육성 의지와 맞물려 의무적 시행의 의료기관 평가제를 대신하여 의료기관 평가인증원이 주도하는 의료기관 인증제가 2010년부터 시작되었고, 2014년 현재 500개가 넘는 병원이 자발적으로 인증을 받았다(http://www.koiha.or.kr/home).

종전에 보험자(건강보험공단)의 하부 조직으로 있던 진료비 심사기구가 독립기구로 개편되면서 조직의 명칭을 건강보험심사평가원으로 설정한 이유는 진료비 심사뿐만 아니라 질 평가를 중요한 기능으로 설정하고 있음을 분명히 보여주기 위함이었다. 실제 질 평가는 점차로 이 기구의 중요한 기능으로 자리 잡고 있다. 최근에는 특히 진료의 결과(Outcome) 측면의 평가 지표들을 설정하고, 의료기관별 결과지표의 값을 측정하고 발표함으로써(요양급여 적정성 평가) 국민들에게 의료 제공자들의 질적 수준에 대한 구체적인 정보를 제공하고 있으며(http://www.hira.or.kr/re/diag/getDiagEvlList.do?pgmid=HIRAA030004000000), 병원들의 질 향상 활동의 효과적인 자극제 역할을 수행하고 있다.

최근 외부의 질 평가 기전이 늘어나고 평가 활동이 늘어남에 따라 병원들도 적극적인 대응을 하고 있다. 정부의 의료기관 평가와 의료기관 인증제, 심사평가원의 질 평가, JCI 등의 국제신임제도 외에도 각종 기관들의 고객만족 평가와 서비스 평가가 늘어나면서 병원의 전략적 대응이 필요해진 것이다. 가시적인 변화로는 우선 질 평가와 향상 활동을 전담하는 조직(적정진료실, QI실(팀), QA실(팀) 등)을 설치하고 전담 인력을 두는 병원들이 매우 많아졌다. 전담 부서와 인력들은 외부 평가에 대한 체계적이고 지속적인 준비는 물론이고, 병원 차원의 질 향상 활동을 조정, 통합, 지원하는 기능을 통해 질 향상 활동이 병원의 기본적이고 일상적인 기능으로 자리 잡도록 하는데 중요한 역할을 수행하고 있다.

3.3 품질경영과 의료의 질 관리

의료의 질 관리가 발전한 역사는 병원을 비롯한 의료기관과 의료전문가들의 노력에 의한 부분도 있지만 타 산업에서 도입된 지식과 방법론에 힘입은 바 크다. 의료분야보다 앞서 질 평가, 관리, 향상 활동을 시행하고 정착시킨 분야에서 나온 경험과 결과를 적용함으로써 의료의 질 관리가 발전할 수 있었음은 분명하다. 오늘날 제조업과 서비스업을 불문하고 조직의 경쟁력의 원천이라는 측면에서 품질은 가장 중요한 전략(경영) 요소가 되었다. 세계적인 일류 기업이나 세계 유수의 최고 병원들의 성공 사례를 살펴보면, 품질의 향상을 위한 비상한 노력과 그 결과 거둔 경쟁력의 향상을 빠짐없이 볼 수 있다. 이제 모든 조직에서 품질의 평가, 관리와 향상을 위한 체계적인 노력은 경영의 핵심적인 내용이 되고 있다.

품질을 체계적으로 평가하고 관리하는 활동은 제품의 대량생산이 이루어지는 산업혁명시기에도 있었지만, 통계적이고 과학적인 방법론이 제품의 생산과 경영실무에 보급된 것은 얼마 되지 않았다. 초기 품질관리의 주된 관심사는 제품이 생산되고 난 이후 검사 중심의 사후적 대응이었다. 그러나 생산량이 늘어나면서 완성된 제품을 모두 검사하는 것이 불가능해졌고, 사후적 대응만으로는 품질에 대한 고객의 만족도를 높일 수가 없었다. 따라서 품질은 더 이상 생산부서와 품질관리 전문인력만의 노력으로는 달성할 수 없다는 점이 인식되기 시작했다.

1956년에 파이겐바움(A. Feigenbaum)은 전사적 품질관리(TQC: Total Quality Control)의 개념을 정립하여, '품질은 조직구성원 전체의 과업'이라는 점을 주장하였다. 기존의 품질관리 개념이 불량률 감소와 같은 결과 중심적인 접근방법을 취한데 비해, 전사적 품질관리는 최종적인 결과보다는 생산공정(Process) 그 자체에 관심을 두는 것이었다. 불량 제품을 사후 발견하는데 그치지 않고, 제품의 설계, 부품의 조달과 생산공정에서 불량을 예방하는데 초점을 맞추었다. 통계적 관리기법의 개발과 더불어 전사적 품질관리는 제조업체 특히 일본의 기업들에 뿌리를 내리고 발전하게 되었다.

그 후 1980년대에는 품질관리에 전략의 개념이 덧붙여지면서, 품질관리는 더 이상 중간관리자와 일선 종사자만의 관심의 대상이 아니라 최고경영자의 중요한 관심의 대상으로 바뀌었고, 조직의 경쟁력을 제고시키는 중요한 전략으로 인식되었다. 전사적 품질관리 대신에 총체적 품질경영(TQM: Total Quality Management)의 개념이 등장한 것이다. 최근에는 총체적 품질경영에 이어 식스 시그마(Six Sigma) 경

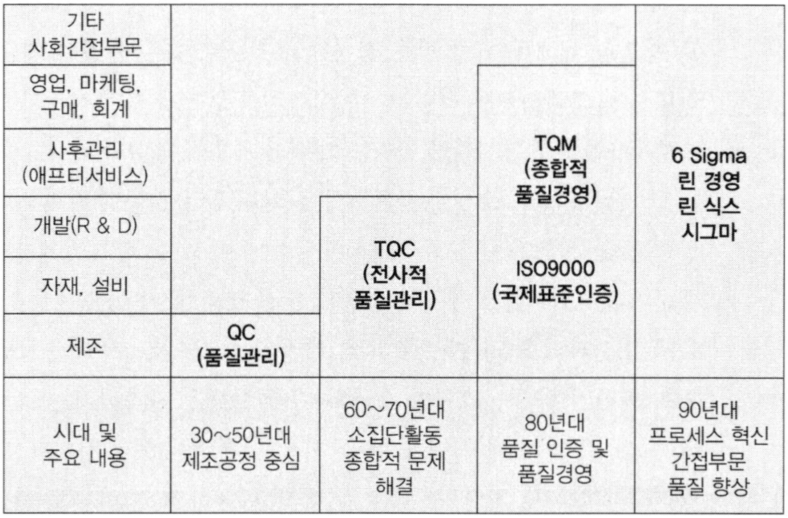

기타 사회간접부문				
영업, 마케팅, 구매, 회계				
사후관리 (애프터서비스)			**TQM (종합적 품질경영)**	**6 Sigma 린 경영 린 식스 시그마**
개발(R & D)				
자재, 설비		**TQC (전사적 품질관리)**	**ISO9000 (국제표준인증)**	
제조	**QC (품질관리)**			
시대 및 주요 내용	30~50년대 제조공정 중심	60~70년대 소집단활동 종합적 문제 해결	80년대 품질 인증 및 품질경영	90년대 프로세스 혁신 간접부문 품질 향상

그림 7-1 품질관리와 경영의 발전 단계

영이 품질경영이나 경영혁신의 중요한 방법론으로 각광받고 있다. 초일류기업 GE의 성공을 계기로 해서 제조업은 물론이고 서비스업에서도 식스 시그마 경영은 빠르게 확산되고 있다. 또한, 일본 Toyota 자동차의 성공의 기초가 된 Toyota Production System(TPS)을 제조업은 물론이고 서비스산업에서도 새로운 품질경영 시스템으로 도입하는 사례가 늘어났다. 미국에서는 이를 린 경영(Lean Management)으로 발전시켰고, 이를 적극적으로 도입하여 성공을 거두는 병원 사례가 늘면서 많은 관심을 받고 있다.

4. 의료의 질의 개념과 정의

의료의 질에 대한 정의에 앞서 먼저 일반적인 품질의 정의부터 살펴보도록 하자. 품질을 국어사전에서는 '어떤 물질을 구성하고 있는 기본적 내용 · 속성 · 종류 · 정도'라고 정의하지만, 실제 품질관리나 경영에서 사용하는 정의는 이와 달리 여러 가지가 있다. 이는 품질을 한 마디로 간단명료하게 정의하기 어렵다는 이야기이다. 품질에 대한 정의는 시대에 따라 변화하였다.

먼저 품질에 대한 경제학적인 견해는 제품 관점의 정의로서 재화의 고유 특성으로 품질을 이해한다. 품질은 절대적인 것으로 높은 품질의 제품은 오로지 높은 생산비용에 의해서 가능하다고 여겼다. 이는 품질을 향상시키기 위해서는 우선 투입요소(Input)를 증가시켜야 한다는 개념의 기초가 되었다.

오늘날과 같이 소비자(사용자) 중심의 품질 관점이 일반화되기 전에는 생산자 입장의 품질 정의가 주류를 이루었다. 이는 시장 자체가 생산자 중심으로 움직였기 때문이다. 이와 같은 제조자 관점의 품질 정의에서는 품질이 생산자가 스스로 정한 요구 조건과의 일치 여부에 의해 결정되는 것으로 보았다. 오늘날과 같이 소비자 중심의 시장에서는 고객의 요구와 기대 사항을 만족시키는 능력으로 품질을 이해하는 것이 일반화되고 있다. 이를 사용자 관점의 품질 정의라고 하는데, 이를 마케팅적 견해라고도 한다. 품질을 '고객 만족'이라고 한 마디로 간단하게 정의하는 것도 바로 이러한 사용자 관점의 품질 정의에 기초한 것이다.

일반적인 품질의 정의도 간단하지 않지만 의료의 질(Quality of Health Care)에 대한 정의는 더욱 복잡하고 어렵다. "다면적이고 복합적인 개념이며, 이를 측정할 수 있는 단일 도구도 없다"라고 정의한 경우도 있을 만큼, 의료의 질을 간단명료하게 정의하기는 어려운 일이다. 의료의 질 문제에 있어 현대적이고 학문적인 접근의 원조라는 평가를 받고 있는 도나베디안(A. Donabedian)은 의료의 질을 건강에 대한 편익(Benefit)과 위험(Risk) 사이에서 최선의 균형을 달성하도록 관리하는 것으로 정의하였다. 또한 그는 의료의 질을 기술적 영역(Technical Domain), 대인관계영역(Interpersonal Domain)과 쾌적한 환경(Amenity)의 세 가지 영역으로 구분하여 정의하였다.

의료의 질을 직접적으로 정의하기는 어려운 까닭에 양질의 의료가 갖추어야 할 조건이나 속성, 의료의 질의 구성요소를 살펴보는 방식으로 접근하는 것이 더 일반적이고 실용적이다. 일찍이 Lee & Jones(1933)는 양질의 의료가 갖추어야 할 조건으로 의과학에 근거한 합리적인 의료행위, 예방 강조, 의료 제공자와 소비자 간의 긴밀한 지적 협조, 각 개인에 대한 전인적 치료, 환자와 의사간에 긴밀하고 지속적인 인간관계의 유지, 사회복지사업과의 연계, 다양한 보건의료서비스의 통합·조정, 주민의 필요 충족에 요구되는 모든 보건의료서비스의 제공 등을 제시하였다. Myers(1969)는 양질의 의료가 갖추어야 할 조건을 다음과 같이 제시하고 있다.

양질의 의료가 갖추어야 할 조건(Myers, 1969)	
접근성(Accessibility)	재정적, 지리적, 사회문화적인 이유로 인해 주민들에게 필요한 의료서비스를 제공하는데 있어서 장애를 받아서는 안 된다.
질(Quality)	의학적 적정성과 사회적 적정성이 동시에 달성될 수 있도록 적절하게 제공한다.
포괄성 (Comprehensiveness)	예방, 치료, 재활 및 건강 증진 사업 등 관련되는 다양한 서비스가 조정, 포함되어야 한다.
지속성(Continuity)	각 개인에게 제공되는 의료는 시간적, 지리적으로 상관성을 갖고 적절히 연결되어야 한다.
효율성(Efficiency)	의료의 목적을 달성하는데 투입되는 자원의 양을 최소화 하거나 일정한 자원의 투입으로 최대의 목적을 달성할 수 있어야 한다.

이와 같은 접근방법을 제시한 여러 학자들의 견해가 있지만 대부분이 유사하기 때문에 이들의 공통점을 뽑아보면 도움이 된다. 효과성(Effectiveness), 효율성(Efficiency), 기술 수준(Technical Quality), 접근성(Accessibility), 가용성(Availability), 이용자의 만족(Consumer Satisfaction), 지속성(Continuity) 등이 바로 의료의 질을 구성하는 중요한 요소로 간주된다. 이러한 의료의 질의 구성요소는 의료의 질을 평가하는 중요한 항목(Criteria)이 되기도 한다.

한편, Joint Commission(JC)은 의료의 질을 치료적 편익의 적절한 획득과 함께 위험요인을 피하고 위해를 최소화 하는 것이라고 정의하였다(Quality is the optimal achievement of therapeutic benefit and avoidance of risk and minimization of harm). 이는 의료를 통해 긍정적 편익을 극대화 하는 것뿐만 아니라 이와 동시에 의료가 가지고 있는 위험요인(부작용 등)을 회피하고 그로 인한 위해를 최소화 하는 것이 의료의 질에 있어서 가장 중요한 목표임을 말해준다. 최근 사회적 관심과 이슈가 되고 있는 환자 안전(Patient Safety)을 강조하는 정의라고 할 수 있다.

같은 의료의 질을 이야기 하더라도 의료제공자, 소비자(환자)와 정부 및 보험자는 서로 다른 정의를 가지고 의료의 질을 이해한다. 의료제공자는 주로 과학적 · 기술적 용어로써 질을 정의하고자 한다. 환자를 진료할 때 현재 사용 가능한 의학 지식과 기술을 정확하게 적용하는 것을 의료의 질에서 가장 중요시한다. 반면에 소비자(환자)는 감정이입, 의사소통과 같은 대인관계 측면과 감성적 환경(Amenity)을 중시한다. 일반적으로 질의 정의는 소비자의 요구로부터 시작되나 의료의 경우 정보와 지식의 제한으로 인해 소비자의 역할이 상대적으로 제한된다. 전문 지식과 정보의 부족으로 환자가 의료의 기술적인 측면을 제대로 이해하기는 어렵다. 그러나 환자는 진료의 비기술적 측면과 쾌적함을 판단하기에 가장 적합하며 때로는 유일한 위치에 있기도 하다. 정부 및 보험자는 개인을 대상으로 하지 않고 다수 집단의 건강에 대해 관심을 가지고 있으므로 최대한의 질이 아니라 적정 수준의 질을 목표로 하며, 비용과 효율성에 대한 관심이 높다. 이와 같이 의료의 질에 대한 정의와 관심이 서로 다르지만 이는 의료의 질을 구성하는 속성들의 가중치가 서로 다를 뿐이지 직접적인 개념의 충돌이라고 볼 수는 없다.

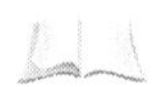

표 7-2 | 의료의 질에 대한 관계자들의 정의

	기술	인간관계	감성적 환경	효율성
의사	+++	+	+	+
환자	++	++	++	+
정부(보험자)	+	+	+	+++

* '+', '++', '+++'는 속성별 관심과 중요한 정도를 나타낸다.

5. 의료서비스의 질 향상 전략

양질의 의료서비스를 제공하여 궁극적으로 고객의 만족을 추구하려면 다양한 품질 요인들을 고려하는 포괄적인 접근이 필요하다는 것은 분명하다. 개별 병원에서 적용할 있는 구체적인 질 향상 전략 중 몇 가지만 살펴보면 다음과 같다.

5.1 고객의 요구와 기호 분석

병원을 이용하는 고객은 자신의 기대와 실제 의료서비스의 이용을 통해 인지한 정도를 비교해서 기대보다 크거나 같을 때(인지 ≥ 기대) 만족한다. 병원을 찾아오기 전에 가지고 있던 기대 수준보다 서비스의 질이 더 낫거나 같을 때 비로소 만족하는 것이다. 결국 고객 만족을 위해 가장 중요한 일은 고객의 기대 수준과 내용을 정확히 파악해서 그에 적합한 서비스를 제공하도록 하는 것이다.

고객의 기대를 파악할 수 있는 방법은 여러 가지가 있다. 만족도 설문조사, 불편불만 사례 접수, 고객 의견 응모함이나 게시판 운영, 시장 동향 조사 등이 있으며 그 외에 진료 중 고객과의 대화를 통해 자연스럽게 알아내는 방법이나 의무기록에서 고객의 요구를 분석해내는 방법도 있다. 아무튼 고객의 기대와 요구를 정확히 파악하고 이를 서비스의 설계와 제공에 충분히 반영하는 일이 가장 중요하다.

5.2 고객접점관리

병원의 구성 요소 중에서 고객의 만족에 가장 중요한 역할을 하는 것은 무엇일까? 진료의 핵심인력인 의사만 노력하면 고객은 만족할까? 시설이 고급이고 안락하며 장비가 최첨단이면 고객은 만족할까? 사실 고객의 만족을 결정짓는 중요한 구성원은 고객을 대하는 일선 업무에 종사하는 모든 사람들이다. 고객과 직접 만나는 최일선의 구성원 각자가 제공하는 서비스의 질이 매우 중요하다. 진료실에서 의사를 만나기 전에 접수창구의 직원이나 상담요원 때문에 기분이 나빠진 고객에게 의사가 아무리 설명을 잘 하고, 효과적인 치료를 시행해도 고객을 만족시키기 어려운 경우가 많다.

몇 년 전 국내 최고로 손꼽는 한 대형병원의 변화가 장안의 화제가 된 적이 있다. 항상 최고라는 자부심과 권위를 내세우기에 편안하지 않고 이용하기 불편한 곳으로 생각하던 그 병원의 현관에 도착했을 때, 재빠르게 달려와서 승용차의 문을 열어주며 반갑게 인사를 하는 경비원을 대하며 감동을 받은 고객이 많았다고 한다. 작은 변화가 큰 고객 감동을 가져 온 것이다. 현관의 경비원과 잠깐 마주치는 동안에 받은 그 감동이 긴 외래 대기시간의 지루함이나 며칠 동안의 입원 생활에서 느끼는 불편을 이겨낼 수 있는 원동력이 되었을지도 모른다.

불과 몇 초간의 짧은 접촉에서 고객은 만족과 감동을 느낄 수 있다. 이를 MOT(Moments of Truth; 진실의 순간)라고 한다. 병원을 찾아오는 고객들이 주차관리요원, 경비원, 접수창구의 직원이나 상담요원을 만나는 시간은 매우 짧은 시간이다. 하지만 그 짧은 시간이 바로 오랫동안 고객의 머릿속에 남아 있는 병원의 인상을 결정짓는다. 고객과의 접점에 있는 일선 종사자들은 그 짧은 시간 동안 병원을 대표하는 사람이 된다. 고객이 자신이 찾은 병원을 선택하기를 정말로 잘 했다고 생각하게 하려면 그 짧은 순간에 고객을 만족시켜야 한다. 이를 위해서는 단순히 접점 직원들의 친절도 향상만으로는 부족하다. 고객접점에 있는 종사자들에게 의사결정이나 대책을 강구할 수 있는 책임과 권한을 위임해야 한다. 그리고 평소 이에 대한 교육과 훈련이 충분히 이루어져야 한다. 만약 고객접점에서 문제가 발생할 때마다 일일이 상사나 책임자에게 보고하고 결재를 받아야 한다면, 귀중한 '진실의 순간'을 허비해 버리고, 소중한 고객을 확보할 수 있는 좋은 기회를 상실하게 될 것이다.

5.3 진료의 결과평가

의료기관을 이용하는 환자와 보호자들이 가장 불만족스럽게 생각하는 사항들이 직원들의 불친절과 의료진의 설명 부족이라고 여러 조사 결과에서 공통적으로 지적한 바 있다. 하지만 이러한 점이 개선된다고 해서 이용자들이 충분히 만족할 것이라고 생각하기는 어렵다. 진료 환경의 개선도 마찬가지이다. 이는 고객만족을 위한 필요조건이지 필요충분조건은 아니다.

의료서비스를 이용하는 환자들이 원하는 결과는 궁극적으로 건강 수준의 향상이나 회복이라 할 수 있다. 진료를 받은 효과가 기대한 만큼 나타날 때야 비로소 고객은 충분히 만족할 수 있을 것이다. 진료의 효과에 가장 큰 영향을 미치는 요인이 바로 '기술적인 측면(Technical Domain)'이다. '기술적인 측면'은 단지 첨단기술이나 최고 수준의 의학지식이나 기술의 적용을 의미하지는 않는다. 실제로 가장 기초적인 수준의 지식과 기술을 잘못 적용하거나 소홀히 해서 생기는 부적절한 결과를 드물지 않게 볼 수 있다.

질 향상을 위한 가장 효과적이고 우선 시행해야 할 방법은 바로 정확한 질 평가이다. 특히 진료의 결과(Outcome)에 대한 질 평가가 필요하다. 현재의 수준과 문제점을 정확히 파악할 수 있으면 개선 방안은 비교적 쉽게 찾아낼 수 있다. 우리 주위에서 고객만족도 조사를 시행하는 병원은 쉽게 볼 수 있지만 구체적인 진료나 처치의 효과와 결과를 스스로 평가하는 경우는 찾아보기가 쉽지 않다. 자신이 제공하는 진료의 수준과 결과를 스스로는 잘 알고 있다고 생각하지만 객관적인 자료를 수집, 분석하지 않고는 문제의 종류와 정도를 정확히 알기는 어렵다. 실제로 의료의 질을 평가해보면 평소 생각과는 전혀 다른 분석 결과를 보이는 경우를 어렵지 않게 볼 수 있다.

5.4 표준화

제품이나 서비스의 품질을 향상시킬 수 있는 구체적인 방법론에는 여러 가지가 있지만 가장 쉽게 생각할 수 있는 것이 '표준화(Standardization)'이다. 표준화란 '표준(Standard)'을 설정하여 이를 활용하는 조직적 행위를 말한다. 경영학적인 관점에서 표준화는 생산, 유통, 소비의 여러 분야에서 제품이나 서비스의 품질, 생산성 및 효율성의 향상을 목적으로 한다. 소비자의 요구 사항을 파악해서 만든 제품 설계(시방)와 표준작업지침에 따라 제품을 생산하면, 우선 생산에 참여하는 모든 사람들이 관련 규칙을 이해하고 의사소통을 하기가 쉬워진다. 품질의 평가와 관리도 표준을 이용하면 용이해진다. 그 결과, 제품의 품질을 유지하고 향상시키기가 쉬워지며 고객의 만족도도 높아질 것이다. 또 표준이 갖는 호환성, 통일성과 반복성의 특성으로 인해 비용을 절감하고 대량생산이 가능해짐으로써 생산성과 효율성을 높일 수 있다.

표준에는 기업이나 조직 단위의 사내 표준, 산업이나 협회 차원의 표준, 국가 표준, 지역(유럽, 북미 등)표준, 국제표준 등 여러 차원의 표준이 존재한다. 국제적인 표준의 대표적 사례가 ISO(International Organization for Standardization; 국제표준화기구) 표준 시리즈이다. 특히 ISO 9000 시리즈는 품질 시스템에 초점을 맞춘 표준이다. 의료분야에서 사용하는 표준으로는 전문학회 등에서 주로 제정하는 임상진료지침(CPG: Clinical Practice Guideline)과 이를 기초로 각 병원 단위에서 작성하여 사용하는 주진료경로(CP: Critical Pathway)가 대표적이다.

서비스업의 경우에도 표준화는 서비스의 품질을 향상시키기 위한 중요한 방법이 된다. 그러나 서비스와 같이 무형의 대상을 표준화 하는 것은 유형의 대상에 비해 상대적으로 어렵다. 서비스의 내용과 순서, 제공방법 등을 명확히 하고 표준을 설정하는 것이 쉽지 않다. 눈에 보이지 않으며 이용하는 그 순간이 지나면 없어지고, 제공자와 소비자가 만나는 개별 상황이 서비스 자체에 영향을 미치는 등 서비스가 갖는 특성 때문이다. 서비스 과정의 표준화는 다음과 같은 장점이 있다.

1) 업무설계의 호환성

서비스 과정이 표준화 되면, 서비스를 구성하는 개별 요소의 배치를 최적화할 수 있기 때문에 불필요한 자원의 배분을 방지할 수 있다.

2) 품질평가의 객관성

표준화를 통해서 질 평가의 객관성을 보장할 수 있으며, 다른 요소와의 비교가 가능해진다. 따라서 질 평가 자료를 통계적인 방법을 통해 분석할 수 있게 되며, 이는 질 평가 및 성과평가의 투명성을 높인다.

3) 품질교육의 효율성 제고

표준화된 서비스 과정은 그에 필요한 요소를 산출해냄으로써 인적자원 교육 프로그램의 효과와 효율을 높일 수 있다. 즉, 각 부문에 필요한 공통요소를 뽑아내어 공통 교육과정을 만들고, 차별화된 요소는 개별 교육과정을 만들어 교육과정의 효과를 증대시킬 수 있다.

4) 지식의 축적과 공유

과정의 표준과 구체적인 실행 매뉴얼에는 그 조직이 가지고 있는 중요한 지식이 담겨 있다. 표준의 습득과 활용은 정보와 지식의 공유와 확산을 의미하며, 표준은 조직 내 의사소통의 중요한 도구가 된다.

의료서비스, 정확히 말해서 진료의 경우 표준화에 대해서 부정적인 견해가 적지 않다. 진료의 표준화에 대해서 'Cookbook Medicine(마치 요리책을 보며 요리하듯이 진료를 하는 것 같다는 비유)'이라고 표현을 하기도 한다. 그러나 일견 사례마다 모두 다르다고 생각하는 진료의 내용을 들여다보면, 모든 부분에서 다른 것이 아니며 공통의 요소들이 많이 있음을 알 수 있다. 또 기존의 진료 내용 중에서 의학적으로 확실한 근거를 가지지 못한 변이도 상당수 있다고 알려져 있다. 미국의 경우 국가적 차원에서 진료의 표준화에 관심을 가지고, 관련 학회나 연구기관으로 하여금 임상진료지침(Clinical Practice Guideline)을 개발하여 널리 보급하도록 지원하고 있다. 표준화를 통해 진료의 변이를 줄이고(특히 근거를 갖지 못한 의료행위의 감소) 궁극적으로 진료의 질을 높일 수 있다고 보는 것이다.

요즘 의료계에서 많이 언급되는 'Critical(Clinical) Pathway'는 (진료)업무의 기관 자체 표준으로 볼 수 있는데, 이를 적용할 경우에 다양한 효과를 얻을 수 있다고 알려져 있다. 구체적으로는 서비스 지연 시간과 재원기간 단축, 비용의 감소, 진료 과정이나 결과의 변이 감소, 관련 당사자간 의사소통 개선, 신규 직원 및 환자(및 보호자) 교육자료 제공, 내부 및 외부고객의 만족도 향상 등의 효과가 나타났다고 한다. 즉, 표준화를 통해 의료서비스의 질 향상과 병원경영 효율성의 개선이라는 효과를 같이 거둘 수 있다는 것이다.

표준화라고 국가 차원이나 국제 수준의 표준만을 생각할 필요는 없다. 표준화는 규모에 상관없이 단일 조직이나 기관 단위부터 적용할 수 있다. 진료업무의 경우 국내외 관련 학회에서 작성한 진료지침을 기초로 개별 기관의 특성과 상황을 감안하여 수정 보완한 뒤, 진료와 관련된 각 직종별로 업무를 시간 순서에 따라 구체적으로 규정하여 한데 모으면, 그것이 바로 'Critical Pathway'가 된다. 진료 외의 주요 업무에 대해서도 '경영방침의 구체화', '책임과 권한의 명확화', '업무의 효율화', '지식과 기술의 보전', '관리와 평가의 기준'이라는 원칙을 기초로 구체적인 업무의 내용, 순서 및 수행방법을 명확히 규정지으면 바로 기관별 표준이 되는 것이다. 표준화는 규모가 크고 기능이 복잡한 조직에서만 필요한 것이 아니고, 또 할 수 있는 것도 아니다. 의료기관의 종류와 규모에 상관없이 진료표준의 제정과 적용은 해당 기관과 구성원에게 여러 가지 효과를 가져다 줄 수 있다.

6. 질 향상 활동에서 사용하는 도구

품질의 실제 평가 단계에 있어서 중요한 것은 품질을 가시화하여 알기 쉽게 보여주는 일이다. 의료의 질과 관련한 문제를 파악하고 개선 과제를 규명하기 위해서는 수집한 자료들을 분석해야 한다. 이 단계에서 어렵고 복잡한 통계학적인 방법론을 사용하지 않아도 간단하고 효과적으로 문제를 찾아낼 수 있는 도구들이 있다. 이 단계에서 사용하는 대표적인 도구로 체크시트(Check Sheet), 히스토그램(Histogram), 파레토 도표(Pareto Chart) 등이 있다.

다음의 그림은 병원 외래환자의 불만 접수 자료를 분석한 결과 사례이다. 먼저,

(1) 체크시트

	5	10	15	20	빈도
진료지연	𝍸	𝍸	𝍸	𝍸	20
불친절	𝍸	𝍸			10
처방실수	𝍸				5

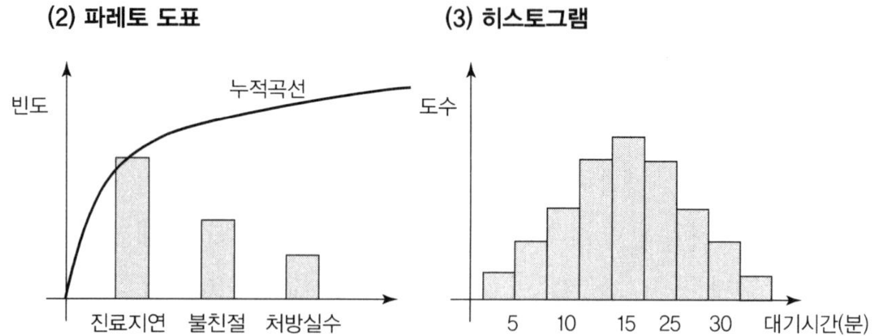

그림 7-2 품질의 가시화: 체크시트, 파레토 도표, 히스토그램

체크시트를 보면 진료지연의 빈도가 가장 많았고 그 다음으로 불친절, 처방실수가 많았다. 체크시트는 각 범주(현상이나 문제를 종류별로 구분) 별로 구분하여 전체적인 양상을 간단히 정리하여 볼 수 있는 단순하고 쉬운 방법이다. 체크시트의 결과를 다시 파레토 도표로 나타낼 수 있는데, 파레토 도표는 빈도 순으로 표시(이와 함께 누적도수를 표시)하기 때문에 한 눈에 무엇이 주된 요인인지, 그리고 어느 정도의 비중을 차지하는지를 알 수 있게 한다. 즉, 우리가 집중해야 하는 소수의 중요한 문제가 무엇인지를 한 눈에 알아볼 수 있도록 해주는 효과적인 방법이다. 히스토그램은 측정하는 결과와 빈도를 나타내는데, 그 분포를 봄으로써 문제의 발생 양상이나 주요한 특성을 알 수 있게 해준다. 산포(Dispersion)와 중심경향(Central Tendency)을 포함하여 자료의 분포를 쉽고 간단하게 보여준다.

일단 무엇이 문제인지, 그 문제가 어떤 양상인지, 얼마나 심각한지를 알고 나면, 그 문제 발생의 원인을 찾아야 하는데, 이를 가능하게 해주는 방법 중 한 가지가 원인-결과 도표(또는 특성요인도; Cause and Effect Diagram, Fishbone Diagram, Ishikawa Diagram)이다. 일의 결과와 그것에 영향을 미치는 요인을 계통적으로 정리하는 그림으로, 결과에 어떤 요인이 어떤 관계로 영향을 미치는지를 명확히 해서 원인 규

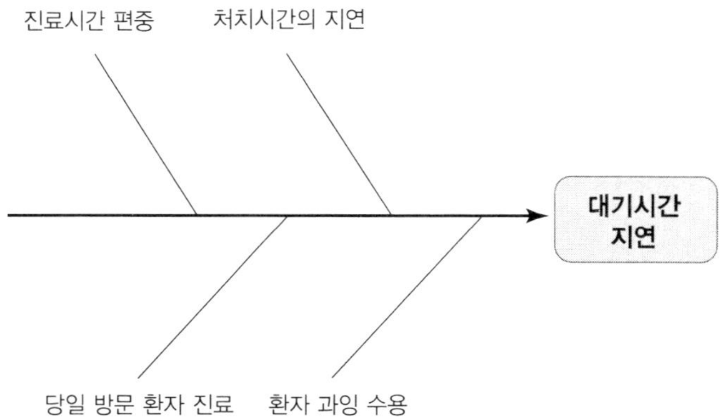

그림 7-3 원인-결과 도표: 환자 대기시간 지연의 요인 분석

명을 쉽게 해주는 도구이다. Brain-Storming(브레인스토밍) 등을 통해서 문제의 여러 가지 원인을 나열한 후, 원인-결과 도표를 이용해서 그 원인들을 체계적으로 정리하면 원인 전체를 일목요연하게 볼 수 있다. 일반적으로 원인의 큰 범주(그림에서 큰 줄기들)는 '4M+1E'로 구분할 수 있다. 4M은 Man(인력), Machine(장비), Material(재료), Method(방법)을, 1E는 Environment(환경)의 원인을 말한다.

히스토그램이나 파레토 도표는 어떤 특정 시점에서의 상태를 보여주는 도구인데 반해, 관리도(Control Chart)는 시계열적인 변화과정을 보여주는 도표이다. 지속적인 질 관리를 위해서는 시간에 따른 변화 상태 또는 변이의 정도를 관찰하는 것이 중요하다. 매일의 외래환자 평균 대기시간을 측정해서 표시한 다음의 관리도에서 중앙에 위치한 점선은 평균값을 의미하며, 관리상한선(UCL: Upper Control Limit)과 관리하한선(LCL: Lower Control Limit)은 각각 허용되는 오차범위(관리한계선, Control Limit)이다. 표준편차를 σ(시그마)로 표현한다면 일반적으로 허용되는 오차 범위는 3σ로 정한다('3σ의 법칙'). 관리도의 가장 중요한 기능은 변이의 원인을 공통원인(Common Cause)과 특수원인(Special Cause)으로 구분할 수 있게 해주는 것이다. 공통원인은 그 원인을 알기 어렵거나 알아도 고치기 어려운 원인을 말하며 특수원인은 변이의 원인을 찾아낼 수 있는 경우를 말한다. 특수원인의 경우에는 변이의 구체적인 원인을 찾기 위한 탐구를 추가적으로 시행하여 시정하려는 노력이 필요하다. 잘 관리되고 있는 과정이나 공정은 변이가 공통원인에 의해서만 발생하고 특수원인은 모두 찾아서 해결한 상태를 말한다. 일반적으로 관리도에서 관리한계선 내에서 변

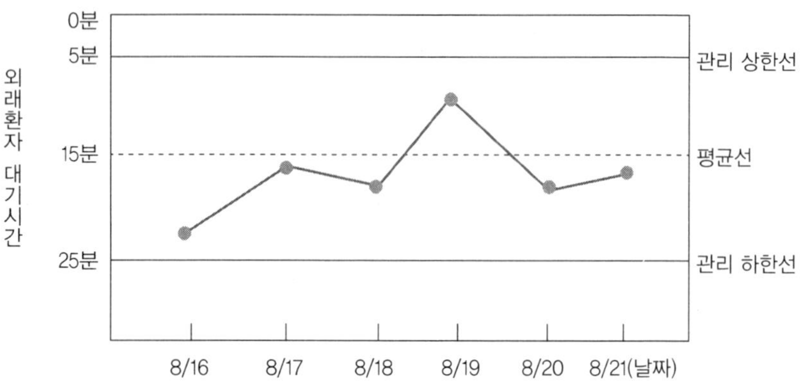

그림 7-4 관리도: 외래환자 대기시간

이가 발생하면 공통원인으로, 한계선 범위를 벗어난 변이는 특수원인에 의한 변이로 판단한다.

지금까지 설명한 도구들은 품질의 관리와 개선의 제 활동에 사용되는 유용한 도구로서, 자료의 기초적인 정리 방법으로 널리 쓰이며, 품질관리를 하는데 있어서 가장 필수적인 통계적 방법이다. 이들은 주로 수치화된 자료를 분석하여 품질 문제를 해결하려는 계량화된 기법이다. 체크시트, 파레토도표, 특성요인도, 히스토그램, 관리도 외에 흐름도, 산포도, 층별(Stratification) 등을 합쳐 '품질관리의 7가지 도구(Seven Quality Control Tools)'라고 부른다. 반면에 수치화된 자료가 아니라 언어 자료를 이용하여 문제점을 분석하거나 의사결정을 지원하는 정성적 분석방법도 있다. 이에는 친화도(Affinity Diagram), 연관도(Relationship Diagram), 계통도(Tree Diagram), 매트릭스도(Matrix Diagram), 매트릭스 자료 해석(Matrix Data Analysis), PDPC(Process Decision Program Chart), 화살표그림(Arrow Diagram) 등이 있다. 이들을 '품질관리의 신 7가지 도구(Seven Quality Management and Planning Tools)'라고 부른다.

'품질관리 7가지 도구'와 '품질관리 신 7가지 도구' 외에도 품질관리와 개선의 제 활동에 사용할 수 있는 유용한 도구로 브레인스토밍(Brain-Storming), 우선순위 도구, 역장분석(Force Field Analysis), 벤치마킹(Benchmarking), 갠트 도표(Gantt Chart) 등이 있다. 브레인스토밍은 집단의 지식과 개인의 창의력을 활용하여 아주 짧은 시간 내에 가능한 많은 아이디어를 만들어내는 방법, 우선순위도구는 아이디어나 대안의 목록을 줄이고 순위를 줄이는 방법, 역장분석은 기대하는 결과를 달성하는데 도움이 되는 힘과 방해가 되는 힘을 찾아보는 방법, 벤치마킹은 개선을 하려고 하는 영역에 있어서 다른 사람이나 조직의 성공 경험에서 배우는 기법, 갠트 도표는 작업 계획과 실제의 작업량을 작업일정이나 시간으로 견주어서 평행선으로 표시하여 계획과 통제기능을 동시에 수행할 수 있도록 설계된 막대도표이다.

7. 총체적 품질경영

7.1 총체적 품질경영이란?

1956년에 파이겐바움(A. Feigenbaum)은 전사적 품질관리(TQC: Total Quality Control)의 개념을 정립하여, '품질은 조직구성원 전체의 과업'이라는 점을 주장하였다. 기존의 품질관리 개념이 불량률 감소와 같은 결과 중심적인 접근방법을 취한데 비해, 전사적 품질관리는 최종적인 결과보다는 생산공정(Process) 그 자체에 관심을 두는 것이었다. 불량 제품을 사후 발견하는데 그치지 않고, 제품의 설계, 부품의 조달과 생산공정에서 불량을 예방하는데 초점을 맞추었다. 통계적 관리기법의 개발과 더불어 전사적 품질관리는 제조업체 특히 일본의 기업들에 뿌리를 내리고 발전하게 되었다. 그 후 1980년대에 품질관리에 전략의 개념이 덧붙여지면서, 품질관리는 더 이상 중간관리자와 일선 종사자만의 관심의 대상이 아니라 최고경영자의 중요한 관심 대상으로 바뀌면서 조직의 경쟁력을 제고시키는 수단으로 인식되었다. 전사적 품질관리 대신에 총체적 품질경영(TQM: Total Quality Management)의 개념이 등장한 것이다.

ISO(국제표준화기구)에서는 TQM을 "최고경영자의 리더십(Leadership) 아래 품질을 최우선 과제로 하고, 고객의 만족을 통한 조직의 장기적 성공은 물론 조직구성원과 사회 전체의 이익에 기여하기 위해 경영활동 전반에 걸쳐 모든 구성원의 참여와 총체적 수단을 활용하는 전사 종합적인 전략경영시스템"이라고 정의한다. 이 정의에서 강조하는 키워드는 최고경영자의 리더십, 고객 만족, 모든 구성원의 참여, 종합적인 전략경영시스템이다.

TQM의 주요한 특성은 다음과 같다.

첫째, 품질경영의 궁극적인 목표는 고객 만족.
제품이나 서비스는 결국 고객의 욕구와 기대를 충족시켜야 한다. 조직의 수익성 향상과 경쟁력 제고도 품질경영의 중요한 목표이지만, 고객 만족이 품질경영에 있어서 본질적이면서 가장 중요한 목표이다.

둘째, 품질을 담당하는 최일선 직원의 중요성을 강조.
품질경영의 기본은 사후검사를 통한 불량의 발견이 아니라 예방이다. 따라서 직접 제품을 생산하거나 서비스를 제공하는 최일선 직원의 자세나 노력이 중요하다. 생산을 직접 담당하거나 고객 접점에 있는 직원의 품질경영 교육과 동기부여가 사후검사보다 더 중요하다.

셋째, 정적인 품질경영 목표가 아닌 동적인 품질경영 목표.
과거에는 단순히 불량률 감소라는 고정된 품질관리의 목표를 추구했다. 그러나 오늘날 품질경영은 조직의 전체 전략과 어우러져 외부환경의 변화에 따른 목표 수정이 불가피하다. 따라서 품질경영의 목표가 다양해졌을 뿐만 아니라 환경과 전략의 변화에 따라서 변경되어야 한다.

넷째, 결과(Outcome) 중심에서 과정(Process) 중심으로 이동.
불량 발생의 결과에만 관심을 두지 않고 불량을 만드는 근본 원인인 과정의 개선을 통해 불량을 예방하는데 관심을 기울인다. 따라서 결과를 과정과 연계해서 그 결과를 만들어내는 구체적인 과정을 찾아내고 이의 개선이 결과에 미치는 영향을 측정하는 일이 중요하다.

다섯째, 제품의 개발에서부터 제품 사용과 사후 관리에 이르는 전 단계의 품질관리.
과거의 품질관리는 주로 제품(서비스)의 생산단계에 집중되었다. 그러나 총체적 품질경영은 제품이나 서비스 개발(니즈 분석과 설계), 생산, 유통, 판매 등의 기획, 생산, 마케팅 전반의 과정과 소비자가 사용하여 피드백을 주는 단계와 사후 관리 등 전(全) 단계에서의 품질경영에 관심을 둔다.

병원에서의 TQM은 고객의 기대와 니즈를 조사하는 데에서 출발한다. 고객의 니즈 조사는 설문지나 면담 조사, 고객 불만 접수, 고객 게시판 등 고객의 소리(VOC)를 청취하는 기전을 통해서 시행되며, 조사된 결과를 바탕으로 고객 만족과 서비스품질향상을 위한 병원의 전체 전략을 수립한다. 고객의 니즈와 전략을 바탕으로 구체적인 진료서비스가 설계되고, 이를 관리하는 품질관리 프로그램이 설계된다. 이를 바탕으로 서비스품질관리와 이를 위한 구성원 대상의 교육과 훈련이 시행되고, 서비스가 제공된 이후에 다시 고객의 만족도를 조사하여 그 결과가 전략 수립 및 서비스 설계의 변경 과정에 반영될 수 있도록 한다.

병원의 성공적인 TQM 사례로는 1987년에 시작한 미국 미시간대학병원의 TQM을 들 수 있다. 미시간대학병원은 1980년대에 들어서 진료지연과 예약관리의 혼선으로 환자의 불만이 많은 병원으로 평가를 받고 있었다. 환자의 입원수속에 무려 2시간이나 소요되었으며, 환자의 수술 일정관리가 잘못되어 예정대로 수술이 진행되지 못하는 경우가 10%를 넘어섰다. 병원의 경영진은 이러한 문제를 인식하고, 품질개선을 위한 팀을 구성하였다. 팀 조직은 의사 및 간호사 대표, 입퇴원 업무를 담당하는 행정부서의 대표, 청소를 담당하는 부서 대표 등으로 구성되었다. 문제점을 객관화된 지표로 보여주기 위해 흐름도(Flow Chart), 파레토 도표, 원인-결과 도표를 이용하여 문제점과 그 원인을 분석하였다. 입원 및 수술 대기시간의 증가 원인으로는 병실 및 수술실의 청소 지연과 환자들의 퇴원 준비 부족이 지적되었다. 그 해결책으로 미화원들에게 호출기를 지급하여 적시에 병실 및 수술장 청소가 진행되도록 하였다. 환자나 보호자에게는 예상되는 퇴원일과 퇴원수속절차를 미리 안내하여 퇴원에 혼선이 생기지 않도록 관리하였다. 그 결과, TQM을 실시한지 1년 후에 환자 대기시간은 20분으로 1/6이나 감소하였으며, 수술 대기시간이나 수술 일정관리도 크게 개선되었다.

7.2 총체적 품질경영의 방법론

품질경영은 지속적으로 이루어진다는 점을 앞서 설명하였다. 이러한 지속적 활동을 가능하게 하는 가장 기본적인 개념이 기획(Plan)-실행(Do)-검토(Check)-수정(Act)의 PDCA 사이클이다. PDCA 사이클의 과정은 다음과 같다.

기획 단계에선 우선 고객의 니즈와 관련된 문제를 파악하는 것이 중요하다. 고객의 니즈 파악은 주로 면접이나 설문조사의 방법으로 이루어지며, 그 결과를 서비스나 제품의 설계에 반영해야 한다. 고객의 니즈와 서비스를 연결시키기 위해서 '품질의 집(House of Quality)'이라는 방법을 사용하기도 한다. 이는 고객의 욕구를 서비스나 제품의 설계에 반영하는 체계적인 방법으로 추상적인 고객의 니즈, 기호 등을 서비스나 제품의 개발 각 단계에 알맞은 기술규격으로 전환하는 수단을 제공한다.

실행 단계 이후의 검토 단계에서는 품질을 측정해야 하는데, 이를 위해서는 품질에 대한 도구적 정의와 측정지표가 개발되어 있어야 한다. 품질의 구체적 정의와

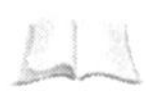

표 7-3 | PDCA cycle의 단계와 특성

단계	특성
기획 (Plan)	문제를 파악하고 목표를 선정하며 실행 방법을 결정하는 단계
실행 (Do)	계획을 구체적으로 실행하는 단계
검토 (Check)	실행의 효과와 계획의 목표를 비교하여 평가하는 단계
수정 (Act)	변화를 제도화 하고, 개선된 성과를 유지하며 보충하는 단계

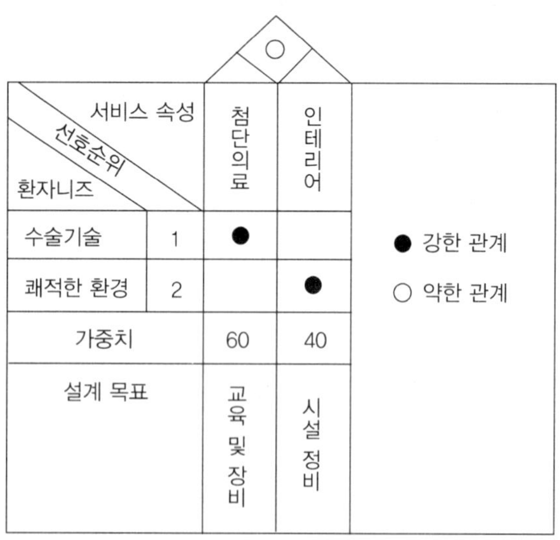

그림 7-5 품질의 집(House of Quality): 수술서비스

측정지표 개발은 과정의 표준화와 밀접한 관련이 있다. 서비스 제공과정을 표준화하면 서비스 생산과 전달 과정의 효율성을 높이고 질적 수준을 높일 수 있을 뿐만 아니라, 표준이 평가의 구체적인 항목과 기준이 될 수 있다.

8. 식스 시그마 경영

8.1 식스 시그마란?

식스 시그마(Six Sigma)가 기업의 경영실무에 정착한 것은 1987년 모토로라사가 품질경영과 경영혁신을 위해 이 기법을 사용하면서다. 1980년대까지 모토로라사는 일본 시장에서 일본 경쟁사들과의 경쟁에서 뒤처지고 있었다. 모토로라의 경영진은 자사 제품의 품질이 떨어진다는 사실을 심각하게 인식하였다. 회장 갤빈(Bob Galvin)은 고객의 요구사항을 품질의 측정지표로 삼고, 품질수준을 식스 시그마에 도달시키려는 원대한 목표를 기업전략으로 삼았다. 실제 모토로라사는 식스 시그마의 적용에 있어서 결과물보다는 과정(Process)과 개선 비율을 중시하였다. 기존보다 10배 개선의 목표를 처음에는 5년 내에, 그 다음에는 2년 내에 달성하는 식으로 목표를 계속 상향하면서 품질관리에 힘썼다. 그 결과 식스 시그마를 시행한 지 2년 후에 말콤 볼드리지 국가 품질상(Malcolm Baldrige National Quality Award)을 수상할 만큼 품질이 향상되었으며, 회사의 사업규모도 80년대 직원 수 7만 명에서 2000년에 약 13만 명으로 두 배나 늘어났다.

식스 시그마란 원래 통계학적 용어이다. 시그마(σ)란 표준편차라고 불리며 분포의 산포 정도를 나타내는 값이다. 품질과 관련해서는 실수나 불량의 발생 확률을 의미한다. 식스 시그마란 기업이 생산하는 제품이나 서비스의 실수나 불량 발생 확률을 1백만 분의 3.4회 정도까지 억제하는 것을 말한다. 그러나 식스 시그마는 이와 같은 통계학적 용어나 경영이 도달해야 할 '목표치'만을 의미하는 것은 아니다. 실수나 불량 발생률을 1백만 분의 3.4 이하로 낮춘다는 높은 수준의 목표를 설정하고, 추진하는 전사적인 활동을 일컫는 경영혁신기법이다. 식스 시그마를 그 이전에 있었던 품질개선 운동의 연장선으로 이해할 수도 있다. 전사적 품질관리(TQC)와 총체적 품질경영(TQM) 운동이 발전, 진보한 경영기법으로 이해해도 무방하다.

시그마는 모집단의 '표준편차'를 나타내는 통계적 표시로서 어떤 항목이나 과정(Process)의 집단에서 '변이(변동)'나 '불일치성'의 정도를 나타내는 지수다. 변이는 서비스를 제공하거나 제품을 생산하는 과정에서 매우 중요한 의미를 지닌다. 변이의 조사, 분석은 특정 과정의 성과를 완전히 이해하는 데 크게 도움을 준다.

평균 재원일수, 평균 대기시간, 환자 1인당 평균 진료비 등 지금까지 주로 사용하고 있는 '평균'이라는 지표는 실제 과정에서 나타나는 변이를 보여주지 못하기 때문에 그 과정이 가지고 있는 문제점을 감출 수 있다. 예를 들어, 예약진료를 시행하는 병원의 외래진료실에서 평균 진료대기시간이 30분이라고 하자. 이러한 사실을 사전에 고객에게 알렸을 때, 대부분의 고객들은 30분이면 그리 오래 기다리는 편이 아니라고 안심할 수 있을 것이다. 그러나 실제로는 과정의 변동으로 인해 그보다 훨씬 오래 기다릴 수도 있고, 빨리 진료를 받을 수도 있다. 대기시간이 평균보다 훨씬 길어지면 고객은 진료의 결과가 아무리 좋다고 해도 불만을 가지게 될 것이고, 평균보다 훨씬 짧은 경우에는 약속시각에서 조금 여유 있게(예를 들어 평균 대기시간 30분에 못 미치는 10분 정도 늦게) 도착한 환자가 자신의 진료 순서를 놓칠 수도 있을 것이다. 1시간 이상 기다리는 고객의 불만도가 크게 높다는 것을 알고, 이러한 경우를 줄이기로 목표를 정하였다고 하자(여기서 1시간을 '상한 규격 한계'라고 부른다). 그렇다면 장시간 대기하는 고객의 수를 줄일 수 있는 방법은 무엇인가? 변동의 크기를 줄이지 않는다면 평균 대기시간을 현재의 30분보다 더 짧게 줄여야 할 것이다. 하지만 평균 시간이 같다고 해도 변동의 크기는 달라질 수 있다. 전체적으로 평균 대기시간을 줄이지 않고 변동의 크기만 줄여도 1시간 이상 기다리는 고객의 수를 줄일 수 있다. 일반적으로 평균 대기시간을 줄이는 것보다 변동의 크기를 줄이는 데 더 적은 노력과 비용이 든다.

식스 시그마 경영의 목표치인 1백만 분의 3.4가 실제로 어느 정도 수준을 가리키는 지 쉽게 이해하기 위해서, 구체적인 예를 들어 알아보자. 책의 오자를 예로 들면, 3σ는 한 쪽당 오자가 1.5개 있는 수준, 4σ는 30쪽에 오자가 1개 있는 수준, 5σ는 백과사전 한 질에 오자가 1개 있는 수준이며, 6σ는 소규모 도서관 전체 장서에서 오자가 1개 있는 수준에 비유할 수 있다. 병원에서 외래 환자의 불만 사례 접수 건수를 6σ 수준으로 낮추고자 한다면, 일일 외래환자 2,000명인 대형병원에서 불만 사례가 1년에 2건만 접수되는 수준을 달성해야 하는 것이다.

어떤 일을 하든 99%의 신뢰도를 가진다면 양호한 수준이라고 생각할 지도 모르겠다. 하지만 경우에 따라서 99%의 신뢰도는 결코 안심할 수 있는 수준이 아니다. 우체국에서 우편물 처리 시 분실 건수가 전체의 1%에 달하거나, 병원에서 수술 환자의 1%가 수술 후 질적 문제로 인해 사망하거나, 항공기의 이착륙 사고율이 1%라면 이는 개선이 필요한 수준이라 할 수 있다. 우리가 현재 잘 한다고 생각하는 수준을 식스 시그마와 비교해 보면 그 격차는 대단히 크다.

식스 시그마를 달성하는 것은 사실상 불량품이 전무한 상태를 항시적으로 유지할 수 있는 상황을 의미한다. 따라서 이러한 목표치의 달성은 일회성의 단기적 활동이나 부분적인 활동만으로 달성하기 어렵다. 부분적으로 또는 특정 지표에서 식스 시그마를 달성한 경우는 있을지 몰라도 전사적 수준으로 이를 달성한 기업은 전 세계적으로 아직 찾아보기가 쉽지 않다. 설사 있다 할지라도 중요한 것은 실수나 불량 발생률이 격감한 것이 아니라, 불량을 발생시키는 프로세스나 시스템의 문제를 찾아내고 개선함으로써 프로세스를 고도로 관리된 상태로 유지할 수 있게 한 점이다.

식스 시그마 경영을 실행해서 얻을 수 있는 구체적인 편익은 여러 가지가 있다. 이를 성공시킨 조직들의 사례로부터 다음과 같은 사실을 알 수 있다. 첫째, 조직의 지속적인 성공을 가져온다. 둘째, 관련자 모두를 위한 공통의 성과 목표를 세운다. 셋째, 고객의 가치를 강화시켜 준다. 넷째, 개선의 속도를 가속화시킨다. 다섯째, 구성원들의 학습과 지식의 수평적 공유를 촉진시킨다. 여섯째, 성공을 위해 필요한 커다란 전략적 변화를 수행한다.

8.2 식스 시그마의 요소

식스 시그마 경영에서 중요한 요소들은 다음과 같다.

1) 고객지향

식스 시그마의 가장 기본적인 사상은 고객의 기대와 요구에 부응하는 것이다. 식스 시그마에서는 제품이나 서비스 자체보다는 고객 만족이 더 중요한 대상이 된다. 따라서 품질관리의 측정도 고객에서 출발하며, 고객 만족과 가치의 평가가 가장 중요한 식스 시그마의 대상이 된다.

2) 근거 중심 경영

경영이 '예술(Art)'인가, 아니면 '과학(Science)'인가?의 논란은 아직도 계속되고 있다. 식스 시그마에선 자료에 의한 경영, 사실 분석에 의한 경영을 지향한다. 즉, 객관적인 근거를 가지고 경영의 의사결정을 수행한다.

3) 결과보다는 점진적인 과정의 개선 지향

식스 시그마의 품질개선은 과정(Process)에서 시작한다. 과정은 결과를 양산하는 도구이기 때문에 단기간의 향상된 결과물로 만족해서는 안 된다. 과정이 잘못되면 좋은 결과가 반복될 수 없기 때문이다. 또한 식스 시그마는 지속적인 과정의 개선을 추구한다. 따라서 일시적인 개선이 아닌 점진적이고 지속적인 과정의 개선을 추구한다.

4) 사후검사보다는 예방을 강조

불량품을 사후 검사로 발견하여 제거하는 전통적인 품질관리 기법에서 벗어나 불량 자체의 발생을 방지하는 예방에 힘쓴다.

5) 전사적인 협력

식스 시그마는 조직의 특정 부서에만 국한된 것이 아니라 모든 부서의 구성원 사이의 상호 협력과 의사소통을 통해 달성될 수 있다. 따라서 구성원 사이 또는 부서 간의 의사소통의 활성화가 중요한데, 이를 '벽 허물기'라고 부른다.

6) 완벽과 실패의 공존

완벽과 실패는 서로 반대의 개념이다. 식스 시그마가 비록 완벽을 추구하지만 실패에 대해서도 받아들인다. '실패는 성공의 어머니'라는 말에서도 보듯이 실패를 경험하지 않으면 완벽을 추구할 수 없다. 실패 그 자체가 부정적인 것이 아니라 위험한 실패가 부정적이다. 따라서 실패를 하더라도 조직에 위험을 주지 않는 안전한 실패로 만들어야 한다.

8.3 식스 시그마의 방법론

앞서 식스 시그마에서 가장 중요한 개념은 고객 만족이라고 설명하였다. 따라서 식스 시그마의 시작도 고객의 요구와 선호에서 출발한다. 식스 시그마는 일반적으로 다음의 과정을 거쳐서 수행된다.

1) 핵심 과정의 확인 단계

핵심 과정이란 고객에게 제품이나 서비스를 전달하는 일련의 업무 중 가장 중요한 과정을 말한다. 고객에게 서비스나 제품을 전달하는 과정은 여러 부서를 거쳐, 여러 단계의 업무과정을 통해서 전달된다. 이러한 일련의 업무과정들을 '과정의 사슬'이라고 한다. 과정의 사슬을 구성하는 과정 중에서 가장 중요하며 고객의 만족에 가장 큰 영향을 줄 수 있는 단계를 핵심 과정이라고 한다. 경영전략의 차원에서 보면 핵심 과정에 인적 및 물적자원을 집중시켜야 한다.

2) 핵심 과정의 결과물과 주요 고객의 정의

각 핵심 과정이 산출하는 주요 결과물을 정의하여야 한다. 하나의 서비스나 제품은 하나 이상의 결과물을 산출하는데, 결과물을 모두 포함시키면 분석할 자료의 양이 많아져서 시간과 비용이 낭비될 수 있다. 따라서 핵심 과정에 대한 주요 결과물을 정해야 한다. 가령 외래진료의 경우에는 서비스의 신속도나 시간 준수를 결과물로 정의할 수 있으며, 그 지표는 환자의 진료 대기시간으로 평가할 수 있다. 또한 주요 고객의 정의도 분석의 시간과 비용을 줄인다. 가령 병원에서는 모든 환자를 대상으로 결과물을 측정할 수 없기 때문에 외래 방문환자로 대상을 한정하거나 응급실 방문환자로 한정할 수 있다.

3) 고객 자료수집과 '고객의 소리(VOC)' 전략화

고객의 선호 및 니즈는 설문조사, 면담, 포커스 그룹 조사(FGI), 마케팅 조사 등 다양한 방법론을 사용하여 분석할 수 있다. 문제는 어떠한 자료를 수집하여 이용할 것인가가 중요하다. 이를 위해선 먼저 분석목표를 정하고 이에 맞추어 자료를 수집하여야 한다. 수집한 자료를 바탕으로 고객의 선호 및 니즈를 한 마디로 표현하여 조직의 비전이나 목표를 정해야 하는데, 이를 '고객의 소리'의 전략화라고 부른다.

4) 성과기준 및 고객니즈의 표준개발

'고객의 소리'의 전략화로 만들어진 조직의 비전이나 목표에 맞추어, 이에 따른 구체적인 성과측정지표를 만들어야 한다. 성과측정지표에는 과정(Process)과 결과(Outcome)의 지표가 포함될 수 있다. 과정의 지표로 환자 대기시간의 단축이나 처방오류율의 감소 등을 들 수 있으며, 결과의 지표로는 환자 만족도나 외래방문 환자 수 등을 예로 들 수가 있다. 구체적인 관리의 대상 선정이 이 단계의 과제이다.

5) 고객의 니즈 분석과 우선순위 정하기

고객은 다양한 니즈를 표현한다. 개별고객은 서로 다른 니즈를 표현할 수 있다. 이것을 통계적인 방법론을 사용하여 집단적인 고객(Aggregate Customers)의 니즈로 만들어 분석할 수 있다. 가령 니즈에 대한 도수분포에 따라서 니즈의 우선순위 및 가중치를 결정할 수 있다. 가장 중요한 니즈가 무엇인지를 정하면 이것을 품질경영의 세부전략 및 목표와 연결시킬 수 있다. 이를 통하여 성과측정지표를 무엇으로 할 것인지 구체적으로 정한다.

6) 고객의 니즈 관련 성과의 계획 및 측정

측정대상이 정해졌으면 구체적인 측정지표를 정해야 한다. 구체적인 지표 선정을 위해서 무엇이 실제 측정 가능한지, 무엇이 측정대상을 잘 표현할 수 있는 지를 파악해야 한다. 가령 신속한 외래진료의 경우에는 '외래 대기시간', '수납이나 예약에 소요되는 시간', '처방전 발급에 소요되는 시간' 등을 구체적인 측정지표로 삼을 수 있다. 측정지표가 정해졌으면 실제 그 지표를 측정한다.

7) 실패 기준을 정하고 실패한 부분을 확인

실패를 정의해야 하는데, 가령 외래 대기시간의 경우 얼마 이상을 실패로 정의할 지를 결정해야 한다. 실패의 정의는 고정된 것이 아니라 시기와 상황에 따라서 변화할 수 있다. 가령 1년 전 외래 대기시간의 실패를 1시간으로 정했으면, 금년의 외래 대기시간 실패는 50분으로 줄여서 정의할 수 있다. 식스 시그마는 지속적이고 점진적인 질의 혁신과정이기 때문에 실패의 정의가 점점 엄격해진다. 실패를 정의했으면, 어느 부분에서 실패를 하였는지를 확인해야 한다. 가령 요일 별로 외래 대기시간을 측정하였으면, 무슨 요일에 실패를 하였는지를 분석할 수 있고, 만약 진료과

단위로 측정하였으면 어느 과에서 실패를 하였는지 분석해야 한다.

8) 실패의 근본 원인을 탐구

실패한 부분이 확인되었으면 실패의 근본 원인을 탐구해야 한다. 가령 내분비내과에서 진료 대기시간이 많이 지연되었으면, 투입(Input), 과정(Process) 및 산출물(Output)의 지표를 다른 진료과와 비교해서 그 원인을 탐구할 수 있다. 가령 내분비내과의 내원 환자가 다른 진료과에 비해 월등히 많았다면, 진료지연의 원인이 환자 수 증가와 관련이 있는 것으로 해석할 수 있다.

9) 근본 원인의 해결을 위한 과정의 재설계

문제의 근본 원인을 알았으면, 이에 대한 대책을 마련해야 한다. 서비스 제공과정을 재설계함으로써 문제를 해결하는데, 가령 진료지연의 원인이 환자 수의 증가에 있다면 이를 해결하기 위해서 안내인력을 배치하거나, 의료인력의 수를 늘리거나, 접수 및 수납창구를 확충하거나, 진료시간을 연장하거나, 예약시스템을 변경하여 문제를 해결할 수 있다.

10) 지속적인 식스 시그마의 순환 고리

문제를 해결하였다고 해서 식스 시그마 경영이 종료되는 것은 아니다. 좀 더 혁신적인 품질경영 목표를 정하여 과정 및 결과물을 감시하고, 문제점을 발견하여 처음 단계로 돌아가 식스 시그마의 과정은 계속 순환된다.

8.4 병원에서의 식스 시그마

병원에서 식스 시그마를 활용하기 위해서 가장 중요한 것이 과정을 객관화하고 측정할 수 있는 지표로 만드는 것인데, 이를 위해선 과정을 도구적으로 정의하고 단순화하는 일이 중요하다. 실제로 진료 제공과정이 너무나 복잡하여 단순화시키기 어렵고, 과정마다 분류하여 도구적인 정의를 내리기가 쉽지 않다. 예를 들어, 입원 환자의 투약과정을 살펴보면, 일단 의사가 환자에게 투약에 대해 설명하고 동의를 구한 다음(이 과정이 생략되기도 한다.)에 약물을 처방한다. 처방된 약물은 약국에서 조제되어 병동으로 올라오고, 간호사가 이를 받아서 최종적으로 약물을 환자에게 전달하여 복용케 한다.

이와 같은 간단한 약물처방 및 투약과정에도 여러 단계의 과정이 존재하며, 이 과정에 최소한 3명의 병원 구성원이 관여한다. 이 과정에서 측정 가능한 지표를 생각해보자. 먼저 가장 손쉬운 측정지표는 투약에 걸리는 시간일 것이다. 즉, 약물에 대한 설명과 동의를 받은 후에 투약까지 걸리는 시간이 얼마나 되는지를 분석할 수 있다. 그런데 약물에 대한 설명과 동의의 시점을 정확히 알기는 어렵다. 일반적으로 의사가 약물에 대한 설명을 하고 동의를 구하는 때의 시점이 기록으로 작성되는 것은 아니며, 단지 처방전 작성에 의해서만 확인이 가능하기 때문에 약물의 처방을 내린 시점을 기준으로 측정할 수 있다. 전자의무기록(EMR)이나 처방전달시스템(OCS)에서는 처방을 입력한(작성한) 시간이 기록된다. 투약시점은 처방전이나 간호기록지에 투약시간을 적어 놓는다(입력한다). 처방과 투약과정의 시간 관리에서 환자에게는 약물에 대한 설명과 동의를 받고 투약을 받은 시점이 중요하지만, 약사가 담당하는 부분의 시간 즉, 약물의 처방전을 전달받고 약을 전송하기까지 걸리는 시간도 질 관리의 관점에선 중요하다. 투약시간의 지연에 대한 원인을 분석하기 위해서는 약사가 담당하는 시간도 중요한 변수이기 때문이다.

약물처방 및 투약에 걸리는 시간
= 의사가 담당하는 시간 + 약사가 담당하는 시간 + 간호사가 담당하는 시간
(설명, 동의 및 처방) (조제 및 전송) (수납 및 투약)

이러한 시간 변수의 값을 측정하면, 시계열적으로 값을 비교할 수 있다. 앞서 설명한 관리도를 작성할 수 있으며, 통계적인 분석을 통해 평균, 표준오차, 범위 등을 구할 수 있다. 표준오차가 산출되면 식스 시그마가 허용되는 범위(관리한계) 내에 포함되는지 여부를 파악할 수 있다. 식스 시그마의 기법은 지속적인 품질경영 기법이므로, 현재는 식스 시그마가 구현되지 않아도 시간에 따르는 개선이 있으면 성공한 것으로 볼 수 있다. 개선은 점진적으로 상향된다. 따라서 이번 달의 5% 개선이 다음 달에 10% 개선으로 이어진다면 식스 시그마의 목표에 근접할 수 있다.

시간 측정은 의료의 질 관리에 있어서 가장 많이 사용되는 지표인데, 가령 진료대기시간, 검사 후 결과 획득시간, 응급실 체류시간과 같은 지표를 측정한다. 그러

나 시간 지표 이외에 진단오류, 투약오류, 수술 후 부작용이나 합병증 발생 등의 지표가 본질적으로는 더 중요하다. 왜냐하면 의료는 기본적으로 안전성(Safety)을 추구하는데, 이러한 실수는 환자의 생명과 직결되기 때문이다. 그러나 이러한 지표를 단순화하고 측정 가능한 객관적 지표로 만들기 어렵다는 점이 문제이다.

이러한 지표를 산출하기 위해선 진단, 투약, 수술 등 진료의 내용과 과정이 표준화되어야 한다. 일부 병원에서 진료 프로토콜이나 Critical Pathway를 작성하여 진료에 활용하고 있으나 일부 질환을 제외하곤 아직 충분히 활성화되지 않았다. 또한 진료표준을 만든다고 해도 의사들의 경험과 견해의 차이가 심하여 표준을 지키지 않는 경우가 많다. 아무튼 진료 프로토콜이나 Critical Pathway를 만드는 일이 진료의 과정을 표준화하고 객관적으로 측정 가능한 지표를 만들기 위한 첫 번째 단계이다.

프로토콜이 만들어지면 이를 바탕으로 실제 진료와 비교할 수 있다. 가령 영유아 예방접종 프로토콜을 만들었다면, 프로토콜대로 시행하지 않은 경우는 잘못이라고 도구적으로 정의를 내릴 수 있다. 물론 도구적 정의가 그렇다고 해서 프로토콜대로 시행하지 않은 경우가 모두 잘못이라고 말할 수는 없다. 하지만 질 측정을 위해선 단순하고 가정적인 정의가 필요하다. 이에 따라서 수치화된 지표를 얻을 수 있다. 즉, 예방접종 프로토콜대로 시행하지 않은 비율을 측정하여 질 관리의 대상으로 삼을 수 있다.

그 외에도 병원에서 식스 시그마의 활용 방안은 다양하다. 그러나 가장 중요한 것은 환자 중심, 고객 만족의 이념 지향이다. 따라서 모든 식스 시그마의 활용에 있어서 중심이 되는 것은 '환자 중심의 진료'라고 말할 수 있다.

9. 의료의 결과평가와 위험요인 보정

9.1 결과평가에 대한 관심과 위험요인의 보정

최근 들어 국내에서도 의료의 질 평가를 위한 구조(Structure), 과정(Process)과 결과(Outcome)의 접근방법 중 의료의 결과평가에 대한 관심이 집중되고 있다. 최근 몇 년간 건강보험심사평가원에서 주요 질환을 대상으로 병원별 진료의 결과비교자료를 발표하고, 의료기관 평가에서도 진료의 결과 측정을 포함하는 임상 질 지표(Clinical Quality Indicator)를 시범 적용하는 등 결과평가에 대한 관심이 그 어느 때보다 높다. 결과평가에 대한 높은 관심은 구조나 과정평가가 간접적인 평가라는 제한점이 있는 반면, 결과평가는 의료의 효과를 직접 평가할 수 있는 장점이 있기 때문이다. 자료수집의 어려움과 분석 상의 제한점은 있으나, 의료의 효과를 직접적으로 평가할 수 있다는 점과 진료의 비용 · 효과에 대한 높은 관심 때문에 앞으로도 결과평가가 의료의 질 평가의 핵심이 될 것으로 보인다.

의료의 결과평가는 의료서비스를 이용한 후 건강의 변화 즉, 의료서비스가 이용자에게 가져오는 효과를 측정하는 것이다. 따라서 진료의 결과 그 자체를 어떻게 측정할 수 있는지가 가장 중요하고 근본적인 과제이다. 건강상태의 변화를 질병의 종류나 건강 문제의 성격과 무관하게 객관적이고, 통일된 기준으로 측정하는 것은 아직 해결하지 못 한 과제이며, 일부 질환이나 시술을 대상으로 기능(Function) 정도나 중증도(Severity)를 기준으로 측정하는 방법을 사용하고 있다. 아니면 사망률, 합병증 발생률, 유병률, 재발률이나 재이용률(재입원율, 재수술률) 등의 간접적인 지표를 사용해서 결과를 측정하고 있다. 이 중 병원 재원 중 또는 퇴원 후 일정 기간 내의 사망률 지표는 진료의 질과 관련된 여건을 잘 반영하고 있어 진료의 결과를 평가하는 지표로 널리 쓰이고 있다. 그 중에서도 실제로 주요 수술이나 중증도가 높은 주요 질환의 치료 후 사망률을 많이 사용하고 있다.

의료의 결과평가에 있어서 결과 그 자체의 측정방법만큼 중요한 것이 결과와 관련해서 환자가 가지고 있는 위험요인의 정도를 측정하고, 이를 기초로 결과 측정치를 보정해 주는 일이다. 결과 측면의 질 지표는 보기에 매우 간단하다. 사망률이나 이환율을 예로 들면, 특정 의료제공자의 결과지표를 계산하는 것은 일정 기간 동안의 실제 사망 건수 또는 이환 건수를 전체 진료 건수로 나누어 주면 된다. 그런데 의료제공자들은 이러한 평가보고가 부정확하고 불공정하다고 주장한다. 환자의 중증도를 적절하게 반영하지 못하기 때문에 중증의 환자를 진료할수록 병원의 평가결과가 나빠질 위험이 있다는 것이다. 위험요인 보정의 목적은 진료의 효과와 관련된 추론을 하기 전에 진료 이외에 진료의 결과에 영향을 미칠 수 있는 요인, 특히 환자의 특성을 고려하여 이를 배제하려는 것이다. 따라서 위험요인을 보정하지 않고 단순히 결과의 측정만으로는 제공자의 질 평가나 성과평가에서 의미 있는 비교와 해석을 하기는 어렵다. 앞서 예로 든 사망률 지표의 경우에도 제공자간 비교를 위해서는 위험요인 특히 환자의 중증도로 보정한 사망률의 산출이 필수적이다.

위험요인 보정의 역사는 거슬러 올라가면 의료의 질 관리 역사와 그 궤를 같이 한다. 현대적인 의미에서 의료의 질 관리의 기초를 다진 나이팅게일(F. Nightingale)이 활동하던 시대에 이미 영국 의료기관들의 사망률 자료가 산출되고 있었다. 크리미아 전쟁에서의 대활약 이후 영국으로 돌아와서 병원의 개선과 의료의 질 향상을 위해 노력하던 나이팅게일은 병원의 사망률 자료에 주목하였다. [표 7-4]에서 보듯이 런던 시내 대형병원의 사망률이 가장 높게 나타났다. 이를 보고 나이팅게일은 "환자의 위험을 적절히 고려하지 못하고 있으며, 최소한 환자의 연령과 입원 당시의 상태를 고려해야 한다."고 하였다. 또한 병원의 개선을 위해서는 사망률 같은 결과통계가 많아져야 하지만 사망률보다는 진료 후의 건강 회복에 대한 통계 자료가 제공되어야 한다고 했다. 그러나 오늘날에도 이는 해결하기 어려운 과제로 남아 있다.

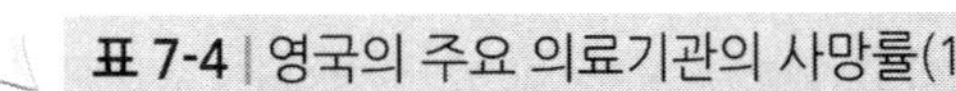
표 7-4 | 영국의 주요 의료기관의 사망률(1861년)

의료기관	사망률(%)
런던의 병원들 (24개)	90.84
대도시의 병원들 (12개)	83.16
군이나 주요 지방도시 병원들 (25개)	39.41
기타 병원들 (30개)	40.23
군 병원들 (13개)	15.67
왕립해양진료소 (1개)	12.78
대도시 진료소 (1개)	12.96
평균	56.87

자료: Iezzoni, 2003

결과평가의 선구자로 일컬어지는 코드만(E. A. Codman) 역시 진료의 질 향상을 위해 의료의 결과평가에 주목하였으며, 위험요인 보정의 필요성을 인식하였다. 나이팅게일과 코드만 두 사람 모두 진료의 결과정보를 양질의 진료를 위한 도구로 중요하게 생각하였으나 사망률과 같이 결과의 양적인 자료를 아는 것만으로는 부족하다고 인식하였다. 그러한 결과가 왜 발생하였는지를 아는 것이 중요하다고 판단했으며, 이를 위해 진료의 결과에 나쁜 영향을 미칠 수 있는, 환자가 가지고 있는 위험요인을 배제할 필요성에 주목한 것이라 할 수 있다.

9.2 위험요인 보정의 개념과 목적

의료제공자가 환자를 진료하면, 제공자 간에는 물론이고 동일한 제공자가 진료한 환자 간에도 진료의 결과는 차이가 날 수 있다. 결과를 만들어내는, 또는 결과에 영향을 주는 요인은 어떤 것이 있을까? 진료의 결과를 결정짓는 요인을 구분해보면 치료의 효과는 물론이고, 의료의 질 관련 요소, 환자가 가지고 있는 위험요인과 무작위적인 우연의 요소를 생각해 볼 수 있다. 즉, 의료의 결과는 다음과 같은 함수로 표현할 수 있다.

결과(Outcome) = f (**환자가 가진 위험요인, 치료효과, 의료의 질, 무작위적 우연**)

이 중에서 치료효과는 넓은 의미에서 의료의 질 관련 요소로 분류할 수 있다. 의료제공자의 진료결과를 평가하고 제공자 간 비교를 시행하는 것은 결과평가를 통해 의료제공자 간 의료의 질적인 차이나 수준을 알고 싶은 것이다. 하지만 위의 함수에서 보듯이 결과의 차이는 의료의 질 차이뿐만 아니라 개별 환자가 가진 위험요인의 차이나 무작위적인 우연의 요소에 의해서도 만들어질 수 있다. 따라서 의료의 질적 차이를 제외한 나머지 요소를 배제하지 않고서는 결과평가로 의료의 질 평가를 의미 있게 만들기는 어렵다. 무작위적 우연의 요소는 일반적인 통계 방법에 의해서 처리가 가능하나 환자가 가진 위험요인의 보정은 별도의 특별한 방법이 필요하다. 위험요인 보정이란 결국 환자가 의료제공자를 만날 때 이미 가지고 있는 건강의 위험요인의 차이를 고려하여 결과평가를 의미 있게 즉, 결과평가를 통해 제공자의 의료의 질적 수준 평가를 가능하게 해주는 방법이라 할 수 있다.

9.3 위험요인의 종류

환자의 건강과 진료결과에 영향을 미칠 수 있는, 환자가 가지고 있는 위험요인은 매우 다양하다. 질병의 중증도나 건강 수준과 같은 생물학적 요인 외에도 정도의 차이가 있을 뿐이지 우리가 생각할 수 있는 거의 모든 요인들이 환자의 진료결과에 영향을 미친다고 할 수 있다. 예를 들면, 환자의 가족관계, 사회적 활동과 위상, 건강에 대한 신념과 가치관, 종교와 같은 요인도 어느 정도 환자의 진료결과에 영향을 줄 수 있을 것이다. 그런데 위험요인 보정을 할 때 구체적으로 어느 요인을 측정하고 그 결과에 따라 보정을 해야 할 것인지 결정해야 한다. 즉, 현실적으로 모든 위험요인을 감안할 수 없으므로 위험요인의 선정 과정이 필요하다. 이에 앞서 위험요인의 종류와 그 내용을 구체적으로 살펴 볼 필요가 있다.

위험요인의 종류가 다양하지만 크게 임상적 요인(Clinical Factors)과 비임상적 요인(Non-Clinical Factors)으로 구분할 수 있다. 전자는 인구학적 요인(연령, 성), 급성 임상 안정성(Acute Clinical Stability), 주진단명의 종류와 중증도, 동반질환의 종류와 중증도, 물리적인 기능 상태 등이며 환자의 건강상태나 기능 정도에 직접 관련이 있는 요인들이다. 후자는 환자의 태도와 기호, 심리적 · 인지적 · 심리사회적 기능, 문화적 · 민족적 · 사회경제적 신념과 행동, 건강 관련 삶의 질 등으로 전자에 비해 건강상태나 기능 정도에 간접적으로 관련이 있는 요인들이다. 이들 요인 중 중요한 몇 가지만 구체적으로 살펴보면 다음과 같다.

1) 연령

인구집단을 대상으로 하는 역학적 연구에서 필수적으로 고려해야 하는 요인이지만 진료의 효과, 효율성이나 진료의 질과 무관하게 변할 수 없는 환자의 고정된 속성이다. 노화는 심혈관질환, 특정 암, 당뇨와 퇴행성 관절염 같은 중요한 만성적 조건과 밀접하게 관련이 있다. 일반적으로 연령이 많은 사람은 젊은이보다 임상적 결과가 나쁘고, 질병의 증상과 징후가 다를 수 있다. 진료비도 젊은이보다 더 많이 든다. 환자의 전체적인 위험요인을 분석할 때 연령은 다른 위험요인과 무관하게 독립적인 효과를 가질 수 있다. 그리고 임상적 상황에 따라서는 환자의 연령 관점 내에서 다른 위험요인을 살펴보아야 한다. 예를 들어 신생아, 어린이와 성인을 구분해서 살펴보는 것이다. 연령은 간단하고 직선적이며, 양호한 표면적 타당성(Face Validity)을 가진 중요한 위험요인이다. 환자의 연령 정보는 거의 모든 경우에 수집이 가능하며, 위험요인 보정모형을 이용하는 사람은 대부분 연령이 이 모형에 포함되기를 기대한다.

2) 성

남자와 여자는 여러 가지 측면에서 차이가 있으며 이는 건강과 관련해서도 그렇다. 일반적으로 여성의 평균수명은 남성보다 길지만, 유병률이나 의료 이용(특히 외래 진료)은 여자가 더 많은 경향을 보인다. 또 여자가 더 잘 걸리는 질환이나 남자가 더 잘 걸리는 질환이 있다. 기존 통계자료를 분석한 연구에서는 심장 질환, 악성 종양, 하기도 질환, 당뇨병에서 남성의 사망률이 더 높았고, 반면에 뇌혈관질환에서는 여성이 더 높았다. 성은 단기 결과에서는 그리 영향을 미치지 않는다. APACHEIII 같은 급성 중증 환자의 중증도 평가도구에서는 예측모형에 성별 차이를 포함시키지 않는다. 연령과 마찬가지로 성별은 일상적으로 쉽게 수집할 수 있는 환자 정보이며 특정 상황에서는 논리적이고 표면적 타당성이 양호한 위험요인이다.

3) 급성 임상 안정성(Acute Clinical Stability)

기본적인 항상성 측정치(Homeostatic Measure)로 나타내는 환자의 생리 기능의 정도를 말한다. 활력징후(심박동수, 호흡수, 혈압, 체온), 혈청 전해질, 동맥산소 포화도 같은 가장 일반적이고 기본적인 신체 기능의 지표들이다. 이 지표들은 중환자실 재원 환자, 입원 내 30일 이내와 같은 단기간에 걸쳐 급성 질환자의 결과를 연구할 때 중요한 위험요인이다. 이 지표들은 중증 환자에게 대해서 일상적으로 측정하는 지표로서 정보의 수집이 용이한 편이다. 위중한 환자의 단기 사망의 위험을 예측하는데 가장 널리 사용하는 위험요인이기도 하다.

4) 질병의 종류와 중증도

여러 가지 위험요인 중 가장 중요한 단일 요인은 주진단명이다. 환자가 가진 주진단명의 차이는 환자의 예후와 진료결과의 차이를 가장 뚜렷하게 구분시켜 주는 요인이다. 주진단명이 결정되면 다른 위험요인을 분석하는데 영향을 주기도 한다. 예를 들어, 주진단명이 다르면 고려하는 다른 위험요인의 종류가 달라진다. 하지만 주진단명을 아는 것만으로는 부족한 경우가 많다. 동일한 주진단명을 가진 경우라도 예후나 진료의 결과가 크게 다르기 때문이다. 예를 들어, 동일한 위암이라도 위암 진단 당시의 진행 정도(Stage)에 따라 예후, 치료방법과 치료결과가 달라진다. 뇌졸중의 경우에도 뇌의 손상 부위와 정도에 따라서 신경학적 결손의 정도가 다르고, 예후와 치료의 결과가 크게 달라진다. 주요 질병의 경우에는 진단 시 중증도를 평가하는 도구를 사용하여 환자를 평가하는 일들이 기본적으로 이루어지며, 이는 환자의 예후를 알고, 치료방침을 결정하고, 치료의 결과를 평가하는데 널리 활용되고 있다.

주진단명만큼은 아니나 동반 질환의 종류와 중증도도 환자의 진료결과에 영향을 주는 위험요인이다. 동반 질환은 병인론적으로 주진단명과 무관하며, 주진단으로 인해 나타나는 후유증과도 다르다. 예를 들어 대장암 환자에서 뇌혈관 질환은 동반 질환이지만 장폐색은 후유증이다. 전형적인 동반 질환은 당뇨병, 만성 폐색성 폐질환(COPD) 같은 만성적 조건이다. 대부분의 경우에 만성적 조건을 가진 환자는 그렇지 않은 환자에 비해서 사망과 후유증 발생의 위험이 높아지고, 기능적 장애의 발생 가능성도 높으며, 추가적인 진단과 치료의 필요성도 높아진다. 동반 질환은 또한 병원 내 사망과 같이 단기간의 결과를 분석하는데 있어서 중요하다.

결과평가를 위한 위험요인 모형을 구축하는데 있어서 앞에서 언급한 주요 위험요인을 고려하고 포함시키는 것이 일반적이다. 그러나 구체적인 위험요인의 선정은 사안마다 다르다. 위험요인의 선정에 있어서 가장 중요한 기준은 의학적 의미다. 의학적으로 의미 있고 중요한 위험요인을 선정해야 한다. 이는 환자를 진료하는 임상의가 환자의 건강과 진료결과에 영향을 미치는, 의학적으로 중요한 요인이라고 받아들일 수 있음을 의미한다. 개별 임상 전문가의 의견이나 임상의사로 구성된 패널의 의견을 받아들여 위험요인을 선정하는 방법이 보편적이고, 이와 함께 진료의 결과에 영향을 미치는 요인에 관한 기존의 연구결과를 검색하는 방법(Systemic Review)도 가장 널리 활용된다.

시간 범위(Window of Observation)에 대한 고려도 필요하다. 결과에 영향을 미치는 위험요인의 시간 범위를 어디까지를 대상으로 할 것이냐에 따라 고려해야 할 위험요인의 종류가 달라질 수 있다. 예를 들어, 단기간의 연구라면 급성 임상 안정성, 주진단의 특성, 동반조건 등을 포함해야 하고, 이와 달리 장기간 연구라면 만성적 장애, 신체적 기능, 기타 비임상 요인에 대한 고려가 필요하다.

9.4 자료원

위험요인의 측정을 위해서는 환자의 구체적인 자료가 필요하다. 자료의 수집방법은 조사 연구의 성패를 좌우하는 중요한 요소다. 주위에 다양한 자료원(Data Source)이 있지만 실제로 사용할 자료원을 결정하기 위해서는 자료수집의 용이성, 시간, 비용, 신뢰도 등의 요인을 고려해야 한다. 자료원은 크게 관리자료, 임상자료와 환자제공 자료로 구분할 수 있다.

관리자료(Administrative Data)는 병원의 진료비 청구자료 같은 대규모 전산자료로서 의료기관의 행정적 처리 목적으로 작성한 자료다. 이 자료는 수집비용이 적게 들고, 즉시 이용 가능하며, 대규모 자료수집이 용이하다는 장점이 있다. 그러나 위험요인의 범위와 특성에 관한 임상적 자료가 부족하며, 자료가 부족하거나 추적 조사가 필요한 경우에 추가 조사가 쉽지 않다는 어려움이 있다.

임상자료(Clinical Data)는 의무기록과 같은 환자의 임상 관련자료를 말한다. 진료결과에 영향을 미치는 중요한 위험요인을 구체적으로 수집할 수 있는 가장 유용한 자료원이다. 그렇지만 의무기록의 완성도에 따라 자료수집의 용이성과 정확도가 달라지며, 병원간 의무기록 형태와 형식의 차이 때문에 여러 기관을 대상으로 한 자료의 수집이 어려우며, 관리자료에 비해 시간과 비용이 많이 드는 문제점이 있다.

환자제공자료(Patient Derived Data)는 환자 면담이나 설문을 통해 환자로부터 직접 수집하는 자료를 말한다. 생리학적 검사자료와 기술적인 임상적 자료를 제외하고는 필요한 자료를 한 번에 수집할 수 있고, 관리자료나 임상자료에서 얻을 수 없는 주관적인 요인까지 수집할 수 있는 장점이 있다. 그러나 환자의 기억에 의존하면서 생기는 자료의 정확도 문제(Recall Bias), 환자에 따라 정확도와 신뢰도가 크게 차이가 나는 문제점이 있다.

9.5 위험요인 보정모형의 구축

결과평가에 있어서 고려해야 할 위험요인을 선정한 후에는 이들 위험요인과 진료의 결과 간의 관계를 설명할 수 있는 설명모형의 구축이 필요하다. 임상적 판단과 경험적인 모델의 구축을 함께 병행해야 한다. 위험요인 보정모형은 임상적으로 신뢰할 수 있고, 통계적으로 견고한 방법이어야 한다. 가능하다면 대규모 전산자료(임상 정보 포함)를 이용할 수 있도록 해서 도움을 얻는 것이 좋다.

위험요인 측정값으로 구성된 자료는 실제로 활용하기에 불가능하거나 부적절한 값을 포함하고 있다. 자료의 분석에 앞서 자료의 정리(Cleaning)가 필요하다. 가장 문제가 되는 것이 결측치(Missing Data)의 처리 문제이다. 먼저 결측치의 빈도를 확인하고, 추가나 보완을 통해 이를 최소화 할 수 있도록 해야 한다. 결측치가 많으면 어떤 위험요인 모형도 타당성과 신뢰성을 잃어버린다. 최소화 한 뒤에도 남는 결측치의 처리방법에는 정답이 없다. 임상적, 연구적 상황과 의미에 맞는 원칙의 수립이 필요하다. 예를 들어 급성 중환자들을 대상으로 한 APACHEIII의 생리검사(Physiological Parameters)에 결측치가 있는 경우와 말기 암 환자의 일반혈액검사에 결측치가 있는 경우는 그 의미가 다르고, 그 처리 방안도 달라야 한다. 결측치를 처리하는 방법에는 일반적인 정상값이나 대상자의 평균값으로 대체하는 방법이 있고, 나머지 변수들과의 관계를 분석하여 확률적 분포를 통해 결측치를 보완하는 통계처리 프로그램을 이용하는 방법도 있다.

위험요인 보정모형은 일반적으로 다변량 분석의 통계적 방법을 이용한다. 진료결과를 종속변수로, 이에 영향을 미치는 위험요인을 독립변수로 하는 다변량 분석모형을 구축하는 것이다. 종속변수가 혈압과 같은 연속변수의 진료결과라면 다중회귀모형(Multiple Regression Model)을 구축하고, 사망이나 재입원 같은 이분변수의 진료결과라면 로지스틱 회귀모형(Logistic Regression Model)을 구축하는 것이 일반적이다.

9.6 위험요인 보정모형의 사례

지금까지의 위험요인 보정방법을 이용한 구체적인 사례를 예로 들어보자. 관상동맥협착의 치료방법으로 쓰이는 관상동맥우회술(CABG)은 진료의 질을 평가하기 위한 지표로 국내외에서 많이 사용된다. 관상동맥우회술로 인한 사망률을 제공자 간에 비교하여 수술 집도 의사와 병원의 질을 평가하는 결과평가의 지표로 사용하는 것이다. 그러나 제공자의 총 수술 건수 대비 병원 내 사망 건수나 수술 후 일정 기간 내 사망 건수의 비율을 구하는 사망률 지표로는 평가에 사용하기가 미흡하다. 수술을 받게 되는 환자의 사망에 영향을 미치는 위험요인들이 의료기관과 의사별로 차이가 있는데, 이를 전혀 고려하지 않고 있기 때문이다. 따라서 CABG 수술 환자의 사망과 관련이 있다고 알려져 있는 위험요인을 이용하여 위험요인 보정모형을 만들어야 한다.

먼저 기존 연구결과를 참고하여 CABG 수술을 받은 환자의 사망률에 영향을 미치는 것으로 밝혀진 요인을 찾고, CABG 수술 환자의 중증도를 평가하기 위해 개발된 도구를 검색하고, 관련 임상의사들의 자문을 받아 위험요인을 선정한 뒤 이를 포함한 위험요인 보정모형을 개발한다. 이 보정모형으로 위험요인 보정 예측 값(예측사망률)을 산출하기 위해서는 자료수집이 필요하다. 일반적으로 정확한 임상자료가 많이 필요하므로 의무기록을 주로 활용한다. 의무기록의 전산화로 인해 과거에 비해 대규모 의무기록 자료의 수집이 용이해졌다. 자료수집 후에는 모형의 판별도와 적합도를 평가해서 가장 적합한 최종 모형을 확정하도록 한다.

CABG 수술 후 사망 여부가 종속변수이므로 보정모형은 로지스틱 회귀분석을 사용한다. 분석단위는 환자이다. 모형에서 종속변수는 환자의 병원 내 사망이며, 독립변수는 환자의 위험요인 변수이다. 모형은 환자의 위험요인과 병원 내 사망 사이에 양의 관계를 가정하며, 대상기간의 전체 CABG 환자에게서 파악된 위험요인을 이용하여 개별 환자의 사망 여부 차이를 가장 잘 설명할 수 있는 모형을 개발한다.

병원 또는 의사별로 CABG 수술 건수, 조사망률(Crude Mortality Rate), 예측사망률(위험요인 보정모형에서 산출한 사망률), 그리고 위험요인 보정사망률(Adjusted Mortality Rate)을 계산한다. 위험요인 보정 병원별 사망률은 연간 병원별 실제 CABG 사망 건의 합을 로지스틱 회귀분석 모형으로 계산한 환자별 사망확률의 예측 값을 병원별로 합산한 값으로 나눈 값에 병원 전체 CABG 조사망률을 곱한 값으로 정의할 수 있다. 그 다음 보정모형으로 계산한 예측 사망확률 값을 이용하여 계산한 병원의 예측사망률과 조사망률(실제 사망률)을 비교한다. 예측사망률보다 조사망률이 낮은 의료제공자는 질적 수준이나 성과가 양호한 제공자로 판단할 수 있다.

진료의 결과평가를 위한 위험요인 보정모형을 개별 연구자나 평가자가 매번 개발하여 적용하기는 매우 어렵다. 실제로는 이미 개발되어 널리 사용되는 위험요인 보정 도구나 중증도 측정도구를 찾아서 활용하는 방법이 현실적이다.

CHAPTER 08

원무관리

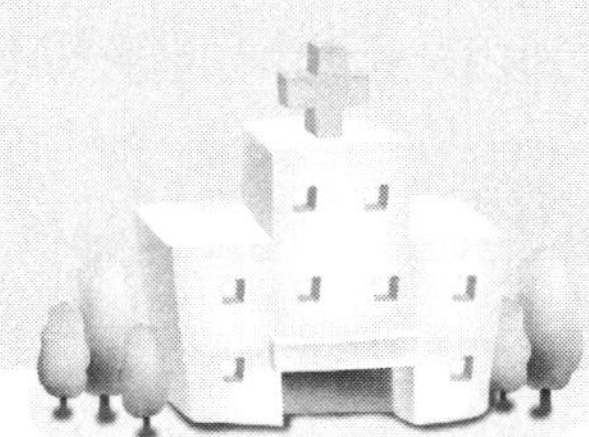

1. 서론

원무는 병원과 기업경영의 가장 차별적인 분야로서 병원경영의 고유한 영역이자 핵심 분야이다. 사전적으로 원무란 원으로 끝나는 병원이나 학원의 행정을 담당하는 업무를 지칭하나, 통상 병원원무과로 인식되고 있다. 고객인 환자들이 병원의 시설, 장비, 인력을 이용하면서 발생되는 업무를 관리하고, 수납을 담당하기 때문에 병원경영의 핵심이 되는 분야이다. 고객만족경영, 환자중심 진료가 강조되면서 원무의 중요성도 커지고 있으며, 환자를 대면하는 접점 부서 및 인력(간호사, 의사, 의료기사, 병리사 등)에 대한 지원과 유기적인 소통의 중요성이 강조되고 있는 것이 최근 추세이다.

원무의 영역은 기능적으로 예약, 접수로 대표되는 진료지원과 진료비 수납으로 분류하기도 하고, 업무가 발생하는 공간에 따라 외래, 병실, 응급실 등 공간적 분류로 살펴 볼 수도 있다. 현대 병원의 특징이 검사영역의 확장이나, 이 분야의 특수성으로 인하여 검사의 원무업무는 아직 실무 현장 부서에서 수행하고 있다. 대표 업무에 연관되어 증명서 발급, 미수금관리, 각종 통계업무 등을 수행하며, 기관에 따라 기획업무를 주도하기도 한다.

예약에는 외래예약과 병실(입원)예약이 있으며, 검사예약도 중요한 영역이나 경우에 따라서는 실무 현장 부서가 수행하기도 한다.

접수에는 외래접수와 검사접수가 있으며, 검사접수는 실무 현장 부서가 수행하는 경우가 일반적이다.

수납에는 외래수납, 입원수납, 검사수납이 있으며, 예약이나 접수와 달리 모두 원무에서 담당하는 것이 일반적이다.

위에 열거한 업무 외에 각종 보험 관련 업무와 고객상담 및 의료분쟁 관련 업무들은 병원의 규모나 성격에 따라 원무에서 담당하기도 하고, 별도의 부서에서 수행하기도 한다.

현대 병원의 추세가 환자 중심으로 업무들이 진행되고 재배열, 재배치 되는 점을 고려하여 공간적 분류 중심으로 원무업무를 알아보자.

2. 외래관리

외래는 환자가 입원하지 아니하고 진단, 치료, 예방, 교육 등을 포함한 의료진의 진료를 받는 것을 말한다. 일반적으로 외래는 환자(소비자)와 병원(공급자)의 첫 물리적 만남이 이루어지는 곳이기 때문에 (물리적이지 않은 첫 만남은 홈페이지에서 이루어지는 것이 현대 병원경영의 특징이다) 그 관리가 다른 어느 부서나 영역보다 중요하다. 다른 기업과 달리 병원업은 아픈 사람을 대상으로 아픔 또는 질병의 제거 및 완화를 목적으로 서비스를 제공하기 때문에, 여러 가지 특수성을 띠게 된다.

외래원무는 기능적으로 예약, 접수, 수납으로 구성되는데, 예약은 전통적으로 전화예약과 현장예약으로 구성되고, 접수는 접수고유업무와 진료지원업무로 구성되며, 수납은 수납고유업무와 예약 및 증명서 발급업무로 구성된다.

외래원무의 대상인 환자는 초진과 재진으로 구분한다. 초진과 재진을 구분하는 이유는 초진의 경우, 해당 병원을 방문한 경험이 없기 때문에 상대적으로 환자가 겪는 어려움이 크고, 진단이나 치료를 시작하는 환자이기 때문에 검사업무가 많기 때문에 관리에 어려움이 있어서 관심을 기울여야 한다. 이러한 고객관점 외에 행정적으로 의료보험의 대상 분류가 다르기 때문에 관리를 위한 분류가 더 우선하는 것이 사실이다. 현행 의료보험 체계의 의하면, 해당 상병(행정 분류로서의 질병 및 질병명)의 진료(치료)가 종결되지 아니하여 계속 내원(병원을 방문)하는 환자를 재진 환자로 분류하고, 종결 여부가 불명확하여 90일 이내에 다시 내원하는 경우를 재진으로 정의한다. 치료가 종결된 후에 상병이 재발하여 다시 내원하는 경우도 재진에 해당되는데 이 때는 30일 이내로 한정한다.

2.1 예약

예약은 전통적으로 전화를 수단으로 이용해 왔으나 최근에는 인터넷 예약이 제한적으로 이루어지고 있으며, 스마트폰의 대중화로 인하여 앱을 이용한 예약이 증가하는 추세이다. 그러나 진료 서비스와 병원업무의 특성 상 인터넷과 앱을 통한 예약도 전화연결을 추가하는 경우가 많아 아직까지 전화가 가장 중요한 예약 수단이다. 어느 수단을 통하든 환자를 병원 정보시스템에 등록하고 관리를 위한 고유번호를 발생시키는 것이 예약업무의 핵심이다. 이를 위해 필요한 정보는 환자 성명, 연락처(대부분 전화, 특히 핸드폰)이고, 간단한 상담을 통해 환자가 요청하는 또는 주증상(상병명)에 근거한 적합한 진료과와 전문의의 진료일시를 정하는 것이 중요하다. 이때, 진료과와 의사에 대한 상담이 이루어지기도 하기 때문에 병원의 전화예약부서와 인력은 매우 중요한 역할을 담당한다. 일정 상병에 다수의 의사가 있는 경우, 병원의 전략, 재무 상황에 따라 전화예약은 중요한 역할을 한다.

예약고유업무 외에 중요한 역할은 환자가 병원 현장까지 실제 방문하여 다음 단계인 접수를 할 수 있도록 내원 전 확인전화를 하고 적절한 진료안내를 하는 것이 중요하다. 최근 병원간 경쟁의 격화로 환자가 원하는 일정이 맞지 않을 경우, 복수의 병원에 예약을 시도하기 때문에 예약 부도의 비율이 높아지고 있다. 특히 제공하는 의료서비스의 차별화가 이루어지지 않은 진료 영역일수록 이 현상은 심하며, 비록 서비스 우위에 있더라도, 암 치료와 같은 시간을 다투는 질병의 경우는 차상위 서비스를 찾아서 이동을 하는 경우가 많다. 예약 부도 관리는 재무 측면에서도 병원의 수입에 중요한 영향을 미치기 때문에 중요하다. 또한, 상급 병원의 경우에는 예약 시 선행 병의원 진료 여부를 확인하고 환자 내원 시 진료의뢰서와 진료기록을 지참하도록 고지하여 환자들이 진료에 불편 없이 진행이 신속하게 이루어질 수 있도록 하여야 한다.

전화예약은 일반적으로 환자와 보호자들이 처음으로 병원 직원과 대화하는 곳이기 때문에 병원의 첫인상에 영향을 주는 중요한 곳이다. 따라서 환자와 보호자들이 병원에 대해 신뢰를 하고 내원할 수 있도록 전화응대에 대한 교육을 하고 이를 평가하는 체제를 갖는 것은 매우 중요하다. 이를 위한 전화응대평가표는 다음과 같다.

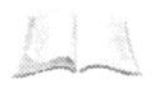

표 8-1 | 예약 담당 직원의 전화응대 평가표

분류	항목 (배점)	평가
접속신속성	수신 전 벨소리 횟수(20)	우수 (20): 1~3회 보통 (10): 4~7회 미흡 (0): 8회~
인사명확성	인사말, 소속, 성명, 발음 정확성 (10)	우수 (10): 정확한 발음으로 인사말, 소속, 성명을 밝힌 경우 보통 (5): 정확한 발음이나 인사말, 소속, 성명 중 하나를 누락한 경우, 또는 인사말, 소속, 성명을 밝혔으나 발음이 정확하지 않은 경우 미흡: 발음이 정확하지 않고 인사말, 소속, 성명 중 둘 이상 누락한 경우
목소리감성	친근감과 리듬 (10)	우수 (10): 목소리가 친근감 있고 리듬감 있는 경우 보통 (5): 사무적인 목소리 미흡 (0): 신경질적이고 짜증내는 목소리
언어표현	'다까'체, 긍정성, 청유형 (10)	우수 (10): '다까'체를 사용하고 긍정적이고 정중한 표현 보통 (5): '요조'체 사용이 흔하거나, 부정적이거나 지시적 표현 미흡 (0): 반말형 표현
응대정확성	응대 내용이 정확한가? (10)	우수 (10): 응대 내용이 정확하고 신속한 경우 보통 (5): 머뭇거리거나 다른 직원에게 물어보는 경우 미흡 (0): 틀린 내용이나 추측으로 응대하는 경우
응대충분성	응대 내용이 충분한가? (10)	우수 (10): 충분히 설명하고 부가 서비스까지 하는 경우 보통 (5): 단답형으로 설명하거나 내용이 충분하지 않은 경우 미흡 (0): 모른다고 하거나 피하는 경우
설명용이성	설명 수준이 적절한가? (10)	우수 (10): 알기 쉽게 설명하는 경우 보통 (5): 이해에 관계없이 일방적으로 설명하는 경우 미흡 (0): 무관하거나 틀린 설명을 하는 경우
응대신속성	응대 속도가 신속한가? (10)	우수 (10): 5초 이내 응대 보통 (5): 6~15초 이내 응대 미흡 (0): 15초를 초과하여 응대한 경우
종료적절성	감사 인사, 종료 태도 (10)	우수 (10): 감사 인사를 하고 고객이 끊은 것을 확인하고 종료 보통 (5): 감사 인사를 하지 않고 고객이 끊은 것을 확인하고 종료 미흡 (0): 고객보다 먼저 끊은 경우

예약변경은 진료일시의 변경 또는 의사의 변경으로 구성되며, 대부분은 전자의 경우로서 환자 또는 진료과의 요청으로 발생할 수 있다. 진료과의 요청에 의한 진료일시 변경 원인은 대부분 예정되지 않았던 의사의 학회 참석 및 출장 등에 기인하므로 변경 사유를 이해할 수 있도록 설명하고 진행하여야 한다. 환자의 요청에 의한 진료일시 변경은 예정 일시보다 늦추는 것은 바로 해결되지만 더 빠른 일시를 요청할 경우 여의치 않은 경우가 대부분이어서 바로 해결되지 않기 때문에 '예약대기'로 분류하여 등록하고, 예약취소로 결원이 생길 경우 순서와 질환 중증도에 따라 일시 변경을 확정하여 안내한다.

예약 과정의 업무 흐름도는 다음과 같다.

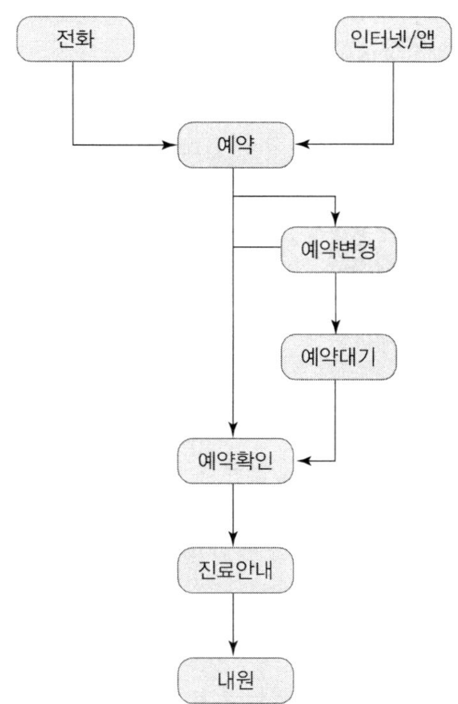

그림 8-1 예약 과정의 업무 흐름도

2.2 접수

예약환자가 병원을 방문하여 해당 진료과 외래에 오게 되면 진료신청서를 작성하여 건강보험증과 함께 창구접수를 한다. 일반적으로 외래업무의 관리는 진료를 중심으로 진료 전, 진료, 진료 후로 나누어 이루어지는데, 접수는 진료 전 관리에 해당된다. 건강보험증의 경우 과거에는 지참이 중요했으나 대부분 의료기관이 의료보험 관련 행정업무의 전산화로 건강보험증이 없이도 주민등록번호 조회로 접수를 할 수 있기 때문에 건강보험증을 소지하지 않고 접수가 이루어지는 것이 통상적인 절차이다.

우리나라에는 진료의뢰제도가 있기 때문에 일차적으로는 의원을 방문하고 이차적으로 상급 병원을 방문하는 절차를 따르도록 되어 있고, 이와 같이 이차적으로 방문하는 상급 병원 접수 시에는 선행 병의원 발행의 진료의뢰서가 추가되어야 한다. 또한 선행 병의원의 각종 진료기록물도 불필요한 반복검사를 방지하고 신속한 진료결정을 위해 필요하기 때문에 사전에 (예약) 안내될 수 있도록 하여야 한다. 진료(예약)신청서의 예는 아래와 같다.

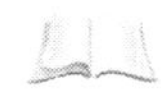

표 8-2 | 진료 예약 신청서(예시)

	기술
인적정보	이름 주민등록번호(성별/나이) (병원)등록번호 전화(핸드폰/집/가족/지인: 선호순서대로) 주소 이메일
질병정보 상세정보	주증상(상병명)
기타정보	
예약방법	전화예약실 전화/팩스 홈페이지/앱 이메일

접수환자는 진료 순서에 따라 진료를 받게 되는데 신환 또는 초진의 경우 진료과별 특성에 따라 진료 전에 병력문진, 신체계측 등 예진을 진행할 수 있다. 진료 현장에서는 진료가 지연되는 경우가 흔한데, 예약된 시간보다 30분 이상 진료가 지연되는 경우에는 지연사유를 설명하고 지연시간을 게시하여 환자들이 상황을 이해할 수 있도록 하는 것이 좋다. 병실이나 응급실에서 응급상황이 발생할 경우, 외래 진료가 장기 지연 또는 중단될 수 있는데, 이 때도 그 사유를 설명하고 안내문구를 게시한다.

진료 시 가장 중요한 것은 환자확인업무로서 2가지 이상의 방법으로 환자를 정확하게 확인하여야 한다. 병력조사 및 신체검사를 시행하고, 검사결과 등을 참조하여 진단 및 치료계획을 수립하고 진행한다. 필요할 경우 검사 또는 시술이 이루어지게 되는데 적시에 이루어지고 결과가 신속히 보고될 수 있도록 만전을 기해야 한다. 스마트폰과 SNS를 이용하는 내원객과 직원들이 많아짐에 따라, 드물지만 진료, 검사, 시술 중 환자의 개인정보가 노출되는 경우들이 발생하므로 관리자들은 각별히 주의하여야 한다.

진료 후에는 진료를 통하여 수립된 계획에 따라 다음 진료 일시, 투약, 검사, 시술 등에 대한 안내 및 예약을 하고 수납을 하도록 한다.

2.3 수납

과거에는 진료행위 전체가 끝나기 전에 의료행위 또는 검사항목마다 개별적으로 수납을 해야 했으나 의료서비스에서 환자중심진료가 강조됨에 따라 모든 진료행위가 끝난 후 수납하는 것이 최근의 추세이다. 또한 정보시스템의 발전으로 인하여 개별 항목의 계산 등에 시간을 소모할 필요가 없기 때문에 비교적 신속하게 진행되며 최근에는 무인 키오스크 도입으로 신속성이 가속화되고 있다. 그러나, 무인 키오스크의 경우 환자가 디지털 기계에 익숙하지 않거나, 시스템이 사용자 편이적이지 않은 경우 불만 요인이 될 수도 있다.

최근 일부 병원에서는 오픈카드시스템을 도입하여 수납대기시간을 줄이고 있는데, 환자나 보호자가 신용카드를 미리 병원원무에 등록시켜 놓고, 진료비나 검사비 발생시 원무창구에 별도 수납하지 않아도 자동으로 결재되는 시스템이다. 카드사용을 사전 동의 받고, 비용 발생시에는 핸드폰 문자와 등록된 이메일로 결제금액을 전송하기 때문에 환자들이 믿고 편안히 사용할 수 있다는 장점이 있는 제도이다. 접수와 수납을 포함한 진료흐름도는 다음과 같다.

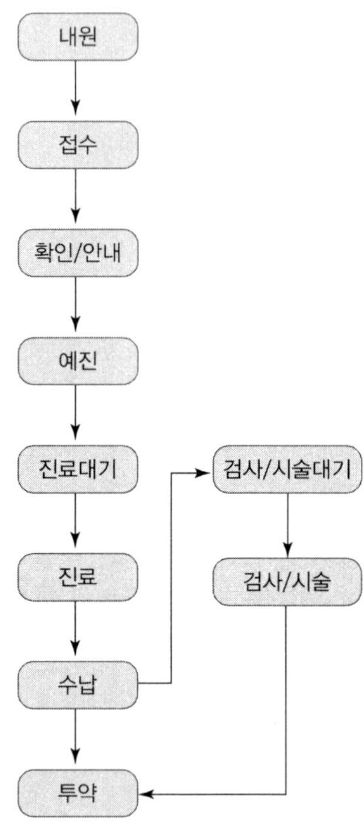

그림 8-2 접수와 수납 과정을 포함한 진료 흐름도

2.4 투약 및 증명서 발급

일반적으로 수납 후에 대부분 환자들은 투약수납과 약 수령을 위해 병원 약국 또는 병원외 약국을 이용하기 때문에 이에 대한 안내 또는 지원 역시 원무의 중요한 영역이다. 투약은 병원 약국을 이용하는 원내처방과 병원 외 약국을 이용하는 원외처방으로 나누는데, 우리나라는 의약분업 실시 후 원외처방이 대부분이고 원내처방은 예외사유에 대해서 제한적으로 적용하고 있다. 원내처방의 최대 처방일수는 99일이고, 제1종 법정전염병, 후천성면역결핍증, 정신건강의학과 질환, 응급환자, 국가

유공자, 1, 2급 장애자, 특수질환자, 장기이식자, 사회복지시설입소자, 가정간호환자, 협진환자, 군인, 경찰, 소방관, 진단용 약제, 예방접종약, 마약, 투석약, 검사시술 처치용 주사제, 예외 약제와 동시 투여 약제 등이 원내처방 대상이다. 투약흐름도는 다음과 같다.

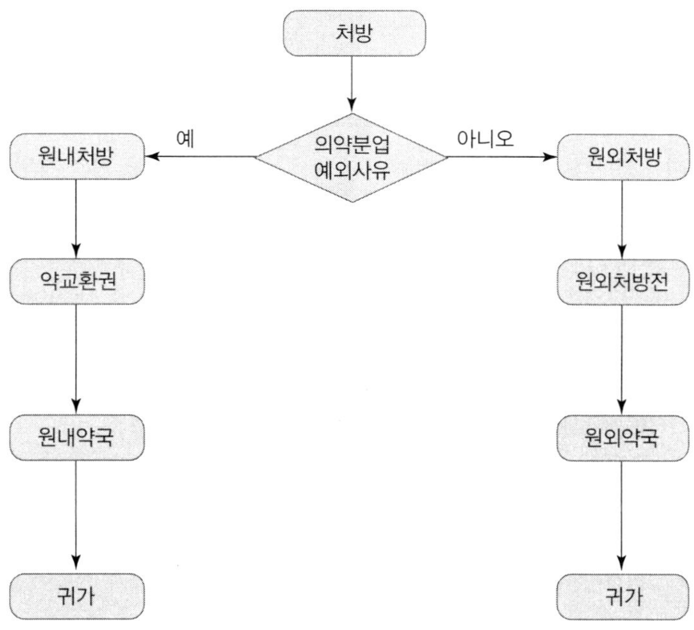

그림 8-3 투약 흐름도

일부 환자들의 경우 보험, 직장, 관공서 등에 제출할 증명서들이 필요한데 이의 발급업무 역시 원무의 중요한 기능이다. 병원에서 말하는 증명서는 의사가 환자를 진찰 또는 검사한 결과를 종합하여 생명이나 건강의 상태를 증명하기 위해 작성한 의학적인 판단서를 말하며, 중요도 경중에 따라 의사 진료가 필요한 경우와 그렇지 않은 경우로 구분하여 업무를 진행한다.

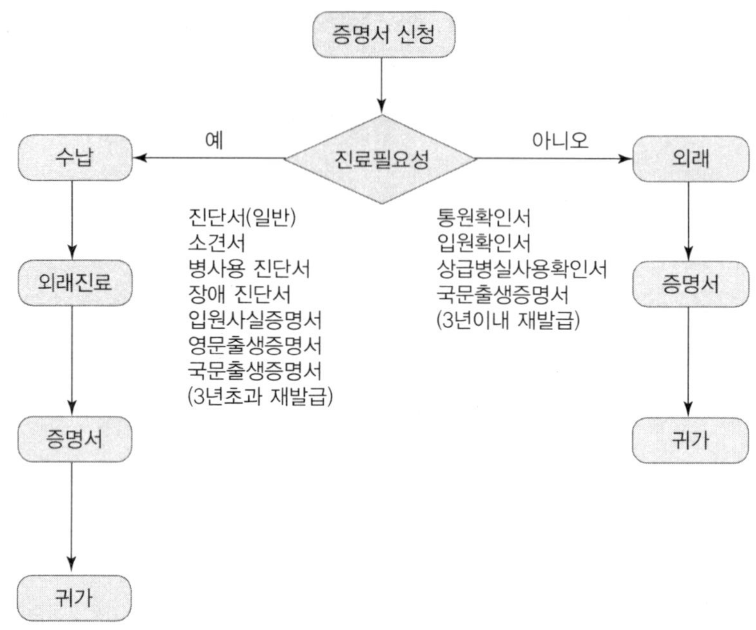

그림 8-4 증명서 발급 흐름도

2.5 외래 후 조치

외래 후 조치는 외래진료 이후의 과정으로 동일 외래진료예약, 타과 외래진료의뢰, 타 병원 전원, 입원 등으로 나눌 수 있다. 동일 외래진료예약은 진료계획에 따라 추후 진료일정을 예약 후 안내한다. 타과 외래진료의뢰는 다른 진료과와 협력하여 진료가 필요한 경우 원내 다른 의사에게 진료를의뢰하는 것으로써 진료 필요성을 환자에게 충분히 설명하고 진료의뢰서를 작성하여 해당 진료과 외래일정을 확인 하여예약한다. 진료를 의뢰 받은 과는 의뢰내용을 확인 후 회신한다.

타 병원 전원은 의사의 판단이나 환자의 요청에 의해 다른 병원으로 옮기는 것으로써 전원에 필요한 서류(소견서, 의무기록 복사, 영상검사복사 등) 및 관련 사항을 안내하여 진행한다. 의료진은 환자 질병상태와 치료요약 및 전원사유를 소견서에 기재하여 원무과를 통하여 증명서를 발급한다.

입원은 의사의 입원결정서에 의해 결정되어 이루어지며 자세한 내용은 3. 병실(입원)관리에 기술되어 있다.

2.6 직원교육

외래는 일반적으로 환자와 보호자들이 처음으로 병원 직원을 대면하는 곳이기 때문에 병원의 첫인상이 결정되는 중요한 곳이다. 따라서 환자와 보호자들을 응대하는 직원에 대한 교육이 가장 중요한 곳이기도 하다. 환자와 보호자들이 병원을 믿고 진료받을 수 있도록 직원들의 복장과 용모에 대한 교육을 하고 이를 스스로 점검 또는 관리자들이 점검하는 체제를 갖는 것은 매우 중요하다. 이를 위한 복장용모점검표는 다음과 같다.

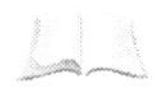

표 8-2 | 진료 예약 신청서(예시)

분류	항목	점검
머리	1.머리가 깨끗하고 불쾌한 냄새가 나지 않는가? 2. 앞머리가 눈을 가리지 않는가? 3. 옆머리가 옷깃에 닿지 않는가? 4. 잔머리가 흘러내리는가? 5. 머리망이 깔끔하게 정리되어 있는가? 6. 복장과 조화를 이루는가? (지나친 웨이브와 염색 금지) 7. 머리 장식은 적절한가? (검정색 권장, 화려한 금속 금지)	
화장	8.전체적으로 깨끗하고 밝은 느낌인가? 9. 눈에 띠는 얼룩이나 변색은 없는가? 10. 립스틱 색상은 무난한가? (흰색이나 어두운 색상 금지)	
복장	11.복장이 청결한가? (구김과 얼룩이 없는가?) 12. 치마 스커트의 단처리가 깔끔한가? 13. 구두가 깨끗한가? 14. 뒷축을 구겨 신지 않았는가? 15. 양말이 흰색인가? 16. 속옷을 입었고 겉옷과 비슷한 색상인가?	
장식	17. 유별나게 보이는 장식이 있는가? 18. 귀걸이는 귀에 붙어 있거나 길이가 5 mm 이하인가? 19. 반지는 착용하지 않거나 직경이 5 mm 이하인가?	
기타	20. 손톱의 길이는 적당하고 매니큐어를 바르지 않았는가? 21. 명찰을 왼쪽 가슴에 착용하였는가?	

3. 병실(입원)관리

병실 입원은 일반적인 외래 진료로 상병의 호전을 기대하기 어려운 경우, 질병의 진단과 치료를 위하여 병동이나 특수부서에 입실시키는 것을 말하며 의사의 결정으로 진행된다. 대부분의 경우 상병의 호전이 없는 경우이기 때문에 환자들의 심리는 매우 불안하며, 그렇기 때문에 의료진과 직원들의 세심한 주의가 필요하다. 일반적으로 심리 불안은 치료에 부정적이기 때문에 환자들이 안정을 찾을 수 있도록 상세한 설명과 따뜻한 응대가 강조된다. 또한 의료서비스의 차별성이나 기타 이유로 입원 대기 환자가 많은 경우에 입원 대기 기간이 수개월 또는 일 년을 넘는 경우도 있어서 환자들의 불만이 유발되는 중요한 원인이 되기도 한다. 입원결정부터 입원에 이르는 과정은 다음과 같다.

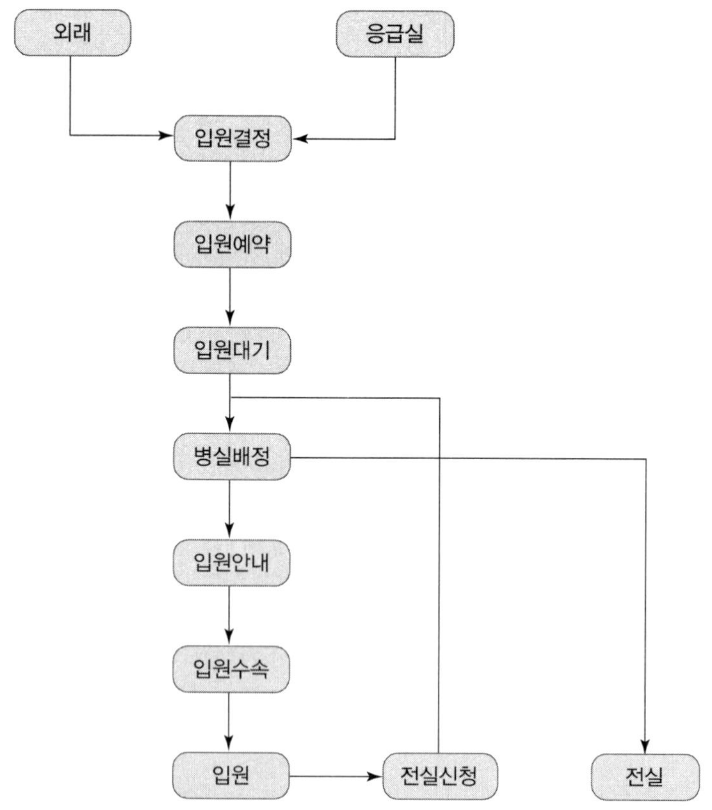

그림 8-5 입원 과정 흐름도

3.1 예약

외래예약이 전화와 인터넷, 앱 등을 통하여 환자의 선택에 의하여 이루어지는 것과 달리 입원은 전적으로 의료진의 결정(입원결정서)에 의해서 이루어진다. 흔히 병원, (Hospital)과 호텔(Hotel)을 비교하고 어원이 동일하다고 하지만 입실에 대한 결정은 완전히 반대이다. 입원이 결정되면 일반적으로 환자로부터 입원서약서를 받고 병실을 배정해 주거나 적절한 병실이 없을 경우 대기자 명단에 올리고 대기토록 한다.

환자가 몰리는 대형 상급 병원의 경우, 당일이나 익일 입원이 안 되고 수 주 또는 수개월 대기해야 하는 경우도 있어서 이의 관리는 원무의 역할이다. 입원대기자의 이탈이나 입원포기는 환자 입장에서는 원하는 진료를 포기해야 한다는 측면에서, 병원 입장에서는 만족스러운 의료서비스를 제공하지 못하고, 재무적 이익을 취할 수 없다는 측면에서 양측이 모두 손해이므로 입원대기 기간의 관리는 원무의 중요한 기능이다. 병실배정의 안내는 반드시 유선으로 하여야 한다.

입원대기자와 달리 병실배정이 되었음에도 불구하고 입원이 되지 않는 환자들이 있는데 이런 경우를 가리켜 입원지연자라고 한다. 입원지연은 병원 사정에 의한 내인적 지연과 환자 사정에 의한 외인적 지연이 있다. 내인적 지연은 수시간 단위로 비교적 시간이 짧은 편이고 입원으로 이어지는 반면, 외인적 지연은 수일, 수개월 단위로 비교적 시간이 길고 입원으로 이어지지 않는 경우가 많으므로 원무과는 입원지연에 대해 관심을 가지고 조사, 분석, 보고하여야 한다. 내인적 지연은 총무, 시설, 간호 등과 협의하고, 외인적 지연은 진료 부서와 긴밀히 협의토록 한다.

병실이 배정되면 환자가 입원 생활을 잘 할 수 있도록 입원 준비에 대한 상세한 안내를 하고, 입원 필요물품을 적절하게 관리하여 환자의 불안 심리를 이용한 불필요한 지출이 발생하지 않도록 하여야 한다.

3.2 입실

환자가 입원하는 첫 날은 입원하여 겪게 될 수술, 검사에 대한 불안감과 상시간 의료진의 보호를 받을 수 있게 되었다는 안도감이 교차하는 날이기 때문에 대면 업무를 담당하는 원무와 간호의 역할이 매우 중요하다. 입실 전 입원수속은 원무과의 주요 업무로써 다음과 같은 업무들로 구성된다.

1. 입원서약서(입원약정서) 작성
2. 환자의 연대보증인 기재
3. 상급병실 사용신청 (1~3인실로 배정된 경우)
4. 선택진료 신청
5. 보험급여 여부 확인
6. 입원수속 서류 발급

현대적인 병원에서 이상적인 병실환경은 환자의 안정과 비밀보장을 위한 일인실 체제로, 상당수 의료 선진국의 병원은 일인실로 운영되고 있다. 그러나 일인실을 운영할 경우 비용 발생이 크기 때문에 재정적으로 여의치 못한 환자나 의료체계에서는 다인실 체제를 대안으로서 운영할 수밖에 없고, 현재 한국의 의료보험제도에서도 다인실 중심의 보장 체계를 운영하고 있다. 환자들도 비용이 저렴한 다인실을 선호하기 때문에 다인실 병실은 항상 부족한 것이 현장의 상황이다. 그래서 대부분의 병원은 입원 기간이 길어지는 환자들에게 다인실을 우선 배정하는 제도를 운영하고 있기 때문에 대부분의 입원 첫날은 일인실이나 이인실을 배정받게 되므로, 입원을 하면 바로 전실 신청을 하게 된다.

일반적으로 입원 결정이 나고 병실이 배정되면 원무 부서에서 간호 부서, 병실로 연락하여 환자의 입실 준비를 하는데 이 때 유용한 것이 입실점검표이다. 그 예는 다음과 같다.

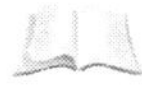

표 8-4 | 입실 점검표(예시)

병실 종류	항목	점검
병실 공통	1. 이름표는 부착되어 있는가? 2. 시트와 환의는 청결한가? 3. 침대 위는 청결한가? 4. 침대 아래 바닥은 청결한가? 5. 상두대는 청결한가? 6. 담요는 준비되어 있는가? 7. 보호자침대는 청결한가? 8. 휴지통은 청결한가? 9. 옷장은 청결한가? 10. 옷걸이는 준비되어 있는가? 11. 병원생활안내서는 비치되어 있는가?	

상급 병실 (1, 2인실)	1. 욕실은 청결한가? 2. 냉장고는 청결한가? 3. TV는 청결한가? 4. TV 리모콘이 비치되어 있고, TV가 작동하는가?
1인실	1. 소파, 탁자, 의자는 청결한가? 2. 전자레인지는 청결한가? 3. 금고는 청결한가?

병실 준비가 완료되고 환자가 병동으로 오면 병동 간호팀의 안내를 받아 입원생활을 시작하게 되는데, 환자들은 낯선 환경과 질병 치료라는 이중고로 심리 상태가 불안하기 때문에 의료진의 역할이 매우 중요한 순간이다. 이를 위한 입원환자응대지침의 사례는 다음과 같다.

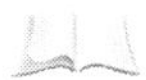

표 8-5 | 입원 환자 응대 지침(예시)

신환응대요령	1. 미소 띈 얼굴로 목례하고 일어서 맞는다. 2. 눈맞춤을 하고 환자이름을 부른다. 3. 병실로 직접 안내한다. 4. 환자 앞에서 간호사간 지나친 존칭은 삼가 한다. 5. 말의 속도는 천천히, 소리는 약간 크게, 쉬운 일반 용어로 설명한다. 6. 마무리는 '다까'체로 한다.
병실안내요령	1. 환자와 보조를 맞추고 부드러운 표정으로 응대한다. 2. 적절한 쿠션언어(번거로우시겠지만, 혹시, 네~ 등)로 편하게 응대한다. 3. 바로 입실이 어려운 경우는 정중하게 사과하고, 대안을 제시한 후 환자가 직접 선택하도록 한다.
신체계측요령	1. 환자(보호자)가 하는 일이 없도록 직원이 직접 측정한다. 2. 키와 체중을 남들이 듣지 않도록 한다. 3. 명령조의 어투가 되지 않도록 주의한다. 4. 마무리는 '다까'체로 한다.
환자정보조사요령	1. 사생활이 보호되고 편안한 장소를 선택한다. 2. 편안하게 공감해 주면서 라포르를 형성한다. 3. 답변하기 불편한 내용은 미리 나눠 준 개인정보 조사지로 대체한다. 4. 고객의 자존감을 손상하지 않도록 배려한다. 5. 마무리는 '다까'체로 한다.

낙상예방교육요령	1. '낙상'이라는 용어 대신 알아듣기 쉽게 '침대에서 떨어진다'로 표현한다. 2. 고정장치 사용과 침상난간 사용을 시범 보인다. 3. 이동이 불편한 분은 이동시 꼭 간호사를 호출하도록 한다. 4. 마무리는 '다까'체로 한다.	

환자정보조사에 포함될 내용은 다음과 같다.

표 8-5 | 입원 환자 정보 조사(예시)

	기술	인간관계
일반정보	1. 긴급연락처: 본인/보호자(관계) 2. 직업: 3. 교육: 무학/초졸/중졸/고졸/대졸/대학원졸 4. 종교: 기독교/ 천주교/불교/이슬람교/없음/기타 5. 가족: 부/모/자/녀/형/제	
건강정보	1. 알레르기: 유무 (종류) 2. 진단받은 질병: 유무 (진단일/고혈압/당뇨/결핵/간염/기타) 3. 복용 약물: 유무 (종류) 4. 흡연: 유무 (일평균개피 x 년수, 끊은 연도 5. 음주: 유무 (종류/주당 회수 또는 병수 x 년수) 6. 대변: 일평균 횟수/이상 소견 유무(설사/혈변/기타) 7. 소변: 일평균 횟수/이상 소견 유무(탁뇨/혈뇨/기타) 8. 보조기구: 유무(의치/보철기/가발/인공심박동기/목발/의족/의수/휠체어/기타	
여성정보	1. 임신횟수/출산횟수/유산횟수/조산횟수/사산횟수 2. 현재 임신: 유무 3. 폐경: 유무(나이) 4. 초경: 유무(나이)	

3.3 환자교육

입실 이후 퇴원 이전의 과정은 의사, 간호사, 병리사(기사) 등의 의료진과 의료관련직에 의하여 주도되기 때문에 원무의 업무영역은 아니다. 그러나, 현대의료가 서비스, 특히 토털서비스의 개념으로 환자들에게 제공되는 추세이기 때문에 원무 담당자는 의료과정 전반에 걸쳐서 충분히 숙지하고 이해하여야 한다. 환자가 입원해 있는 기간 동안 환자와 가족에게 교육이 필요한 이유는 치료의 효율성을 높이기 위해서이다. 입원 환자 교육에 참여하는 병원 직종은 의사와 간호사뿐만 아니라 영양사, 약사, 운동처방사 등 광범위한 직군에서 이루어지기 때문에 이의 총괄은 매우 중요하다. 상급 병원에서 이루어지는 입원 환자 교육은 다음과 같다.

1) 투약설명

약물 투여 시 약물의 효과, 용법, 부작용 및 주의사항에 대해 교육한다.

2) 수혈교육

수혈 시 목적, 부작용 및 주의사항에 대해 교육한다.

3) 검사 및 시술 전후 교육

검사 전 검사의 목적, 사전준비, 검사방법, 검사 후 주의사항 등에 대해 교육한다.

4) 통증관리 교육

통증이 있는 경우 통증평가도구를 이용한 통증평가와 통증 감소를 위한 진통제 투여 또는 중재술 등에 대해 교육한다.

5) 의료기기관리 교육

의료기기가 적용되는 경우 의료기기 사용의 목적, 주의사항 등에 대해 교육한다.

6) 영양교육

의사에 의해 의뢰되거나 협의된 환자를 대상으로 환자의 식습관과 영양적인 문제점을 파악하여 영양치료 및 계획을 세우고 영양교육을 실시한다. 치료식이 처방된 경우에는 환자에게 치료식 필요성과 식사원칙 및 방법 등에 대해 교육한다.

7) 복약상담

투약설명이 간호사에 의해 시행되는 것과 달리 복약상담은 약사가 시행하며 투약설명에 비해 약학적 설명이 필요한 경우 의사의 의뢰에 의해 시행한다.

8) 재활교육

재활치료 및 교육이 필요하다고 판단되는 환자에 대해 환자 상태를 평가하여, 포괄적 재활치료 및 교육을 제공한다. 재활의학과 전문의는 환자에게 필요한 의지, 보조기, 보행보조기구 및 휠체어 등 재활보조도구의 처방 및 교육을 시행하고, 장해 및 장애를 평가하여 환자의 퇴원 계획수립에 적극 참여한다.

3.4 시술

시술은 입원의 목적이 되는 의료행위로서 수술과 검사가 대표적이다. 검사의 경우 입원 전 불명확한 상태의 진단을 확인하기 위해서 수행되며 확진이 될 경우 바로 수술로 이어지거나 상황이 여의치 않으며 수술 일정을 잡고 퇴원할 수 있다.

시술 전에는 시술에 대한 안내, 설명, 동의서 작성을 하여야 하고, 시술 후에는 회복을 위한 안정과 결과 상담을 한 후 다음 단계인 퇴원으로 진행하게 된다.

최근 몇 년간 환자 개인정보, 의료정보 등에 대한 사회적, 법적 규제가 강화되었기 때문에 대부분의 의료행위에서 동의서가 필요하다. 동의서 작성은 사전 동의에 필요한 사항을 정하여 환자의 알 권리와 자율성을 존중하여 적절한 진료를 제공하는 것을 목적으로 하고 있다. 동의서가 필요한 경우는 다음과 같다.

① 수술이나 침습적 처치
② 마취 및 의식하 진정
③ 고위험 치료 및 처치
④ 혈액제제 사용
⑤ 조영제 사용
⑥ 임상시험
⑦ 인체유래물 기증

3.5 치료거부

환자와 가족은 종교적이거나 개인적인 이유로 의료진에 의해 계획된 진료 및 치료를 받지 않거나 진료 및 치료가 시작된 이후 이를 중단을 요청할 수 있는 권리가 있으며 이로 인해 불이익을 받으면 아니 된다. 다만, 이로 인한 질병의 악화, 환자의 장애 및 사망에 대한 책임을 부담해야 한다. 병원은 환자와 가족에게 치료거부 또는 중단 결정이 야기할 수 있는 결과와 책임에 대하여 충분히 설명하고, 대안적 진료 및 치료에 대하여 설명하고 관련 자료를 제공하며 기록을 남기도록 한다.

3.6 외출/외박

환자는 개인적인 이유로 외출이나 외박을 할 수 있는데, 다만 의사의 상태 판단이 선행되어야 한다. 환자는 외출/외박 서약서를 작성하여 의료진에 제출함으로써 외출/외박을 요청한다. 의사는 환자 상태를 고려하여 외출/외박을 허가하고 필요 약을 처방한다. 병실 간호사는 외출 시 필요한 약과 함께 주의사항을 설명하고 복귀 일시를 확인하고 기록한다.

3.7 퇴원

입원과 마찬가지로 퇴원의 결정도 의료진 주도로 이루어지는데, 퇴원과정은 다음과 같다.

1) 퇴원예정등록

의학적으로 퇴원이 가능하다고 판단되면 의사는 환자와 보호자에게 질병상태에 대해 설명하고 퇴원계획을 수립한다. 상담을 통하여 퇴원이 결정이 되면 의사는 퇴원예정등록을 하고, 퇴원 약, 퇴원 후 외래 진료전 검사를 처방한다.

2) 퇴원심사

퇴원심사는 입원 환자의 진료기간 동안의 진료비를 확정하는 업무로 의사의 퇴원예정등록 후 심사요청이 있는 환자에 대하여 이루어진다. 진료비 발생 세부내역은 진료기록을 근거하여 건강보험법령 등의 규정에 따라 심사한다.

3) 퇴원안내

퇴원심사가 완료되면 퇴원안내서를 이용하여 환자 또는 보호자에게 진료비와 퇴원수속 절차를 안내한다.

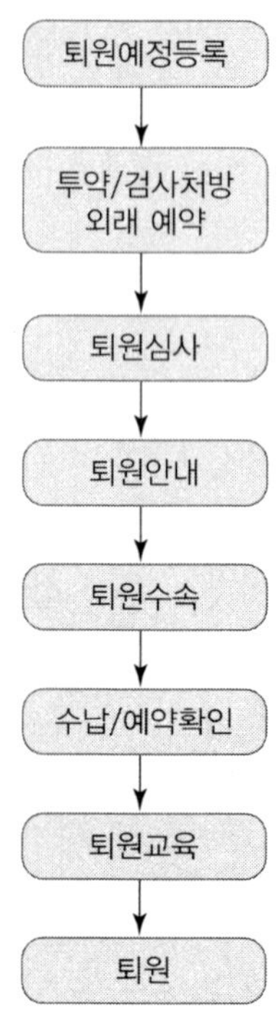

그림 8-6 퇴원 과정 흐름도

4) 퇴원수속

원무과에서 진료비를 납부하고 필요한 경우 제증명 발급과 외래진료 및 검사 예약을 한다.

5) 퇴원교육

퇴원 후 복용해야 할 약, 추후 외래 진료일자 및 검사, 응급 시 연락처, 퇴원 후 건강관리 등을 포함하여 환자에게 설명을 하고 필요하다고 판단될 때는 보호자 또는 가족을 참여시킨다. 퇴원 후 가정에서 계속적인 치료와 관리가 필요하다고 판단되는 경우에는 가정간호서비스 관련 안내를 제공한다.

3.8 전원

전원은 병실이나 응급실 또는 특수부서에 입원하고 있는 환자를 다른 의료기관으로 옮기는 행위로서 의학적, 환자 개인적 이유에 의해 시작되며 다음과 같은 순서로 진행된다.

1) 전원결정

의사는 전원이 필요하다고 판단되면, 환자의 요구를 고려하여 환자 또는 보호자와 상의하여 결정한다.

2) 병원확인

의사는 환자 또는 보호자에게 전원 희망 의료기관 유무를 확인하고 필요 시 유선으로 직접 확인한다. 가장 중요한 판단 사항은 환자 또는 보호자가 결정한 의료기관이 환자 치료에 적절한 수준을 갖추고 있는지 확인하는 작업이다. 의학적으로 전원이 불가능할 경우 환자 또는 보호자에게 상황을 설명하고 추후 다시 계획한다. 또한 해당 의료기관이 해당 환자를 수용할 지 여부를 직접 확인해야 한다.

3) 전원수속

전원소견서, 의무기록사본(영상자료 포함)을 준비하고 퇴원과정과 같은 방법으로 진행한다.

4) 이송결정

환자의 상태에 따라 의사, 간호사, 직원 동반 여부를 결정하고, 이송수단(자가용, 구급차)을 결정한다. 필요하다고 판단되면 환자 안전을 위하여 필요한 장비와 약품을 준비한다.

5) 이송기록

필요할 경우 이송 중 환자 상태를 기록하고, 대상 의료기관의 인계확인서를 수령한다.

4. 응급실관리

응급환자는 갑작스런 질병, 사고, 재해, 그리고 분만 등의 이유로 내원하는데, 심신의 위급함으로 인하여 즉시 적절한 처치를 받지 못 하면 중대한 위해 또는 사망에 이를 수 있기 때문에 최선의 조치가 필요하다. 이런 이유로 국가는 별도의 법령으로 응급의료를 관리하고 있다. (응급의료에 관한 법률) 응급실은 이런 특수성 때문에 별도의 업무 영역으로 다룬다. 법으로 정한 "응급환자"란 질병, 분만, 각종 사고 및 재해로 인한 부상이나 그 밖의 위급한 상태로 인하여 즉시 필요한 응급처치를 받지 아니하면 생명을 보존할 수 없거나 심신에 중대한 위해(危害)가 발생할 가능성이 있는 환자 또는 이에 준하는 사람으로 정의하고, "응급증상"과 이에 준하는 증상은 다음과 같이 정하고 있다.

1) 응급증상

- 신경학적 응급증상: 급성의식장애, 급성신경학적 이상, 구토 · 의식장애 등의 증상이 있는 두부 손상
- 심혈관계 응급증상: 심폐소생술이 필요한 증상, 급성호흡곤란, 심장질환으로 인한 급성 흉통, 심계항진, 박동이상 및 쇼크
- 중독 및 대사장애: 심한 탈수, 약물 · 알콜 또는 기타 물질의 과다복용이나 중독, 급성대사장애(간부전, 신부전, 당뇨병 등)
- 외과적 응급증상: 개복술을 요하는 급성복증(급성복막염 · 장폐색증 · 급성췌장염 등 중한 경우에 한함), 광범위한 화상(외부신체 표면적의 18% 이상), 관통상, 개방성 · 다발성 골절 또는 대퇴부 척추의 골절, 사지를 절단할 우려가 있는 혈관 손상, 전신마취하에 응급수술을 요하는 중상, 다발성 외상
- 출혈: 계속되는 각혈, 지혈이 안되는 출혈, 급성 위장관 출혈
- 안과적 응급증상: 화학물질에 의한 눈의 손상, 급성 시력 손실
- 알러지: 얼굴 부종을 동반한 알러지 반응
- 소아과적 응급증상: 소아경련성 장애
- 정신과적 응급증상: 자신 또는 다른 사람을 해할 우려가 있는 정신장애

2) 응급증상에 준하는 증상

- 신경학적 응급증상: 의식장애, 현훈
- 심혈관계 응급증상: 호흡곤란, 과호흡
- 외과적 응급증상: 화상, 급성복증을 포함한 배의 전반적인 이상증상, 골절 · 외상 또는 탈골, 그 밖에 응급수술을 요하는 증상, 배뇨장애
- 출혈: 혈관손상
- 소아과적 응급증상: 소아 경련, 38℃ 이상인 소아 고열(공휴일, 야간 등 의료서비스가 제공되기 어려운 때에 8세 이하의 소아에게 나타나는 증상을 말한다)
- 산부인과적 응급증상: 분만 또는 성폭력으로 인하여 산부인과적 검사 또는 처치가 필요한 증상
- 이물에 의한 응급증상: 귀, 눈, 코, 항문 등에 이물이 들어가 제거술이 필요한 환자

의료기관이 응급실을 운영할 경우 기본 시설, 인력, 장비도 법으로 정하고 있는데, 응급환자 진료 공간은 30제곱미터(다만, 전년도 연간 응급실 내원환자수가 1만명 미만인 경우에는 20제곱미터) 이상의 별도 공간을 확보하고, 간단한 처치 및 시술을 위한 병상을 구비하여야 한다. 응급실에는 의사 1인과 간호사 1인 이상이 24시간 근무해야 하고, 24시간 이용할 수 있는 일반 X-선 촬영기, 혈액성분 및 화학검사, 동맥혈가스분석, 요성분 등을 검사할 수 있는 장비와 후두경, 기도삽관 장비가 있어야 한다. 응급실의 업무흐름도는 **[그림 8-7]**과 같다.

4.1 응급환자 분류

응급환자는 의학적인 긴급도에 따라 진료 우선순위를 판단하여 운영하는데, 이는 제한된 의료자원을 효율적으로 배분하여 환자의 생사 또는 활력여부를 결정하는 '황금시간(Golden Time)' 내에 환자를 안전하게 구하고 진료의 질을 향상시키려는 목적이 있다.

긴급도란 환자에게 필수적인 치료가 얼마나 빠르게 시행되어야 하는가에 대한 척도로서, 질병의 중증도와는 다르다. 긴급도 평가는 대부분 응급실의 예진실에서 응급의학과 전문의에 의해서 진행되며, 환자의 의식, 혈압, 체온, 호흡수, 심박수,

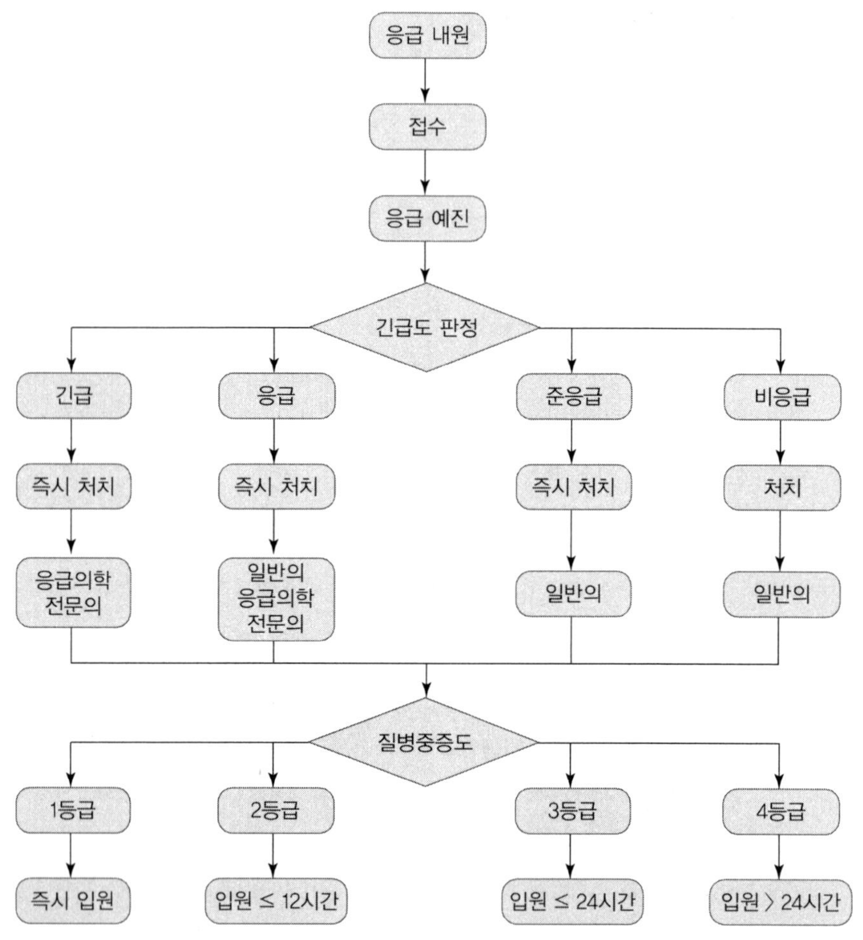

그림 8-7 응급실의 업무 흐름도

산소포화도, 주증상 등을 근거로 '긴급', '응급', '준응급', '비응급'의 4단계로 분류한다.

1) 긴급환자

긴급환자란 활력징후 측정 전에 즉각적인 처치를 요하는 환자로서 생명을 위협하는 매우 위중한 상태를 말한다.

① 심정지 환자
② 호흡정지 환자

③ 심정지 또는 호흡정지가 임박한 환자
④ 극도의 호흡곤란 환자(청색증을 보이거나 산소포화도 80%이하, 상기도 폐쇄 환자 등)
⑤ 호흡수 10회 미만인 환자
⑥ 수축기 혈압 80미만인 성인 또는 심한 쇽 상태의 소아 또는 영유아
⑦ Glasgow Coma Scale 9점 미만이거나 통증자극에 반응이 없는 환자
⑧ 응급실 도착 시까지 경련이 계속되는 환자
⑨ 탈진, 청색증, 이상호흡, 반응저하 등을 보이는 1주 미만의 신생아
⑩ 극도의 폭력적 성향을 보이는 심한 행동장애 환자

처치: 예진실부터 즉각적인 처치를 시행하고, 응급의학과 전문의나 전공의에게 구두로 통보한다.

2) 응급환자

응급환자란 활력 증후 측정 후 환자에 대한 평가와 치료가 바로 시작되어야 하는 환자로서 생명이 위험하거나, 장기 부전이 진행할 수 있거나, 즉각적인 치료를 시작해야 임상적 호전을 기대할 수 있거나, 극심한 통증을 호소하는 경우로서 다음과 같은 경우들이 해당된다.

① 중증의 호흡곤란을 호소하는 환자(심한 천명음을 동반한 호흡곤란 환자나 침을 흘리는 양상의 호흡곤란 환자, 산소포화도 90% 이하의 환자 등)
② 순환부전이 의심되는 환자
가. 축축한 피부와 얼룩덜룩한 피부를 보이는 혈액관류가 좋지 않은 상태
나. 분당 심박수 50회 미만이거나 150회 이상인 환자(성인)
다. 증상이 있는 저혈압 환자
라. 심한 출혈환자
마. 심인성흉통환자
③ 극심한 통증을 호소하는 환자

④ 혈당수치가 50 이하인 저혈당 환자
⑤ GCS 13점 미만의 의식저하 환자
⑥ 급성 구음장애나 편마비를 가진 환자
⑦ 나이에 관계 없이 기면상태(Lethargy)를 동반한 열성 환자
⑧ 산이나 알카리에 의한 안구손상 환자
⑨ 40℃ 이상의 고열 또는 35℃ 이하의 저체온 환자
⑩ 중증 다발성 외상환자
⑪ 주요 골절 환자
⑫ 사지 절단 환자
⑬ 5세 이하 또는 60세 이상의 다발성 외상 환자
⑭ 사지의 운동, 감각이상이 있으며 척추손상이 의심되는 외상 환자
⑮ 40% 이상의 성인 화상, 15% 이상의 소아화상, 흡입화상을 동반한 안면부 화상
⑯ 독사교상, 약물 등에 의한 중독환자
⑰ 폐색전증, 대동백박리증, 자궁외임신 등이 의심되는 심한 통증 호소 환자
⑱ 두경부, 체간의 관통상을 입은 환자
⑲ 호흡 이상, 청색증 또는 탈진 소견 등을 보이는 1개월 미만의 신생아
⑳ 다른 의료기관에서 약물이나 혈액 등을 투여받으며, 구급차로 후송된 환자
㉑ 행동정신 장애 환자
가. 폭력적 성향의 환자
나. 자해나 타해 가능 환자
다. 구속장치가 필요한 환자
라. 심한 불안을 호소하는 환자

처치: 배정된 주치의에게 구두나 유선으로 통보한다. 단, 예진실 판단에 따라 응급의학과 전문의나 전공의에게 우선적으로 구두로 통보할 수 있다.

3) 준응급

준응급이란 생명이 위험하거나 장기 손상 등의 부작용이 발생할 수 있는 상태 또는

치료적 조치를 통해서 환자의 증상을 경감시키거나 주요 합병증을 예방할 수 있는 경우로서 다음과 같은 경우들이 해당된다.

① 심한 고혈압환자
② 중등도의 출혈환자
③ 중등도의 호흡곤란 환자
④ 동맥혈 산소포화도 90-95% 환자
⑤ 혈당수치가 300 이상인 환자
⑥ 경련 환자(응급실 내원 시는 경련 중단 상태)
⑦ 면역저하상태, 악성종양, 스테로이드 치료를 받고 있는 상태에서 발열환자
⑧ 지속적인 구토, 구역을 호소하는 환자
⑨ 탈수환자
⑩ 단기의식소실을 동반한 두부외상환자(응급실 내원 시는 의식명료 상태)
⑪ 진통제를 필요로 하는 중등도의 통증 호소 환자
⑫ 비심인성 흉통환자
⑬ 65세 이상이나 중등도 이상의 복통 호소 환자
⑭ 중등도의 사지손상
가. 심한 열상 환자
나. 단순 골절
⑮ 40% 미만의 성인화상, 15% 미만의 소아화상
⑯ 신경이상이 없는 급성 혈관손상 의심 환자
⑰ 심각한 손상기전을 가진 외상환자
⑱ 안정상태의 신생아
⑲ 불안정 상태의 소아
⑳ 구토와 설사를 주소로 내원한 1세 미만의 환자
㉑ 두드러기(구강이나 연구개, 후두 등을 침범하는 신경혈관성 부종은 응급)
㉒ 정신행동장애 환자
가. 자해의 가능성이 있는 환자
나. 급성 정신장애
다. 공격적인 잠재성이 있는 환자

처치: 배정된 주치의에게 통보한다.

4) 비응급

비응급이란 긴급, 응급, 준응급에 해당하지 않는 환자로서, 적절한 평가와 치료가 이루어지지 않으면 장기 또는 사지 손상이나 생명이 위험해질 수 있는 가능성이 있고, 치료적 조치를 통해서 환자의 증상을 경감 시키거나 주요 합병증을 예방할 수 있는 경우, 또는 만성의 경한 증상을 가지고 있는 경우 등이 해당된다.

① 경한 출혈 환자
② 호흡기 증상을 호소하지 않는 이물질 흡입환자
③ 호흡곤란이나 늑골통증을 동반하지 않은 흉부손상환자
④ 호흡곤란이 없는 연하장애환자
⑤ 의식소실을 동반하지 않은 두부외상환자
⑥ 중등도 이하의 통증 호소 환자
⑦ 탈수를 동반하지 않은 설사, 구토 환자
⑧ 시력저하를 동반하지 않은 안와부 염증이나 안와부 이물감을 호소하는 환자
⑨ 경증의 외상환자
　가. 단순열상환자
　나. 발목염좌환자
⑩ 부종을 동반한 관절통증 환자
⑪ 비특이적 복통호소 환자
⑫ 최근 변화가 심하지 않는 만성적 증상을 주소로 하는 환자
⑬ 기침, 가래, 인후통, 콧물, 이통, 피부 발진 등의 환자
⑭ 증상이 경미하고 경구섭취와 보행이 가능한자
⑮ 무증상 또는 증상이 가볍거나 특정질환의 검사, 입원을 위해 내원한 환자
⑯ 외래예약이 어려워 응급실로 내원한 환자
⑰ 각종 도관이나 드레싱의 교체를 위해 내원한 환자
⑱ 정신행동장애환자: 자해나 가해 위험이 없는 정신행동장애 환자

처치: 배정된 주치의에게 통보한다.

과거에는 응급상황의 특수성으로 인하여 가끔 설명이 불충분한 경우들이 있었으나 새로운 법령에 의하면 설명과 동의는 의료기관의 의무로 정해졌고, 이를 확인하기 위해 다음과 같은 법정 서식을 작성하고 기록하여야 한다.

응급의료에 관한 설명 동의서

1. 환자에게 발생하거나 발생 가능한 증상의 진단명은 ______________ 입니다.

2. 환자의 질병을 치료하기 위하여 아래와 같은 방법으로 응급의료를 실시할 예정입니다.

3. 위 방법으로 응급의료를 하였을 때의 환자의 예상결과(예후)는 다음과 같습니다.

4. 위의 응급의료를 받지 아니하는 경우의 환자의 예상결과(예후)는 다음과 같습니다.

5. 이 환자의 경우는 다음과 같은 사항을 더 고려하여야 합니다.

6. 환자인 저(또는 법정대리인)는 위 사항을 충분히 이해하였고, 저(또는 법정대리인)의 자율적 의사에 따라 위의 응급의료에 동의합니다.

년 월 일

환자 또는 법정대리인 ___________ (서명 또는 인)

응급의료 종사자 ___________ (서명 또는 인)

그림 8-8 응급의료에 관한 설명 동의서

4.2 응급입원

응급환자는 질병 상태가 심각한 경우로서 입원 대상인 경우가 많다. 일반적인 서비스 산업에서는 먼저 오거나, 충성도가 높은 회원이거나, 고액의 이용료를 지불한 경우 서비스를 우선적으로 이용할 수 있으나, 생명을 다루는 의료의 특성상 이런 일반적인 원칙이 적용되지 않고, 의학적 판단에 의하여 우선순위가 결정되는 특성이 있다. 이는 환자의 생명과 안전을 보호하고 진료의 질을 향상시켜 생명존중의 인류 대명제를 지키는데 목적이 있다. 입원 우선순위는 긴급도가 아닌 질병의 중증도를 근거로 정하는데 다음과 같이 분류한다.

- 1등급: 즉시 입원 처치가 필요한 환자
- 2등급: 12시간 이내로 입원처치가 필요한 환자
- 3등급: 24시간 이내로 입원처치가 필요한 환자
- 4등급: 24시간 이상 입원처치가 지연 가능한 환자

응급 원무과는 이런 의학적 판단과 결정에 따라 자원을 효율적으로 운영하는 중요한 역할을 맡게 된다. 즉, 응급입원 우선순위 1등급 경우 입원결정(입원장 발부) 시간이나 상급병실 사용여부를 고려하지 않고 즉시 병실배정을 한다. 병실배정이 불가능하거나 환자가 상급병실 사용을 거부하는 경우, 원무과는 의료진에게 이를 통보하고 의료진은 보호자, 가능한 경우 환자와 면담을 통해 상급병실 사용을 권유하거나 전원을 고려한다. 같은 우선순위 등급의 환자들 간에는 입원결정 시간, 상급병실 사용여부를 고려하여 순서대로 배정한다.

응급입원 2등급인 경우 1등급 배정을 끝낸 후 3, 4등급 배정 전에 병실을 배정한다. 병실배정이 12 시간 이내 불가능한 경우나 환자가 상급병실 사용을 거부하는 경우, 1등급 때와 같은 방법으로 진행한다. 응급입원 3, 4등급인 경우, 1, 2등급과 같은 방법으로 순서대로 배정한다.

소아청소년과 입원 대상 환자의 경우는 그 특수성으로 인하여 소아청소년과에서 직접 병실을 배정하며 방법은 일반적인 방법과 같다. 일반적으로 병실 입원은 주상병 진료과의 병실로 배정하는데, 이것이 불가능할 경우 진료과와 협의하여 타과 병실에 배정할 수 있다. 그 외 중환자실, 준중환자실 등 특수 부서 병실배정은 의료진 협의를 통해 결정한다.

응급실에서 병실 입원이 결정되어 입원을 하는 경우에는 효율적 진료를 위해 인수 인계를 정확하게 하여야 하는데, 이를 위한 인계점검표는 다음과 같다.

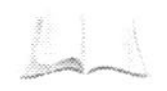

표 8-7 | 병원 입원 환자 인계 점검표(예시)

분류	항목	점검
인적사항	1. 성명 2. 성별 3. 나이	
내원정보	4. 내원일시 5. 주증상 6. 현 진단명	
과거병력	7. 고혈압/당뇨/결핵/심장질환/간질환 유무 8. 기타 질환 유무	
환자상태	9. 바이탈사인 (내원시/현재) 10. 의식정도 (내원시/현재) 11. 식사 여부 (내원시/현재) 12. 활동성 (내원시/현재) 13. 욕창 유무 (위치/등급/상태) 14. 감염 유무 (MRSA/VRE/기타)	
중요시술 및 검사	15. O_2/E-tube/C-line/Chest tube/PTBD/F-cath/기타 16. Ventilator/Chest bottle pole/기타 17. 검사명(결과)	
투약상황	18. 수액 유무 (수액명/투여량) 19. 주사약 유무 (이름/방법/시간/투여량/체중) 20. 경구약 유무 (이름/방법/시간/투여량/체중) 21. 수혈 유무 (이름/투여량/잔여량)	
미해결 과제	22. 예약 검사 (검사명/예약일시) 23. 예약 진료 (진료과/의사/예약일시)	
기타	24. 입실 가능 시간 25. 기타 인계사항	

4.3 응급전원

응급전원은 병실 환자 전원보다 상태가 위중하거나 원외 이송 중 심각한 상태 변화로 의료적인 처치가 예상되기 때문에 의료인 동반 이송이 특징이다. 일반적인 과정은 병실환자 전원과 같고, 응급 상황에 따라 헬기 이송이 필요할 수 있다.

환자 상태가 위중하기 때문에 의무기록 검토와 진찰을 통하여 응급환자 상태를 분류하여 이송 준비를 해야 하는데 분류표는 다음과 같다.

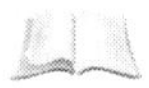

표 8-8 | 이송 준비를 위한 응급환자 상태 분류표

분류	고위험군	중등도위험군	저위험군
의식상태	혼수 또는 반혼수	혼미	졸림 또는 정상
기도	기관내삽관	기관절개술	정상
호흡보조	인공호흡기	산소마스크	없음
활력증상	불안정	안정	안정
특수상황	신생아, 임산부	흉부삽관	없음
동반자	의사	간호사	응급구조사

응급환자 이송(전원)은 다음과 같은 순서로 진행된다.

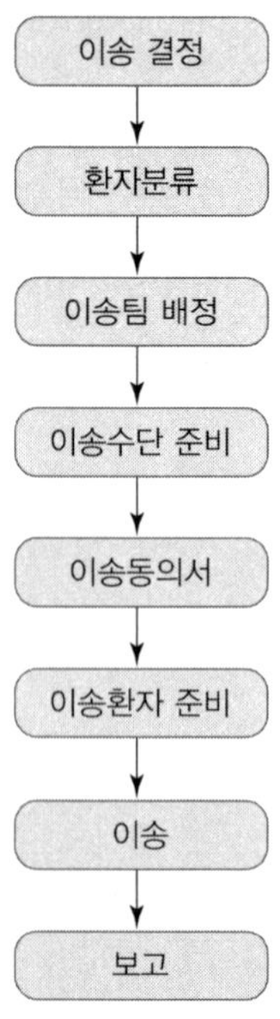

그림 8-9 응급환자 이송(전원) 흐름도

전원되는 의료기관에 전달하여야 할 응급환자진료의뢰서는 다음과 같은 법정 서식을 사용하여야 한다.

<table>
<tr><th colspan="5">응급환자 진료의뢰서</th></tr>
<tr><td>환자명</td><td colspan="2">성명</td><td colspan="2">주민등록번호</td></tr>
<tr><td>주소</td><td colspan="4"></td></tr>
<tr><td>보호자</td><td>성명</td><td></td><td>주소</td><td>(전화 :)</td></tr>
<tr><td>도착시간</td><td colspan="4">년 월 일 시 분</td></tr>
<tr><td>응급처치시간</td><td colspan="4">일 시 분 ~ 일 시 분</td></tr>
<tr><td>응급처치 전
환자상태</td><td colspan="4"></td></tr>
<tr><td>응급처치 후
환자상태</td><td colspan="4"></td></tr>
<tr><td>응급처치사항</td><td colspan="4"></td></tr>
<tr><td>다른 기관으로
이송한 시각</td><td colspan="4">년 월 일 시 분</td></tr>
<tr><td>이송결정이유</td><td colspan="4"></td></tr>
<tr><td>송부서류 등</td><td colspan="4"></td></tr>
<tr><td>이송 구급차</td><td colspan="2">차량번호:</td><td colspan="2">동승 응급의료종사자:</td></tr>
<tr><td>담당의사 소견
기 타</td><td colspan="4"></td></tr>
<tr><td colspan="5">년 월 일

의료기관 면허번호 호
담당의사 성명 (서명 또는 인)</td></tr>
</table>

그림 8-10 응급환자 진료 의뢰서

CHAPTER 09

병원의 물적자원관리

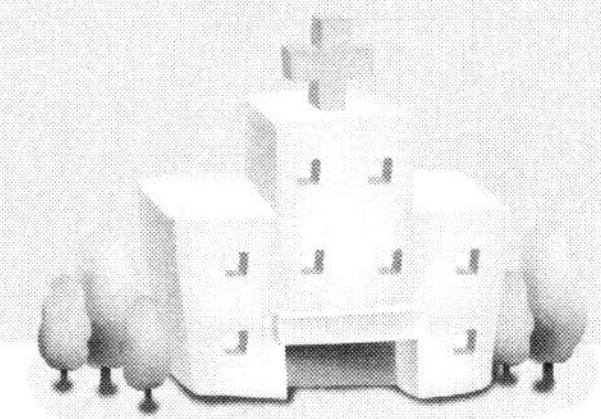

1. 서론

자원은 인간 생활 및 경제 생산에 이용되는 원료로서의 광물, 산림, 수산물 따위를 통틀어 이르는 말 또는 노동력이나 기술 따위를 통틀어 이르는 말로서 흔히 전자를 물적자원, 후자를 인적 자원이라고 한다. 병원자원관리는 일반적으로 물적자원관리를 말하며, 경영의 3요소인 인력(Man), 물자(Material), 자본(Money)에서 물자가 자원관리 영역에 해당하고, 흔히 재료와 고정자산의 관리로 대표된다.

자산(asset)은 개인이나 법인이 소유하고 있는 유형, 무형의 유가치물을 일컫으며, 일반적으로 재산과 같은 뜻으로 쓰인다. 기업회계상으로 자산은 자본의 구체적인 존재형태를 의미하고, 일반적인 재산개념보다도 넓고, 경제학에서 말하는 자본재는 거의 자산과 동일하다. 자산의 분류 방법은 여러 가지가 있으나 회계상으로는 유동자산, 고정자산, 이연자산으로 나눈다. 유동자산은 기업과 시장 사이를 교류하며 1년 이내에 현금화되는 회전속도가 빠른 자산인데, 당좌자산과 재고자산으로 구분한다. 당좌자산은 바로 현금화할 수 있는 자산으로 현금, 예금, 받을 어음, 외상매출금, 유가증권 등이 있다. 재고자산은 제조, 판매 등을 거쳐 현금화할 수 있는 자산으로, 상품, 원재료, 재공품, 반제품 등으로 구성된다. 고정자산은 기업 내부에서 장기간 사용하며 원칙적으로 1년 이내에는 현금화되지 않는 회전속도가 느린 자산을 말한다. 이것은 다시 구체적인 형태의 유무에 따라 유형고정자산과 무형고정자산으로 나누어진다. 유형고정자산은 토지, 건물, 기계장치, 차량운반구, 선박 등이며, 무형고정자산은 영업권, 특허권, 지상권, 상표권, 실용신안권, 의장권, 광업권 등이 있다. 출자금, 투자유가증권, 정기대부금 등을 포함하는 투자자산은 고정자산에 포함시켜야 한다는 견해가 유력하다. 토지를 제외한 고정자산의 회계처리는 감가상각을 통하여 그 가치의 일부분을 생산물에 이전하여 내용기간중에 전가치를 회수하여 처리한다. 이연자산은 창립비, 개업비, 신주발행비, 사채할인발행차금, 개발비, 시험연구비, 건설이자 등이 있다.

부외자산은 자산 중에서 대차대조표에 계상되지 않은 자산으로서, 실제 기업이 소유하고 있으나 회계장부에 기록되어 있지 않은 자산을 말한다. 보통 소모품, 소모공구, 가구, 비품, 기타 저장품 등 중요성이 적거나, 매입 또는 출고 시 비용으로 처리하는 경우, 상각이 끝난 감가상각자산이지만 사용 중인 것, 공장에 인도한 재료로 미사용인 채 보관되어 있는 것 등이 해당된다. 부외자산으로 분류하기 위해서는 몇 가지 정의가 필요한데, 내용연수 1년 이상, 취득가액 십만원 이상 백만원 미만의 자산이 해당될 수 있다.

자산의 관리 주무 부서는 재무와 자재로서 병원자원관리는 주로 자재 부서가 담당하고 있고, 담당 자산은 재고자산과 유형고정자산이다.

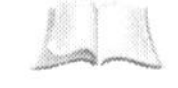

표 9-1 | 자산의 구분

구분	세부	내용	담당
유동자산	당좌자산	현금, 단기유가증권, 예금, 어음, 외상매출금	재무
	재고자산	상품, 원재료, 재공품, 반제품 (병원의 경우, 약품, 진료재료, 급식재료, 의료소모품, 사무수선용품)	자재
고정자산	유형고정자산	토지, 건물, 구축물, 기계장치, 차량운반구, 선박 (병원의 경우 의료장비, 의료기기, 의료/일반 비품)	재무 자재
	무형고정자산	영업권, 특허권, 지상권, 상표권, 실용신안권, 의장권	재무
	투자자산	출자금, 투자유가증권, 정기대부금	재무
이연자산		창립비, 개업비, 신주발행비, 사채할인발행차금, 개발비, 시험연구비, 건설이자	재무

자산 관리에 있어 중요한 점은 자산구성과 자산평가이다. 자산구성 중에서도 유동자산과 고정자산의 비율, 총자산에 대한 유동자산(또는 고정자산)의 비율이 적정하지 않으면 수익성이나 유동성(지급능력)이 악화된다.

기업과 병원의 자산은 약간 차이가 있는데, 재고자산의 경우, 상품이 거의 없고 주로 재료와 소모품으로 구성되며, 유형고정자산의 경우 의료 관련 특수장비, 기기, 비품 등이 많다는 특징이 있다. 의료장비는 대부분 고가이기 때문에 경영진의 투자심의를 거쳐 구매가 이루어지고, 의료비품과 일반비품은 사용부서장의 결정으로 구매가 가능하다. 그러나, 비품의 경우라도 고가인 경우는 경영진의 투자심의를 거치는데, 고가의 기준은 병원마다 차이가 있다. 의료장비와 기기는 식약처 품목허가 또는 신고 여부를 확인하여야 하고, 사용부서의 전문성이 관리에 있어서 중요하다는 특징이 있다. 병원자원관리는 대상에 따라 재고자산과 유형고정자산, 과정에 따라 공급관리와 구매관리로 구분할 수 있다.

최근의 의료, 특히 우리나라의 경우 대형병원과 첨단 고가 의료기기가 진료의 주축을 담당하고 있는 점을 고려하면 과거 어느 때보다 자원관리부서의 역할이 중요하다고 할 수 있다. 전통적 개념의 자원관리부서는 구매단가를 저렴하게 하고, 국내 업체나 수입 대리점 중심의 지역적 구매를 하며, 갑을관계로 불리우는 일방적 거래를 해 왔다. 그러나, 병원경쟁이 심해짐에 따라 구매 부서도 전략적 동반자로서의 역할이 중요해졌고, 구매 단가보다는 부가가치를 유발하거나 관리 및 유지 보수를 적게 하는 등의 다양한 옵션 고려, 글로벌 구매, 상호발전적 거래 등을 지향하게 되었다. 또한 공급망구축관리시스템(SCM: Supply Chain Management)과 연동되는 전사적자원관리시스템(ERP: Enterprise Resource Planning)의 중요성이 강조되고, 기회이익과 위기관리의 중요성 역시 날로 심화되고 있다. 미국의 병원들은 몇 년 전부터 린(Lean) 병원을 지향하는 병원들이 출현하여 자원관리의 중요성이 어느 때보다 높다고 할 수 있다.

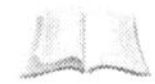

표 9-2 | 자원관리시스템의 장단점

장점	단점
1. 재료비 경감 2. 자산 경감 3. 업무 효율화 4. 유휴공간 이용 5. 전표처리 경감 6. 전문업무 전념 7. 업무비밀 보장 8. 물류공급 일원화 9. 원가의식 향상 10. 업무 투명성 확보 11. 부서간 상호이해 협력	1. 관리 인력 증가 2. 외부인 출입 3. 관리능력 상실 시 재고 증가 및 낭비

2. 재고자산

재고자산은 유동자산으로서 기업의 경우 판매를 목적으로 보유하고 있는 상품과 제품, 생산과정 중에 있는 반제품 등이 해당된다. 병원의 재고자산은 약품, 진료재료, 급식재료, 의료소모품, 사무수선용품 등 주로 재료와 관리에 필요한 자산인 경우가 많고, 대개 총자산 중 10% 미만이고 보통 5% 내외로서 유형고정자산에 비해 적다. 그러나 재고자산은 비록 총자산 대비 비율이 낮음에도 불구하고 지속적인 매입과 소비로 인하여 관리를 포함한 의료비용 중 비율은 40%에 이른다. 따라서 병원의 재고자산관리는 매우 중요하다. 병원의 재고자산에는 다음과 같은 것들이 있다.

1) 약품

우리나라는 2000년 8월부터 법으로 정한 의약분업을 시행하여 병원의 약품 비중은 이전에 비해 감소했으나, 개인맞춤치료의 발달과 병원의 대형화로 인하여 그 수량은 오히려 증가하고 있다. 약품에는 주사약, 마약, 마취약, 약국재료 등이 있고, 재료비로 관리한다.

2) 진료재료

진료재료는 병원 재료비의 가장 큰 항목으로써, 각종 검사(검사실)재료, 방사선, 동위원소, 치과재료, 수술재료, 혈액 등을 포함하고, 재료비로 관리한다.

3) 급식재료

급식재료는 입원 환자가 많은 대형병원에서 특히 중요하며, 환자와 직원 급식 모두를 포함하며(급식용구를 포함), 재료비로 관리한다.

4) 의료소모품

의료소모품은 흔히 병원용품이라고 불리고, 매우 다양하며 침구, 피복 등을 포함하고, 재료비로 관리한다.

5) 일반 저장품

흔히 사무수선용품이라고 불리나 유류나 기타 저장품이 여기에 해당하고, 재료비가 아닌 소모품비, 수선유지비, 연료비 등의 관리비 계정에 포함한다.

2.1 재고자산의 취득

1) 구매

재고자산의 취득은 구매를 통해서 이루어진다. 구매는 외부의 물적자원이 내부로 들어오고 이 과정에서 자본이 나가기 때문에 병원경영에 있어서 매우 중요한 업무이다. 비용의 지출이라는 측면에서 흔히 최저가입찰에 대한 인식이 높기 때문에 최저가구매가 중요한 것으로 생각되나, 구매의 핵심은 신뢰할 수 있고, 안정적인 공급업체의 확보이다. 그렇기 때문에 최저가구매보다는 합리적 구매가 우선되어야 하며 비용에는 반드시 그 대가가 따른다는 인식을 가지고 구매 당시뿐만 아니라 반품, 하자보수, 기술제공 등의 사후관리와 부가가치 제공 등도 주의를 기울이고 살펴 보아야 한다. 또한 계약 이행의 성실성과 충실성도 중요한 평가요소이다. 궁극적으로 우수한 구매는 양질의 의료서비스를 제공하는 중요한 기반이 되기 때문에 단순한 관리 기능을 넘어 병원 비전과 가치를 추구하는 적극적인 자세가 병원 경쟁력의 중요한 요소로 작용할 수 있다.

구매 담당자는 구매 과정이 건전하고 투명하도록 관리해야 하고, 표준화된 효과적인 구매 시스템을 수립해야 하며, 적절한 재고품목과 물량을 예측 관리하여야 한다. 과정을 단순화하여 진료에 대한 영향을 최소화하여야 하고, 구매 정책과 절차가 명시된 표준작업지침서(SOP: Standard Operating Procedure)를 작성하여 일관성과 효율성을 확보해야 하며, 공급업체와 신뢰를 기반으로 한 건전한 관계를 수립해야 한다. 대부분 병원 구매는 일정하게 계속 되는 경우가 많다. 그러다 보면 과거 금액을 기계적으로 적용할 수 있는데 시장가의 변화 또는 타 병원 납품가 조사 등을 정기적으로 수행하여 계약에 참고하도록 해야 한다. 또한 대량 구매나 선급과 같은 지급 방법의 변화로 단가를 낮추는 것을 공급업체와 협상해야 한다.

구매의 시작은 사용부서의 구매의뢰로 시작되며 이는 문서(구매의뢰서) 작성과 결재로서 증명 과정을 거치도록 한다. 구매의뢰서가 접수되면 자원관리부서는 품목, 수량, 단가계약, 공급업체를 확인하여 발주를 하게 된다. 발주가 확정되면 공급업체로 발주서가 통보 또는 전송이 되며, 위의 확인사항과 더불어 납품일 또는 납기가 협의 또는 명시되어 계약서가 작성되어야 한다. 구매의뢰서의 예는 다음과 같다([그림 9-1] 참조).

구매의 종류는 경쟁방법, 계약방법, 계약기간, 대금정산에 따라 분류한다. 경쟁방법에 따른 분류는 일반입찰, 제한입찰, 지명입찰, 수의계약 등이 있다. 일반입찰은 누구나 입찰에 참여할 수 있고, 대개의 경우 입찰가격 경쟁을 통해 최저가격으로 낙찰이 결정된다. 일반입찰은 공개적이고 공평한 경쟁을 통해 절차가 투명한 장점이 있는 반면, 공급업체들간의 담합이 발생할 수 있고 공급물품의 품질을 확인하기 어렵다는 단점이 있다. 제한입찰은 일반입찰의 단점을 보완하기 위해 품질, 수량이나 계약방법, 계약기간, 대금정산 방법 등을 제한하는 방법이다. 일반입찰의 단점을 일부 보완할 수 있으나, 여전히 품질의 제한과 공급업체 담합의 가능성은 있다. 지명입찰은 의료장비와 기기의 특수성상 흔히 사용되는 방법으로 품질이 인정된 알려진 공급업체들을 지명하여 경쟁하는 입찰방식이다. 지명입찰은 품질보장과 담합 봉쇄의 장점이 있으나, 납품 가격이 높을 수 있다는 단점이 있다. 수의계약은 특정 업체를 지명하여 입찰하는 방식으로 특정 업체의 기술, 용역, 설비, 품질 등이 필요한 경우, 천재지변 등의 응급상황인 경우, 법으로 정한 경우, 유지 보수 계약인 경우에 이루어진다. 빠르고 신속하게 저비용으로 진행될 수 있으나, 가격 상승과 부정

구매의뢰서

1. 의뢰인 정보

1. 성명
2. 부서
3. 연락처
4. 부서장

2. 의뢰품 정보

품명	모델명	제조사	단가	수량	금액	비고

3. 수령지 정보

1. 주소
2. 수령자
3. 연락처

20 년 월 일

의뢰인 성명 (서명)

그림 9-1 구매 의뢰서 양식(예시)

발생의 가능성이 있으므로 관리감독이 필요하다.

계약금액에 따른 분류는 단가계약과 총액계약이 있다. 단가계약은 공급물품의 수량에 관계없이 단가를 정하여 총액을 산출하는 방식으로 계약 당시 수량을 확정하기 힘든 경우에 사용하는 방법이다. 총액계약은 계약 당시 수량을 확정할 수 있는 경우 단가와 수량을 곱하여 총액을 산정하여 계약하는 방법으로 일반적인 방법이다. 계약기간에 따른 분류는 장기지속계약, 특정기간계약, 수시계약 등이 있다. 장기지속계약은 가격변동이 거의 없고 일정한 수량이 소모되는 물품이 대상이고, 변동성이 클수록 계약기간을 단축하여 운영한다.

정산시기에 따른 분류는 입고와 동시에 대금이 지불되는 일반적 입고 후 정산 외에 미리 물품을 사용한 후 지불하는 사용 후 정산이 있다. 사용 후 정산은 공급업체에게 사용부서나 창고의 공간을 제공하여 물품을 공급하게 한 후 사용부서가 사용을 한 다음에 일정 시점에서 사용량을 조사하여 정산하는 방법이다. 이 방법은 고가의 의료재료 정산에 주로 이용되는데 재고비용의 감소, 이로 인한 자금의 효율적 운용, 비용계산이 용이하다는 장점이 있는 반면, 비용을 지불하지 않고 들어온 물품에 대한 관리 소홀과 이로 인한 망실의 단점이 있다. 그러나, 다품목 관리의 어려움과 고가의 의료재료 특성 등으로 병원의 이러한 정산 방식은 확대되고 있다.

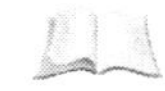

표 9-3 | 구매 종류의 분석

기준	종류
경쟁	일반입찰 제한입찰 지명입찰 수의계약
금액	단가계약 총액계약
기간	장기지속계약 연간/반기/분기/월간계약 수시계약
정산	입고 후 정산 사용 후 정산

2) 검수 및 인도

공급업체로부터 품목이 입고되면 구매담당자는 거래명세서를 수령하고 계약서대로 입고가 되었는지 확인하는 검수를 시행한다. 검수의 궁극적 목적은 양질의 물품을 확보하여 불필요한 손실을 방지하고 효율적인 관리를 통해 양질의 진료를 지원하는 데 있다. 검수는 구매의뢰서, 발주서, 거래명세서를 대조하여 입고된 물품이 기재내용과 동일한 것임을 확인하는 것을 말한다. 일반적인 검수는 계약(발주)내용과 납품된 물품의 일치여부를 조사하는 것으로, 원산지, 제조사, 모델, 규격, 수량, 포장상태, 품질상태, 유효기간 등을 확인하고, 형태적, 기능적인 물품의 하자를 조사한 후 검수물품을 사용부서 또는 담당자에게 인계하여 종료한다.

검수확인서

1. 검수인 정보

1. 검수인
2. 입고(검수)일
3. 입고(검수) 장소

2. 품목 정보

1. 제품명
2. 모델 및 제조사
3. 수량

3. 검수 내용

번호	확인 사항	이상	
		무	유
1	발주품목 정보(품명, 모델)와 동일한가?		
2	발주수량 정보와 동일한가?		
3	외관의 찍힘, 긁힘, 인쇄는 정상인가?		
4	내용물 보관 상태(시약일 경우 온도)는 정상인가?		
5	내용물은 제대로 작동되는가?		
6	추가항목( )		

4. 검수 의견 (문제점 있을 시 상세 기술)

20 년 월 일

검수인 성명 (서명)
부서장 성명 (서명)

그림 9-2 검수확인서 양식(예시)

검수의 기본 원칙은 전량검수이나, 수량이 많은 경우(100개 이상)에는 발췌검수를 실시한다. 포장으로 인하여 외형검수가 불가능한 경우는 포장을 개봉한 후 검수한다. 의료장비의 경우에는 관리부서 담당자와 함께 1차 검수(외형검수)한 후 사용부서로 인계하여 설치하고, 관리부서에서 2차 검수(기능검수)를 한 후 설치보고서를 발행하여 검수를 종료한다. 비품(의료 또는 일반)은 검수인이 1차 검수한 후 사용부서 담당자가 2차 검수하여 종료한다. 검수 시에는 투명성을 위해 입고상태대로 보존하고 공급업체 담당자를 참관시키는 것이 바람직하다. 검수 이전에 입고 물품이 파손 또는 변질이 분명한 경우, 계약서의 내용과 상이한 경우, 사용한 물품인 경우, 명백한 이상이 있는 경우 등은 검수를 거부하고 공급업체 담당자의 확인을 받은 후 반품한다. 검수는 검수인이 지정한 장소에서 행하는 것을 원칙으로 하며, 검수인이 필요하다고 인정하면 검수장소를 변경할 수 있으나 병원을 벗어나서는 안 된다. 예외적으로 외부검수를 해야 하는 경우는 담당 임원에게 보고하고 승인을 받은 후 수행할 수 있다.

계약서대로 입고가 된 경우에 검수담당자는 검수합격판정을 하고 구매담당자에게 통보하고 재무부서에 거래명세서와 검수확인서를 발송한다.

구매담당자는 사용부서에 물품을 인계하고 인수확인서를 수령하여 증빙하며 재무부서는 계약서, 거래명세서, 검수확인서를 근거로 공급업체에 대금을 지불한다. 계약서대로 입고되지 않은 경우에 검수담당자는 검수불합격판정을 하여 구매담당자에게 통보하고, 구매담당자는 이를 공급업체에 반품하여 계약서대로 입고될 수 있도록 하며, 사용부서에는 입고지연에 대한 설명 또는 사유서를 작성, 고지하여 진료에 대비할 수 있도록 한다. 구매의 전체적 업무흐름은 다음과 같다(**[그림 9-3]** 참조).

물품이 자원관리부서를 거치는 경우 외에, 의료업의 특수성 또는 업무의 신속성을 위해 자원관리부서를 거치지 않고 사용부서로 직접 입고되는 경우에는 사용부서에서 검수를 수행하는 부서수탁 업무를 하게 된다. 일반적으로 사용부서에는 검수대가 없기 때문에 병원 사용부서의 경우 진열장을 이용하는 경우가 많다. 진료 현장에서 상시적으로 소모되는 소모성 의료재료와 일반적 관리가 어려운 특수재료, 방사선재료, 수술장 등이 해당되는데 진열장은 시각적 재고관리의 기능을 하기도 한다. 현장 재고관리의 장점은 응급 상황 발생시 신속한 자원공급이 가능하고 관리 단계를 줄여 업무의 효율성을 확보할 수 있다는 점이다. 이를 위해 사용부서,

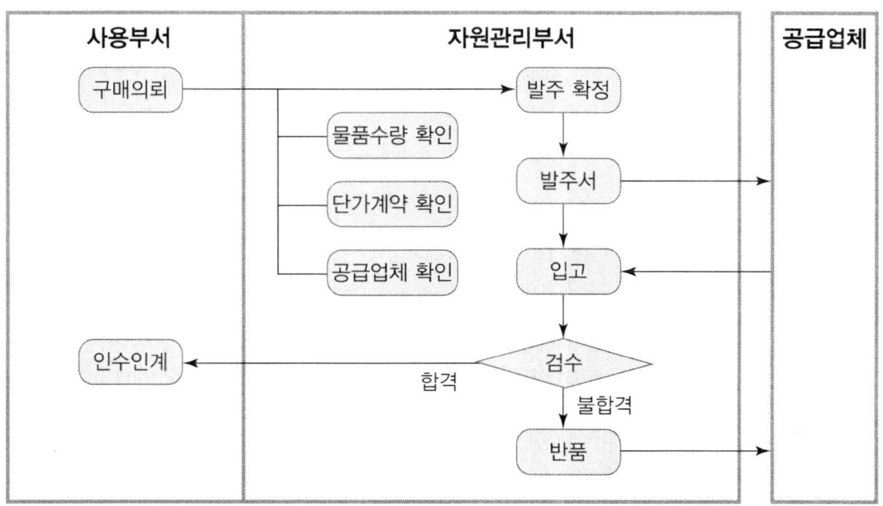

그림 9-3 구매 업무 흐름도

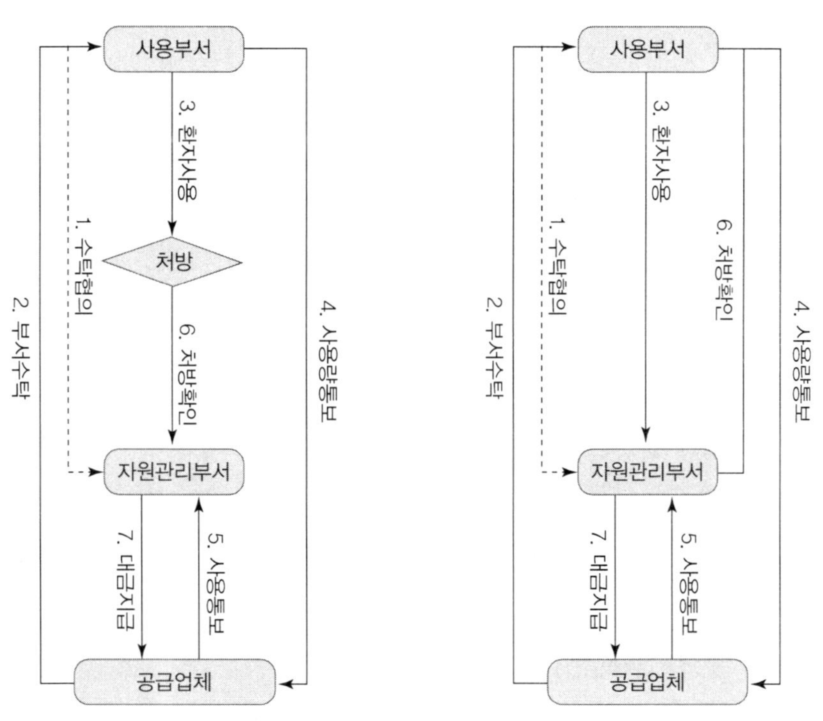

그림 9-4 부서 수탁(처방성과 비처방성) 업무 흐름도

자원관리부서, 공급업체는 유기적으로 연락하며 월정기적인 자원조달 체계를 유지관리할 수 있다. 부서수탁에는 처방이 필요한 처방성 수탁과 처방이 필요 없는 비처방성 수탁이 있는데, 각각의 업무 흐름은 다음과 같다(**[그림 9-4]** 참조).

2.2 재고자산의 운용

1) 중앙화와 분산화

일반 기업과 달리 병원은 의료서비스라는 업종 특수성 때문에 자원관리부서 외 사용부서의 의견이 많이 반영되거나 관리에 직접 개입하는 경향도 있으나, 전사적 관리를 위해서는 사용부서는 선택과 검수 등의 자문으로 참여하고 구매와 관리는 자원관리부서로 중앙화 하는 것이 효과적이다. 자원관리 중앙화는 전사적자원관리(ERP)를 통한 관리표준화와 더불어 공급망구축관리(SCM)를 통한 구매용이성으로 시간과 비용을 절감할 수 있으며 만약에 있을 지도 모르는 결탁에 의한 부정 거래를 방지할 수 있기 때문이다. 자원관리 중앙화와 분산화의 장단점은 다음과 같다(**〈표 9-4〉** 참조).

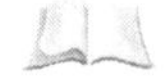

표 9-4 | 자원관리 중앙화와 분단솨의 장단점

	중앙화	분산화
장점	전문인력 시간 절감 표준화 가능 부정거래 방지	응급 대처 신속 재고관리 정확
단점	소모보충 미흡 전문물품 관리 미흡	전문인력 시간 낭비 임기응변식 관리 전사적자원관리 불가 전략적 구매 불가

① ABC 분석

자산 품목 중 사용빈도가 높은 것들은 중앙화하여 자원관리부서에서 구매하고 창고에 보관관리하며 사용부서에서 정기적, 또는 간헐적으로 공급받아서 사용하는데 이를 재고품이라고 한다. 사용빈도가 낮은 품목들은 비재고품으로 분류하여 필

요시 보충하는데 이를 정수교환보충이라 한다. 사용금액에 따라 상위 10%, 상위 10~20%, 하위 80%로 나누어 관리하는 방식을 ABC 관리방식이라고 한다. 이는 사용금액 상위 10%의 품목들이 전체 비용의 80%, 상위 20%의 품목들이 전체 비용의 90%를 차지하기 때문에 상위 품목들을 집중적으로 관리하는 재고관리방식이다. ABC 관리방식은 경제학의 파레토(Pareto) 법칙에 근거한 관리방식으로서, 이탈리아 경제학자(또한 사회학자) 빌프레도(Vilfredo) 파레토는 소득분포의 불평등도를 설명하면서 부의 80%는 인구의 20%가 소유하고, 기업매출의 80%는 20%의 제품에서 나온다는 80:20의 법칙을 발표하였다. 파레토의 저서, '경제학강의(Le Cours d'économie Politique)'에 의하면 소득이 y 이상인 인원수 N(y)와 y와의 사이에는 log N(y) = B − α log y의 경험적 법칙이 존재하고, 이 경우 α (파레토정수)의 수치가 클수록 소득의 불평등도는 높다. 그 후의 연구에서 파레토의 법칙이 성립하는 것은 중간 소득보다 높은 사람들에게 한정된다는 사실이 밝혀졌다. 따라서 이 법칙을 이용하여 α를 계측하는 데는 먼저 양대수 그래프에 y와 N을 기입한 다음 양자의 관계가 직선에 가까워지는 범위에 대해 최소자승법을 적용한다. 이 법칙은 부의 분포 비교 등에도 사용된다. 요약하면, 상위를 이루는 극소수에 의해서 대세 또는 대다수가 결정된다는 "핵심소수의 법칙"인 것이다. ABC 관리방식은 ABC 분석에 의해서 이루어지는데, 이는 통계적 방법에 의해 관리대상을 A, B, C 그룹으로 나누고, 먼저 A그룹을 최중점 관리대상으로 선정하여 관리노력을 집중함으로써 관리효과를 높이려는 분석 관리방법이다.

② 경제적 주문량(Economic Order Quantity: EOQ)

경제적 주문량은 단위기간 동안 관리비용을 최소화하는 주문량을 말하고, 안전재고량은 최단구매 소요시간 동안 소모되는 재고의 양을 말한다. 예를 들어 특정 품목의 경제적 주문량이 3,000개/월, 안전재고량이 1,000개, 최단구매 소요시간 3일이라고 가정할 경우, 27일에는 1,000 + 3 × (3,000/30) = 1,300개의 재고가 필요하다는 계산이 성립된다. 따라서 이 병원은 26일 300개, 또는 23일 600개를 자동구매방식으로 관리할 수 있다. 이와 같이 자동구매방식으로 관리하는 품목은 ABC 분석에 의해서 선정하는데, 목적(이유)은 첫째, 비용효율성, 둘째, 공간효율성이다. 즉, 병원이나 기업은 항상 비용의 압박을 받게 되기 때문에 많은 양을 구매할 경우, 자금운영에 부담이 되고, 재고는 이용될 수 없는 자산이므로 기회이익의 상실 또는 기회손실이 되며, 많은 양의 물품은 넓은 공간을 점유하여 공간 압박이 심한 병원의 특성 상

다른 경제활동을 방해하는 기회이익의 상실에 해당되기 때문이다.

2) 청구

사용부서에 대한 물품공급은 여러 가지 관점에서 분류할 수 있는데, 재고의 유무에 따라 청구와 구매로 분류하고, 청구는 다시 사용부서 중심의 일반청구와 응급청구, 자원관리부서 중심의 보충과 교환으로 구분할 수 있다. 사용부서에서 물품필요성이 발생하면 필요물품을 자원관리부서에 요청하게 되는데 이 자동화시스템을 보유한 경우 자동으로 청구성과 비청구성이 분류되고 비청구성 물품은 구매절차를 거치게 된다.

일반청구는 전통적인 공급 방식으로 사용부서의 계획에 따라 부서장 결재를 거쳐 자원관리부서에 청구되고, 응급청구는 사용부서에서 예상치 못하게 물품이 필요한 경우 정상적 결재 경로를 통하지 않고 유선으로 통보하여 청구되는 행위이다. 사용부서는 공급 전날까지 청구를 완료해야 하고, 사용부서에서 자원관리부서로 청구가 접수되면 자원관리부서는 출고 당일 청구목록을 출력하여 물품이 병원에 있는 지 확인하는 절차를 거치는데 이것이 재고확인이다. 사용부서가 원하는 물품이 있을 경우에는 출고를 하면 되나, 물품이 없을 경우에는 구매를 통하여 재고를 확보한 후 출고를 하게 된다. 물품이 출고되어 사용부서에서 인계를 하면 인수증을 확인해야 한다. 청구의 업무 흐름은 다음과 같다(**[그림 9-5]** 참조).

청구에 의한 공급방식에서 자원관리부서는 최대한 사용부서의 입장을 반영하여 불편함이 없도록 하여야 한다. 불편함의 원인은 삭감과 지연이 대부분인데, 이것이 반복되면 사용부서는 만약에 대비하기 위해 재고량을 늘리는 과다청구를 하게 되기 때문이다. 이러한 청구방식은 사용부서의 전문 인력이 청구서 작성, 청구 품의 및 결제, 물품 수령 및 운반 등으로 시간을 소모하기 때문에 업무효율성이 저하되는 단점이 있다.

보충은 이미 파악된 재고조사 결과를 기반으로 자원관리부서에서 일정한 수나 양 또는 단위를 공급하는 방식으로 정수, 정량, 정수팩 등의 단위로 실행된다. 교환은 자원관리부서와 사용부서가 준비되고 사용된 카트나 트레이를 상호 교환하는 방식으로 병동, 외래, 수술장 등의 공급관리에 주로 사용된다.

정량보충(Par Level Transfer System)은 사용부서가 특정 품목에 대해 일정기간 사용실적을 분석하여 계획을 수립한 후 관리부서에 고지하고, 관리부서는 그 수량을

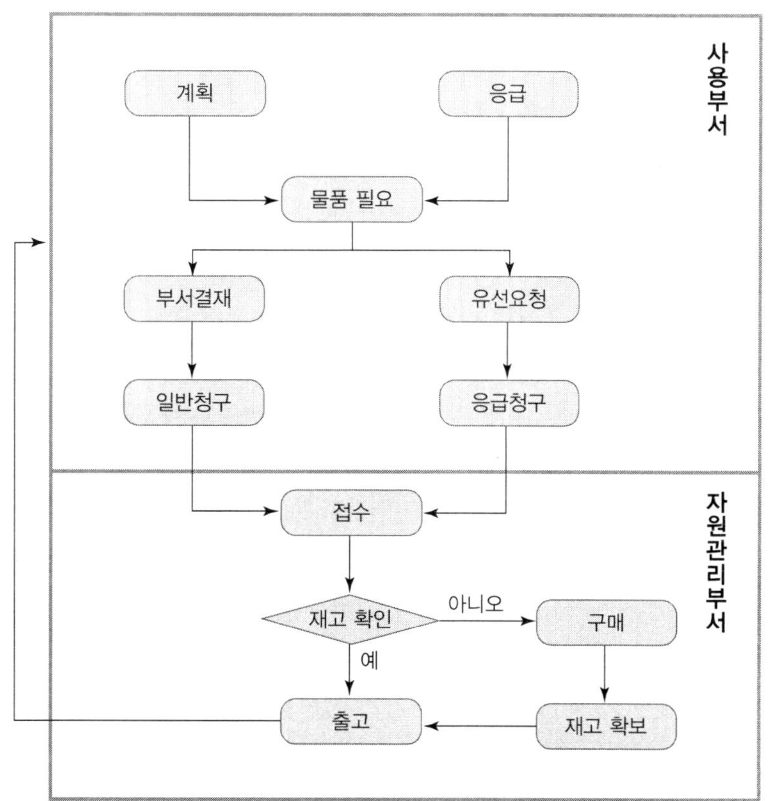

그림 9-5 청구 업무 흐름도

사용부서에 정기적(주 2~3회)으로 사용부서를 순회하면서 보충하는 방식이다. 이 방법은 물품 수령 및 운반을 관리부서에서 담당하며 물품 공급과 동시에 사용량을 집계하기 때문에 전표처리가 불필요하고, 사용부서 전문 인력이 재고관리 대신 전문 직무에 전념하여 생산성 향상을 기할 수 있으며, 관리부서가 전사적 공급체계를 운영함으로써 전사적 인력 낭비 감소를 통한 생산성 향상에도 기여할 수 있다. 현장에서 파악된 사용량을 바탕으로 전술한 ABC 분석, EOQ, 안전재고량, 재주문점 등을 파악할 수 있는 자동구매시스템을 운영할 수 있다. 제도의 효율성을 위해서는 시각적 관리가 필요한데, 소모량 파악을 위한 레벨카드, 진열장, 선반, 캐비닛 등이 필요하다. 정량보충 방식 중에서 가장 정밀한 공급 방식은 공급업체로부터 받은 포장이나 상자를 개봉하여 소량의 팩으로 보충하는 방식으로 사용 물품의 수량에 가장 근접한 공급 방식이긴 하지만 팩 구입비와 팩 제작시간의 소모가 발생할 수 있어서 한정적으로 사용된다.

정수교환(Exchange Cart System)은 일정 기간마다 필요물품을 적재한 카트 또는 바스켓(Basket)을 교환하는 방식으로 공급량 예측이 가능할 때 사용하는 방법이다. 사용부서에 보관을 하지 않기 때문에 진열장이나 선반이 없어야 하고, 카트나 바스켓은 많은 물품을 공급해야 하기 때문에 클수록 좋으나, 기간을 조정하여 적은 수량을 교환할 수도 있다. 자원관리부서는 공급하는 물품의 질과 수량 관리에 철저해야 사용부서의 신뢰를 기반으로 이 방법을 운용할 수 있다. 물품 배송 시 물품목록을 동반하여 사용부서에서 검토할 수 있도록 해야 한다. 사용부서는 목록 검토 후 이상이 있을 시는 자원관리부서로 즉시 연락해야 하고, 이상이 없을 시는 기존의 바스켓과 물품목록을 자원관리부서로 배송한다. 정수교환의 특수한 경우가 트레이세트 교환 방식으로써 주로 수술실에서 수술스케줄에 맞추어 수술세트를 트레이에 담아서 멸균하여 공급하는 방식이다. 트레이세트 교환 방식으로 공급을 함으로써 수술 전 준비 작업이 감소하고, 수술세트 표준화를 기할 수 있으며, 전문인력이 준비에 들이는 시간을 절약할 수 있다.

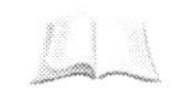

표 9-5 | 물품 공급 및 청구 관리 방식

공급 방식	요약	장점	단점
1. 청구보충	전통적 방식 사용부서 재고관리 및 청구	단순 큰 물품 적합	재고 과잉 및 오차 사용부서 및 관리부서 업무 과다
2. 정수보충	정수: 종류와 수량 설정 주기적 정수 보충	재고관리 정확 사용부서 및 관리부서 업무 경감	시간 지연
3. 정량보충	정량: 레벨 카드 정량(레벨 카드) 소진 시 보충	정수보충과 동일	
4. 카트(정수) 교환	정수: 카트로 설정 주기적 카트 교환	정수보충과 동일 재고여유 확보	사용부서 공간부족 미사용 물품 반송
5. 정수팩보충	정수: 팩으로 설정 주기적 팩 보충	재고관리 최고 정확 (재고 제로 가능)	비용 증가 (팩) 시간 소모 (팩)
6. 트레이세트교환	정수: 트레이세트 주로 수술세트 공급 시 교환	수술준비 효율화 수술세트 표준화	

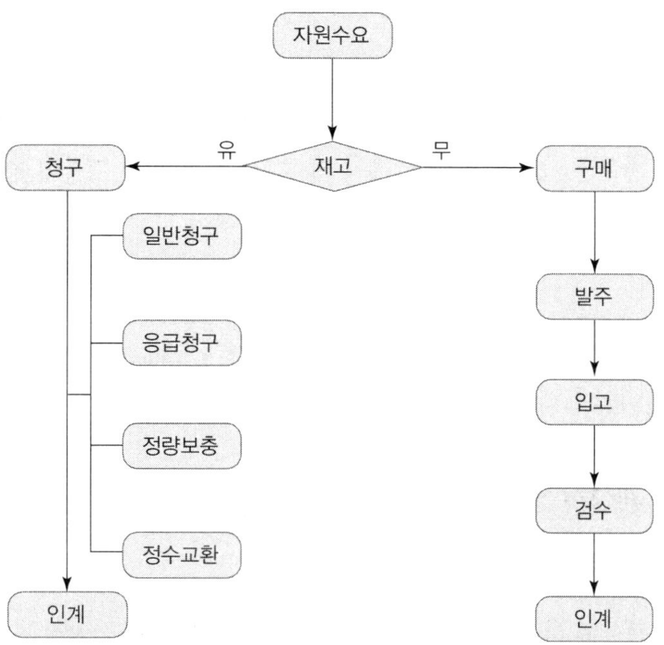

그림 9-6 자원수요에 대응하는 청구와 구매의 관계

자원수요에 대응하는 공급 방식으로서 청구와 구매의 관계를 정리하면 다음과 같다([그림 9–6] 참조).

3. 고정자산

고정자산은 유형과 무형으로 분류하는데 이 장에서는 유형고정자산을 중심으로 다루기로 한다. 유형고정자산이란 판매를 목적으로 하지 않고 오랜 기간 동안 사용하는 유형의 자산으로서 기업의 영업활동에 사용하는 자산을 말한다. 병원의 경우 기업의 영업활동에 해당하는 것이 진료이기 때문에 진료에 필요한 의료장비, 의료기기, 의료/일반 비품 등이 여기에 포함된다. 기업에서는 주로 상품이 기업의 본질과 경쟁의 승부처가 되는 반면, 병원에서는 주로 의료서비스가 병원 진료의 본질과 경쟁의 승부처가 되는데, 현대 의료서비스에서 가장 중요한 것이 (자산의 범위에서) 바로 의료장비, 의료기기이다. 그러므로, 어떤 의료장비를 어떻게, 어느 기간 동안 보유하는가는 현대 병원경영의 핵심이기 때문에 유형고정자산의 투자와 관리는 아무리 강조해도 지나치지 않다. 기업과 비교하여 의료 분야의 전문성이 매우 높기 때문에 관리부서의 역할이 위축되는 경우가 많은 것을 흔히 보지만, 대개의 경우 의료전문가들은 경영, 행정, 관리의 전문성이 부족한 경우가 많기 때문에 관리부서의 역할이 위축되어서는 곤란하다. 결국, 병원 자원관리부서는 사용부서인 의료전문가들과 유기적이고 활발한 소통을 통하여 병원이라는 조직 전체를 위한 투자와 관리가 이루어지도록 노력하고, 이로 인해 양질의 의료서비스가 환자에게 제공될 수 있도록 하여야 성공 병원으로서의 위상을 확립할 수 있다.

3.1 고정자산의 취득

1) 투자

병원의 유형고정자산은 일단 구입을 하게 되면 투자자산의 역할을 하는 경우가 많기 때문에 투자 결정은 매우 중요하다. 재고자산이 미시적이고 전술적 성과를 반영하는 반면, 유형고정자산은 거시적이고 전략적 성과를 제공할 수 있기 때문에 관리부서는 세심한 주의와 사명감을 가지고 역할을 해야 한다. 그렇기 때문에 현대의 대형병원들은 과거 의료진 중심 또는 일방적인 투자에서 벗어나 합리적인 투자가 될 수 있도록 시스템을 표준화하고 의사결정에 적극 개입하고 있다. 그러나 이 과정에서 오히려 의료진의 의견이 무시되는 경우도 있는데, 현대 의료에서 효과적인 장비 투자는 의료서비스에 큰 영향을 주므로 담당자들은 재무적인 측면 외에 다양한 측면이 고려될 수 있도록 역량을 향상시켜야 한다. 또한 투자심의 반려 후 의료진이 납득할 수 없거나, 납득함에도 불구하고 재고가 필요한 경우 이의제기의 기회를 제공하여 향후 투자에 있어서 위축이 되지 않도록 세심한 배려를 하도록 한다.

유형고정자산은 병원 보유 자산에서 차지하는 비중이 크기 때문에 투자에 신중하여야 한다. 취득원가에는 구입가격, 구입수수료, 운임, 취득세, 등록세, 설치비 등의 부대비용을 가산해야 한다. 유형자산 관련 비용은 자본성 비용과 수익성 비용으로 구분할 수 있는데, 자본성 비용은 자산의 내용연수를 연장시키거나 가치를 증가시키는데 지출되는 비용을 말하고, 수익성 비용은 자산의 원상회복, 성능향상 또는 유지에 필요한 비용을 말한다.

의료기기 투자신청서의 예는 다음과 같다.

의뢰기기 투자신청서

<table>
<tr><td>부서</td><td></td><td>성명</td><td></td><td>연락처</td><td></td></tr>
<tr><td>투자명</td><td colspan="3"></td><td>수량</td><td>대</td></tr>
<tr><td>투자구분</td><td colspan="5">□ 신규 □ 증설 □ 노후</td></tr>
<tr><td rowspan="2">투자내용(기기)
※ 복수지정</td><td colspan="2">제조사
모델
공급업체
연락처
식약처 허가 여부</td><td colspan="3">제조사
모델
공급업체
연락처
식약처 허가 여부</td></tr>
<tr><td colspan="5">단수지정 사유</td></tr>
<tr><td>투자금액</td><td colspan="5">백만 원</td></tr>
<tr><td>투자목적</td><td colspan="5"></td></tr>
<tr><td>투자용도</td><td colspan="5"></td></tr>
<tr><td>기대효과</td><td colspan="5"></td></tr>
<tr><td>사용량
(빈도/시간)</td><td colspan="5">건 / 시간 ※ 예상 증가량:</td></tr>
<tr><td>투자위치
(설치장소)</td><td colspan="5">※ 공사 필요성 : 유, 무
※ 전산 필요성 : 유, 무</td></tr>
<tr><td>운영인력</td><td colspan="2">현재 (명)</td><td colspan="2">충원 필요 시(명)</td><td>감축 가능 시(명)</td></tr>
<tr><td rowspan="2">보유현황</td><td>본원기 보유</td><td colspan="4"></td></tr>
<tr><td>타병원 보유</td><td colspan="4"></td></tr>
<tr><td rowspan="2">수가적용</td><td colspan="2">재료대(코드, 단가)</td><td colspan="3">행위료(코드, 수가)</td></tr>
<tr><td colspan="5"></td></tr>
</table>

그림 9-7 의료기기 투자 신청서 양식(예시)

의료기기 외 자산의 투자신청서는 다음과 같다.

의료기기 외 자산 투자신청서

부서명		성명		연락처	
투자명				수량	대
투자구분	□ 의료비품 □ 일반비품 □ 전산관련 □ 시설 □ 기타				
투자성격	□ 신규 □ 증설 □ 노후				
투자금액	백만원				
투자목적					
투자내용					
기대효과					
사용량 (빈도/시간)	※ 예상 증가량 :				
투자위치 (설치장소)	※ 공사 필요성 : 유, 무				
운영인력	현재 (명)	충원 필요 시(명)		감축 가능시(명)	
보유현황	본원기보유				
	타병원보유				
수가적용	재료대		행위료		
비 고					

그림 9-8 의료기기의 자산 투자신청서 양식(예시)

병원자원관리 담당자가 이해하고 고려해야 할 업무 특성을 정리하면 다음과 같은 다섯 가지가 있다.

첫째, 양질성: 병원자원은 진료를 위한 것이 많기 때문에 환자의 생명과 안전에 영향을 줄 수 있고, 이 때문에 양질의 물적자원이 최우선으로 고려되어야 한다.
둘째, 다양성: 병원의 규모가 클수록 환자와 의료진이 다양하기 때문에 관리대상인 자원이 다양하다.
셋째, 대체성: 약품의 경우 성분에 따른 대체 처방이 가능하고, 의료기기와 재료의 경우는 허가와 승인 여부에 따라 대체가 가능하다.
넷째, 국제성: 양질성과 다양성으로 인하여 기업에 비하여 해외 자원의 구매 및 관리 비중이 높다. 최근에는 국제 환자 유입이 증가함에 따라 더욱 주목 받는 특성이다.
다섯째, 통제성: 우리나라의 의료수가는 정부의 의료정책에 의해서 강하게 통제되고, 자원의 선택 시 의료진의 개입 수준이 높고 폭이 크기 때문에 구매 부서 외적인 통제력이 매우 강하다는 특징이 있다.

2) 감가상각

유형자산은 구매와 입고 시 전액 정산을 했다고 할 지라도 오랜 기간 사용되기 때문에 내용연수 동안 취득원가를 합리적인 방법으로 배분하여 비용처리 해야 한다. 이런 감가상각을 하는 목적은 공정한 비용배분, 고정자산 유지보수, 경영성과 반영 등이 있다. 감가상각을 위해 알아야 할 항목들은 다음과 같다.

- 취득원가: 감가상각의 총대상이 되는 금액으로 자산 취득 시 지급된 금액과 취득 후 자본적 지출을 더한 금액.
- 잔존가액: 자산을 고유 목적으로 사용할 수 없을 때의 금액. 매각이나 폐기처분 추정 가액. 일반적으로 취득가액의 5%로 산정.
- 내용연수: 자산 취득 후 일반적 상황에서 고유 목적에 유효하게 사용할 수 있는 추정 기간.

감가상각은 재고자산과 같은 판매용 자산이 아닌 유형고정자산으로서 사업 고유의 목적을 위해 필요한 자산이므로 대차대조표 상 자산에 해당하지만 시간이 지남에 따라 감소하는 자산이다. 자산의 가치는 자산의 마모, 마멸, 부식 등과 같은 물리적 요인, 새로운 기계와 설비, 또는 방법의 개발로 인한 구형화, 경영전략의 변화나 기업 환경 변화로 인한 고유 목적 소실이나 변화 등의 경제적 요인으로 발생한다.

① 감가상각 대상

자산 중에는 시간이 지남에 따라 오히려 가치가 증가하는 서화와 도자기 같은 예술품, 골동품 등이 있는데 이들은 감가상각 대상이 아니다. 토지도 가격이 변하지만 일반적으로 가치가 상승하는 경향이 있으므로 감가상각 대상이 아니다. 반면, 소유권은 없지만 고유 목적에 필요하여 사용하고 소모되는 리스는 감가상각 대상이다. 이상을 정리하면 다음과 같다.

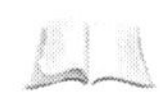

표 9-6 | 감가상각 대상 자산 구분과 종류

감가상각 대상 자산 구분	감가상각 대상 자산 종류
유형고정자산	건축물: 건물, 부속설비, 구축물 차량운반구, 선박, 항공기 기계, 장치, 기구, 공구, 비품 동물, 식물 기타
무형고정자산	특허권, 영업권, 의장권, 실용신안권, 상표권 채취권, 어업권, 광업권 전기가스공급시설이용권, 유료도로관리권, 수도시설이용권, 열공급시설이용권, 전신전화시설이용권, 전용측선이용권, 댐사용권

② 감가상각 방법

감가상각의 방법에는 정액법, 정률법, 비례법, 연수합계법의 네 가지가 있는데, 일반적으로 정액법과 정률법이 많이 사용되고 있다.

- 정액법: 자산 취득가액에서 잔존가액을 차감한 금액을 상각대상가액이라고 하는데, 상각대상가액을 내용연수 기간 동안 매년 동일한 금액으로 상각하는 방법.

연감가상각비 = (취득원가 − 잔존가액) / 내용연수

- 정률법: 자산의 경제적 가치가 매년 동일하게 감소하는 것이 아니라 시간이 지날수록 자산의 수선유지비가 증가하고, 수익가동률이 감소한다는 가정에 따른 상각 방법.

연감가상각비 = (취득원가 − 잔존가액) × 상각률
상각률 = 1 − 내용연수$\sqrt{\text{잔존가액}}$/취득원가

- 비례법: 자산의 가치가 단순한 시간이 아닌 이용도, 실제 이용시간에 비례하여 감소한다는 가정에 따른 상각 방법으로 작업시간비례법과 생산량비례법이 있음.

작업시간비례법 상각률 = 실제 작업시간/추정 총작업시간
생산량비례법 상각률 = 실제 생산량/추정 총생산량

- 연수합계법: 자산의 경제적 가치가 시간에 반비례하여 취득 초기에 많이 감소하고 나중으로 갈수록 적게 감소한다는 가정에 따른 상각 방법으로 잔존내용연수의 합인 적수와 잔존내용연수의 비율을 상각률로 이용.

상각률 = 잔존내용연수/잔존내용연수합계 (예: 내용연수가 5년인 경우, 첫 해의 잔존내용연수는 5, 잔존내용연수합계 = 5 + 4 + 3 + 2 + 1 = 15, 상각률 = 5/15; 다음 해 잔존내용연수는 4, 상각률 = 4/15; 최종연도 잔존내용연수는 1, 상각률 = 1/15)

3.2 고정자산의 운용

취득된 자산을 관리하기 위해서는 관리번호가 필요한데, 자산과 회계가 밀접한 관련이 있기 때문에 회계 계정과목번호를 사용하여 취득 순서로 관리번호를 부여하는 것이 일반적이다.

자산의 취득에 있어서 중요한 것은 '필요한' 것과 '원하는' 것을 구분하는 일이다. 물론 원하는 것을 취득하는 것이 꼭 그른 것은 아니지만 가치분석에 의한 필요한 것이 우선 취득되는 것은 현대와 같은 초경쟁시대에서는 병원의 사활을 결정하는 중요한 일이다. 일반적으로 병원의 취득 물품은 다품종 이동 항목이 많기 때문에 어느 기업보다 관리가 어려운 것이 현실이다. 그렇기 때문에 물품의 관리 여부는 병원경영에 중요하다.

병원의 취득 물품은 전술한 바와 같이 자산의 비중은 10% 미만으로 낮고, 비용의 비중은 40%로 높아서 기업과는 매우 다르다. 상품을 생산하는 일반 기업과 달리 다품종 이동 품목이 많기 때문에 복잡하고 관리가 어렵다. 그럼에도 불구하고, ABC 분석이나 경제적 주문량 등의 관리기법을 적절히 활용하여 효율을 높이려는 노력들이 시도되고 있다. 취득 자산의 운용을 일반적으로 재고관리라고 하는데, 재고관리의 중요한 영역은 재물조사 또는 자산실사로서 계정번호로 등록된 등록자산의 존재, 소재, 사용여부 등을 정기적으로 파악하는 것이다. 이런 재물조사의 방법에는 두 가지가 있는데, 관리부서가 현물과 등록장부를 비교 조사하는 직접 조사, 사용부서가 현물과 등록장부를 비교 조사하여 관리부서에 통보하는 간접 조사 방식이 있다. 자산실사는 보통 연 1회를 원칙으로 하나, 대상, 시기, 횟수, 인원 등을 필요에 따라 조정할 수 있다. 실사가 완료되면 관리부서는 자산에 스티커, 바코드, 또는 RFID(Radio Frequency Identification) 태그 등을 부착하여 관리하고, 사용부서는 부착물이 훼손되지 않게 운용한다. 자산실사 결과 과부족 등이 발생하였을 경우는 사용부서에서 원인을 조사하여 관리부서로 통보한 후 원인에 따라 대책을 마련토록 한다.

자산의 취득 목적이나 기능이 사라지면 사용부서를 떠날 수 있는데 이를 자산이동이라고 하며 원내 이동과 원외 이동이 있다. 원내 타 부서로 이관해야 하는 경우에는 이관 받는 사용부서에서 자산이동보고서를 작성하여 관리부서에 통보 후 이동을 한다. 자산이 의료장비나 이동으로 인한 기능 손실이 우려되는 경우에는 의공 부서의 협조를 요청하여 실시한다.

원내에서 이동하는 이관 외에 원외로 이동하는 것을 반출이라고 하며 다음과 같은 원인에 의해 발생할 수 있다.

- 매각 또는 처분(폐기)
- 반품 또는 교환
- 대여(차용), 수리, 검사
- 취득 용기 반납
- 타 기관 지원

3.3 고정자산의 폐기

폐기는 원인에 따라 고장 수리 불가에 의한 폐기와 노후에 따른 폐기로 구분할 수 있고, 자산의 종류에 따라 의료기기 폐기와 비품(의료, 일반) 폐기로 구분할 수 있다. 취득된 자산이 자산 고유의 원인으로 사용할 수 없게 되는 경우는 손상, 분실, 자연적 기능 부전 등이 있다. 일반적으로 기능이 남아 있는 경우는 부서 이관이나 기관이관, 또는 매각을 자산으로서의 기능을 활용할 수 있으나, 자산 외적 원인에 의한 손상, 분실과 자산 내적 원인에 의한 폐기는 자산으로서의 기능을 완전 또는 대부분 상실하여 활용이 불가능해지는 경우이다.

1) 반납

고정자산의 잔존가치가 남아 있는 경우, 사용부서는 자산을 관리부서로 이동시키는데 이를 반납이라고 한다. 사용부서는 불용자산 반납사유서를 작성하여 관리부서의 합의를 받아 이동 또는 자체 보관한다.

자산명 관리번호(코드) 사용부서(담당자)	취득일 취득가 잔존가
반납사유	
악세서리 유무	

그림 9-9 불용자산 반납사유서 양식(예시)

2) 고장, 손상, 분실

고정자산을 운용하다 보면 고장, 손상, 분실이 발생할 수 있다. 고장이나 손상의 경우에는 사용부서에서 수리부서나 관리부서에 수리신청서를 제출하여 내부 또는 외부에서 수리를 한다. 고장이나 손상은 원인에 따라 자연적인 경우와 인위적인 경우가 있고, 자연적인 경우는 동물, 식물, 곤충 등에 의한 생물적 원인과 자연재해나 천재지변과 같은 환경적 원인이 있다. 인위적인 경우는 환자나 보호자에 의한 외인적 원인과 직원에 의한 내인적 원인이 있다. 원인이 인위적인 경우에는 원인의 제공자가 변상 또는 수리를 하도록 하고 자연적인 경우에는 보험을 통하여 복구토록 한다. 사용부서는 경위서를 작성하고, 관리부서는 경위 조사를 하여 사안에 따라 부서장, 담당 임원, 원장단에 보고한다. 변상 심의 결정에 따라 가해자 또는 보험사와 협의하여 변상합의서를 작성하여 업무를 종결하며, 업무 흐름은 다음과 같다(**[그림 9-10]** 참조).

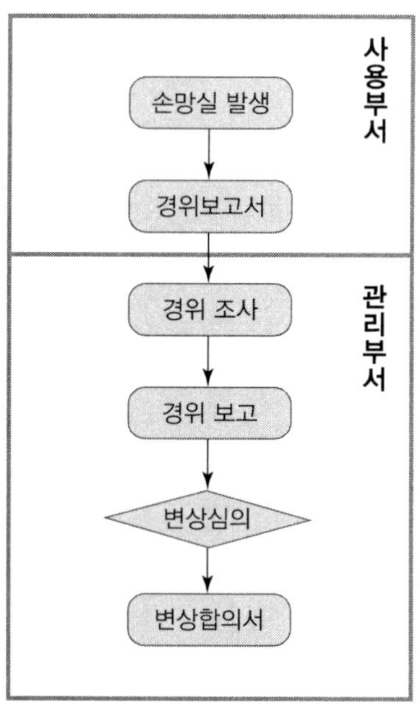

그림 9-10 고장, 손상, 분실 시의 처리 업무 흐름도

3) 폐기

자산의 수리가 불가능할 때는 손실 및 폐품발생처리 심의신청서를 작성하여 사용부서장의승인을 받아 수리부서에 통보하고, 수리부서에서는 수리부서장의 결재를 득하여 사용부서 및 관리부서에 통보한다. 병원에서의 폐기는 의료기기 폐기와 일반 비품 폐기로 구분하여 관리한다.

① 의료기기 폐기

자산인 의료기기가 수리 불가능한 경우에 사용부서에서 심의신청서를 작성하여 의공 부서로 의뢰하면, 의공 부서에서는 심의를 통하여 폐기 여부를 결정하여 사용부서로 통보한다. 사용부서에서는 폐기 결정된 의료기기에 대해 대체구매 여부를 결정하여, 대체구매를 하지 않을 경우에는 관리부서에 폐기를 요청하고 관리부서는 자산의 상태에 따라 폐기 또는 매각 처리한다.

대체구매를 할 경우에는 투자신청서를 작성하여 구매 또는 관리부서에 심의를 의뢰하여 자산 구매 절차에 따라 진행을 한다.

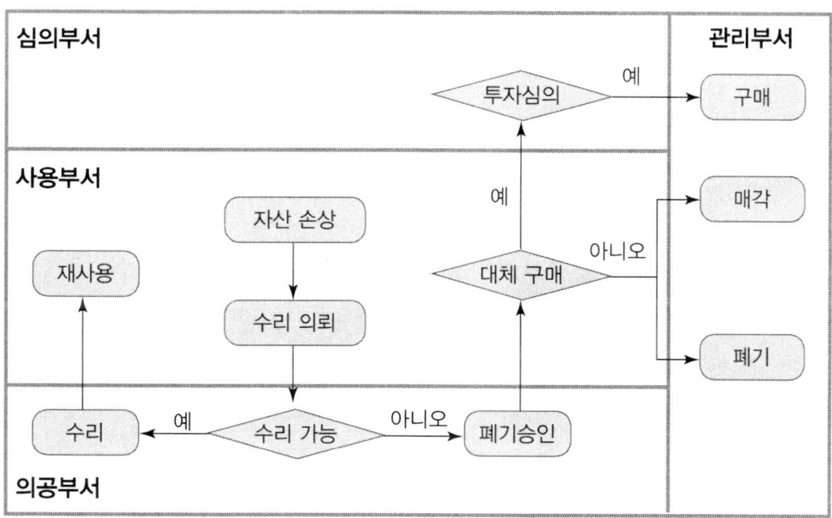

그림 9-11 의료기기 폐기 업무 흐름도

② 비품 폐기

비품의 손상 시에는 의료 비품은 의공 부서, 일반 비품은 관리부서에 수리를 의뢰하며, 이후의 절차는 의료기기와 크게 다르지 않다. 다만 대체구매가 결정된 경우 투자 심의를 거치지 않고 바로 관리부서에 구매를 의뢰할 수 있다.

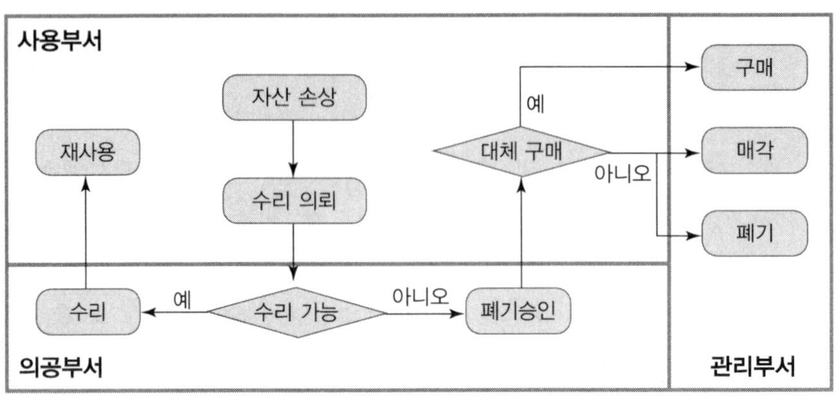

그림 9-12 비품 폐기 업무 흐름도

4. 폐기물 관리

폐기물이란 쓰레기, 연소재, 오니, 폐유, 폐산, 폐알칼리 및 동물의 사체 등으로서 생활이나 사업활동에 필요하지 않게 된 물질을 말한다. 폐기물은 크게 생활폐기물과 사업장폐기물로 분류하는데, 사업장폐기물 중 환경과 인체에 위해한 폐기물을 지정폐기물로 정하여 관리한다.

표 9-7 | 생활폐기물의 분류

분류	종류	용기
재활용	1) 종이류: 종이팩, 계란판, 골판지, 신문지, 책, 공책, 종이컵 2) 유리병 3) 금속캔 4) 플라스틱: 페트병, 요플레 수저, 비닐, 스티로폼 등 5) 가전/가구 6) 음식물쓰레기	분리수거함
일반	1) 혼합쓰레기 2) 잡쓰레기 3) 뼈와 어폐류 껍질 등 4) 폐가구, 집기 등 대형폐기물	분리수거함

지정폐기물은 폐유, 폐유기용제, 폐산과 폐알칼리와 같이 주변 환경을 오염시키거나 인체에 유해한 유해폐기물과, 인체에 감염 등 위해를 줄 우려가 있는 폐기물이나 인체 조직 등 적출물, 실험 동물의 사체 등 보건환경보호상 특별한 관리가 필요하다고 인정되는 의료폐기물로 구분한다.

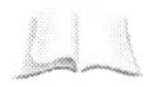

표 9-8 | 유해폐기물의 분류

분류	종류	용기 (기간 45일)	위험 요인
환경부령 유해물질	체온계, 혈압계, 건전지, 형광등 등	전용 수거용기	독성/질식성
폐유기용제	메탄올, 에탄올, 아세톤, 벤젠, 자이렌 등	전용 수거용기	독성/질식성
폐페인트/폐락카	용기내 잔존량이 바닥에서 6 mm 이상인 것	전용 수거용기	독성/질식성
폐유	기름을 5% 이상 함유한 윤활유(발전기, 승강기, 에스컬레이터, 감속기 등에 사용)	전용 철제통	인화성
폐석면	석면이 1% 이상 함유된 설비, 건축자재 등	전용 수거용기	폐암
폐산/폐알칼리	pH 2.0 이하, 12.5 이상인 액체 폐기물	전용 수거용기	독성/질식성
부식성 위탁폐수	위탁처리 대상 현상/정착폐수 및 세관폐수	전용 수거용기	독성/질식성

의료폐기물은 보건의료기관, 동물병원, 시험검사기관 등에서 배출되고, 그 성격에 따라 격리의료폐기물, 위해의료폐기물, 일반의료폐기물로 구분한다. 격리의료폐기물은 의료폐기물 중 전염병으로 격리된 사람에 대한 의료행위에서 발생한 일체의 폐기물을 말한다. 위해의료폐기물은 인체 또는 동물의 조직, 장기, 기관, 신체의 일부, 동물의 사체, 혈액, 고름 및 혈액생성물(혈청, 혈장, 혈액제제) 등의 조직물류폐기물, 병리계폐기물(시험, 검사 등에 사용된 배양액, 배양용기, 보관균주, 폐시험관, 슬라이드, 커버글라스, 폐배지, 폐장갑 등), 손상성폐기물(주사바늘, 봉합바늘, 수술용 칼날, 한방침, 치과용침, 파손된 유리재질의 시험기구, 가위 등), 혈액오염폐기물(폐백신, 폐항암제,

폐화학치료제 등의 생물화학폐기물; 폐혈액백, 혈액투석 시 사용된 폐기물, 그 외 혈액 유출폐기물)로 세분하여 관리한다. 일반의료폐기물은 의료폐기물 중 혈액, 체액, 분비물, 배설물이 함유되어 있는 탈지면, 거즈, 일회용기저귀, 생리대, 일회용주사기, 수액세트를 말한다. 의료폐기물이 아닌 폐기물과 의료폐기물이 섞이거나 접촉한 경우는 혼합의료폐기물로 구분한다. 준의료폐기물은 폐의약품과 병동, 외래, 검사실의 일반쓰레기통의 폐기물로서 다른 법령에서 별도로 기준을 정한 폐기물을 제외한 모든 폐기물을 말한다.

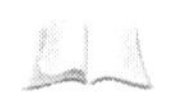

표 9-9 | 의료폐기물 종류

분류	종류	용기	보관기간
격리의료폐기물	전염병으로 격리된 사람에 대한 의료행위에서 발생한 일체의 폐기물	합성수지	4일
위해의료폐기물	조직물류: 인체 또는 동물의 조직, 장기, 기관, 신체의 일부, 동물의 사체, 혈액, 고름 및 혈청, 혈장, 혈액제제	합성수지	10일 치아30일
	병리계: 시험, 검사 등에 사용된 배양액, 배양용기, 보관균주, 시험관, 슬라이드, 커버글라스, 배지, 장갑	합성수지/골판지	10일
	손상성: 주사바늘, 봉합바늘, 수술용 칼날, 한방침, 치과용침, 파손된 유리재질의 시험기구	합성수지	20일
	생물화학: 백신, 항암제, 화학치료제	골판지	10일
	혈액오염: 혈액백, 혈액투석 시 사용된 폐기물, 혈액이 유출될 정도로 포함되어 있는 폐기물	골판지	10일
일반의료폐기물	일반의료: 혈액, 체액, 분비물, 배설물이 포함된 탈지면, 붕대, 거즈, 일회용기저귀, 생리대, 일회용주사기, 수액세트	골판지	10일
	혼합의료: 의료폐기물과 혼합 되거나 접촉된 비의료폐기물과 원자력법에 의한 방사성폐기물 중 자체처분 심사를 통과한 폐기물	골판지	10일
	준의료: 의약품과 병동, 외래, 검사실의 일반쓰레기통에서 발생된 폐기물로서 다른 법령에서 별도로 폐기 기준을 정한 폐기물을 제외한 모든 폐기물	골판지	10일

폐기물은 우리 사회에 미치는 영향이 크기 때문에 발생을 최대한 억제하고, 발생한 폐기물을 재활용함으로써 폐기물의 배출을 최소화하여야 하고, 사전에 적절한 조치를 하여야 한다. 폐기물을 다루는 부서와 직원들은 정기적인 교육과 개선활동을 통하여 처리과정에서 양과 유해성을 줄이도록 하고 적합하게 처리되도록 하여야 한다. 또한, 폐기물 발생이 많은 의료기기, 의료비품의 수입은 되도록 줄이도록 하고, 가능하다면 소각, 매립 등의 처분보다는 우선적으로 재활용함으로써 자원생산성의 향상에 이바지하도록 하여야 한다.

CHAPTER 10

병원 정보화

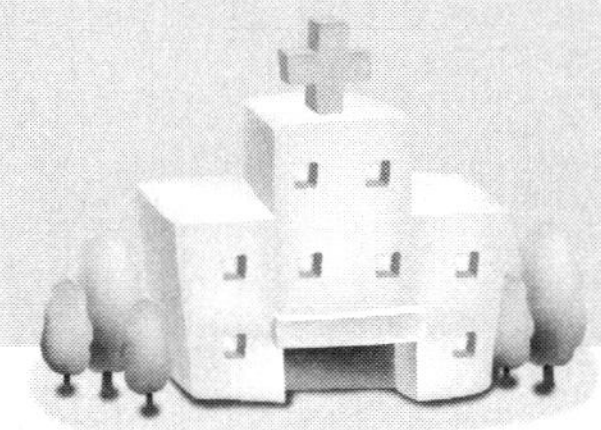

1. 병원정보화의 개념

1.1 병원정보의 개념

정보통신기술(ICT: Information Communication Technology)과 컴퓨터의 발달은 오늘날 기업이나 조직의 경영환경을 급속히 변화시키고 있다. 데이터 처리의 속도와 양 역시 과거 대비 엄청난 속도로 증가하고 있으며 데이터의 중요성 역시 더욱 높아지고 있다. 병원의 경우에도 과거에 비해 빠르고 효율적인 데이터 처리를 통해 의사결정에 유용한 정보를 제공함으로써 경쟁우위를 강화할 수 있다. 의사결정 상황에서 어떠한 정보자원을 보유하고 있고, 이를 얼마나 즉시에 효과적으로 이용하는냐에 따라 조직의 성과가 달라진다. 오늘날 경영환경에서 정보기술과 정보자원은 매우 중요한 의미를 가진다. 정보의 개념을 이해하기 위해서는 자료(Data), 정보(Information)와 지식(Knowledge)의 본질적인 개념 차이를 이해해야 한다.

자료(Data)란 재료, 개념, 사상, 명령 등을 표현하는 것으로써 사람 또는 기계에 의한 처리에 적합하도록 숫자, 문자, 기호 등을 이용하여 형식화한 것을 의미한다. 즉, 정보를 작성하기 위해 필요한 어떤 사실이나 숫자를 의미한다. 자료를 어떤 방법을 이용하여 처리하여 '인간이 판단하고 의사결정을 내리고 행동을 수행할 때 그 방향을 결정하도록 도와주는 역할을 하는 것'으로 만들어진 것을 정보(Information)

라고 한다. 즉 정보란 의사결정을 하는데 유용하게 활용되는 일련의 처리 또는 가공된 자료(Processed Data), 가치가 증대된(Value-Added) 자료라고 할 수 있다. 자료에 의미가 부여되면 정보가 되고, 정보가 쌓여 효율적으로 활용이 되면 이는 지식(Knowledge)이 된다. 지식은 동종의 정보가 집적되어 어떤 특정의 목적 달성에 유용한 일반화된 정보로 볼 수 있다.

병원정보는 환자의 진료과정에서 수집된 정보를 의미하며 이 자료들로부터 연구 · 분석된 정보들을 포함하여 의료현장에서 생성되는 모든 정보를 말한다. 정보는 의사결정자에게 어떠한 형태로든 도움을 주어야 정보로서의 가치가 있다. 병원에서 사용자에게 가치가 있는 정보는 아래의 내용을 포함하여야 한다.

첫째, 정보 보안성.

환자의 의무기록 및 병력정보의 불법 유출은 개인의 사생활 및 사회생활에 심각한 침해를 초래할 수 있어 이에 대한 병원내부의 기밀유지 혹은 외부유출에 대한 보안이 철저해야 한다.

둘째, 시스템 안정성.

병원정보시스템이 마비되면 정보시스템의 마비 뿐만 아니라 의료시스템 자체에 영향을 줄 수 있기 때문에 시스템의 정지가 절대 발생하지 않도록 시스템의 안정성이 전제되어야 한다.

셋째, 정보의 신속성.

환자등록이나 수납 같은 신속성이 요구되는 온라인 창구업무는 병원에서는 환자의 흐름과 대기시간을 단축시키기 위해서 신속한 정보흐름이 요구된다.

넷째, 정보의 정확성.

정보는 정확해야지 그렇지 못할 경우 이를 사용한 사람에게 큰 피해를 입힐 수 있다. 특히 진료정보 중 검사결과나 처방이 잘못 입력될 경우 환자 생명을 위협할 수도 있다.

다섯째, 유용성 제공.

병원정보는 환자 대기시간 단축을 통해 환자만족에 큰 역할을 수행할 수 있으며, 치유공간의 효율적 활용을 도모하는 등 병원의 경쟁력 제고에 다양하게 기여한다.

1.2 병원정보의 중요성

보건 · 의료 · 복지 분야에서 정보통신기술(ICT)을 이용한 커뮤니케이션 변화에 사회적 관심이 높다. 저출산 · 고령화 시대, 질병구조의 변화, 보험제도의 개혁, 의료기술 · 바이오기술의 고도화, 의료전문직의 다양화, 환경오염 등 셀 수 없을 만큼 보건의료 환경이 급격하게 변화하고 있다. 특히 생명, 건강, 행복, 웰빙(Wellbeing), 삶의 질(Quality of Life) 요소가 중요해지면서 보건 · 의료 · 복지에 대한 사회적 요청도 다양해지고 있으며 다양한 보건의료 정보의 효과적 관리의 필요성도 증가되고 있다. 언제, 어디서나, 누구나 최고의 의료서비스를 제공받을 수 있어야 함에도 불구하고 현실은 그렇지 못하다. 경제적으로 여유가 있다면 추가 비용을 지불하더라도 질 높은 서비스를 제공받고자 하는 환자들의 요구 수준도 더욱 높아지고 있다. 병원입장에서는 환자의 대기시간 단축, 안전관리, 프라이버시에 대한 배려, 공간배치 등을 보건의료 데이터를 활용하여 어떻게 제공해야 할 것인지를 검토하는 것은 매우 중요하다.

질환의 형태가 급성질환에서 만성퇴행성질환으로 변화됨에 따라 환자 스스로 건강관리를 하는 것이 매우 중요해지고 있다. 환자 스스로 건강관리를 하기 위해서는 질환의 예방 및 관리에 대한 보다 정확하고 다양한 정보가 필요하다. 환자들은 이러한 정보를 획득하기 위해 현재 인터넷을 이용하여 병원의 홈페이지에서 제공하는 다양한 의료정보를 습득하고 있다. 또한 환자 스스로 평생 건강관리를 하기 위해서는 병원에서 진단 및 치료받은 정보가 필요한데 이를 위해 스마트카드 등에 병원의 진료정보를 저장하여 활용하고 있다. 이 밖에도 환자들이 의료기관을 선택할 시 병원의 장 · 단점, 그 동안의 치료 성과 등에 대한 정보가 필요한데 현재 미국 등에서는 의료기관의 서비스를 평가하여 인터넷 등에 공개하여 환자들의 병원선택을 도와주고 있다. 이와 같이 환자에게도 병원정보의 활용 필요성이 증가됨에 따라 이제 병원의 정보를 병원입장에서만 바라보지 말고 환자입장도 고려하여 관리할 필요성이 증가되고 있다.

과거 병원정보시스템의 일차적인 목적은 원무과 수납, 처방전달, 의료보험청구 등 단순 업무의 효율화에 있었다. 그러나 IMF사태 및 글로벌 금융위기 등을 겪으며 병원 간 경쟁이 심화되면서 병원정보를 이용하여 부가가치 창출을 위해 노력하고 있다.

첫째는 진료부문이다. 진료에 있어서 가장 중요한 요소는 정확한 진단과 적절한 치료법을 시술하는 것이다. 이를 위해서 환자의 검사결과와 건강행태에 관련된 병원정보를 이용하여 환자의 진단명을 예측하여 의사들이 정확한 진단을 하는데 도움을 주기 위한 다양한 시도가 이루어지고 있다. 의사들이 적절한 치료법을 선택하는데 도움을 주어 효율적인 치료를 지원하는데 병원정보가 활용된다.

둘째는 병원경영부문이다. 병원경영에 있어 가장 중요한 부분은 병원 실정에 맞는 구체적인 병원경영전략을 계획하고 실천하는 것이다. 병원경영전략을 수립하는데 있어서 가장 기본이 되는 것은 현재 병원의 경영상태를 정확히 파악하고 이에 근거하여 합리적인 전략을 설정하여야 한다. 그러나 아직까지 병원의 전략 수립은 정확한 정보에 근거하기 보다는 경영자의 경험과 직관에 근거하는 경우가 많다. 병원의 대형화 및 전문화 그리고 주변 환경의 급변성은 과거 경영자의 개인적인 경험에 의존하는 경영은 한계에 다다랐으며 정확한 병원정보에 근거하는 의사결정이 필요한 시점이다.

2. 병원정보시스템의 발전배경

병원정보시스템(HIS: Hospital Information System)은 각종 병원 진료, 간호, 진료지원 및 경영활동에 유용한 정보를 생성하고 이를 관리하는 시스템이다. 관리를 한다는 의미는 다양한 형태와 종류의 데이터를 조직이나 구성원들이 원하는 정보로 제공할 수 있음을 의미한다. 정보시스템은 데이터를 입력하고 입력받은 데이터를 주어진 절차에 따라 처리하며, 처리결과를 출력하는 입력-처리-출력의 과정을 가진 시스템이다. 정보시스템은 또한 피드백을 필요로 하는데 출력물에 따라 입력에 대한 평가나 수정을 위한 것이다. 정보시스템은 단순히 하나의 객체로 이루어진 것이 아니라 여러 요소들이 조직화되어 시스템을 이루고 있다. 여기에는 하드웨어, 소프트웨어, 데이터베이스, 통신, 사용자, 사용절차 등이 포함된다. 병원에서 정보시스템은 의사결정을 하고 각종 업무활동을 통제하며 문제를 분석하고 서비스를 생산하기 위해 필요한 정보를 산출하는데, 이러한 활동은 입력, 처리, 출력의 과정을 거치게 된다.

병원정보화 또는 의료정보화는 진료정보, 검진데이터, 의료지식을 정보처리기술과 네트워크를 활용하여 저장, 공유, 검색 및 전달함으로써 환자의 진료와 처방에 사용하는 모든 과정을 통해 환자진료의 효율성과 정확성을 높이고, 실수를 최소화하며, 자원 운영을 최적화하고, 경영을 효율화하려는 정보기술 기반의 서비스 혁신 프로세스이다. 의료정보화를 위해 구축하는 병원정보시스템(HIS: Hospital Information System)은 일반 기업들도 활용하는 경영정보시스템(MIS: Management Information System)이나 그룹웨어에 더하여 환자 진료 프로세스를 정보화한 몇 가지 정보화 모듈로 구성되는데, 그 중 핵심적인 것은 처방전달시스템(OCS: Order Communication System), 의료영상저장전송시스템(PACS: Picture Archiving and Communication System), 전자의무기록시스템(EMR: Electronic Medical Record)이다. 이러한 병원정보시스템의 궁극적 목적은 서류가 없고(Paperless), 의무기록지가 없으며(Chartless), 처방전이 없고(Slipless), 필름이 없는(Filmless) 이른바 '4-less' 병원을 만드는 것이다. 이를 통해 환자진료를 위한 제한된 자원의 효율적 사용과 환자서비스의 질적 향상, 연구지원 및 교육지원의 역할을 수행하는 것에 있다.

국내에서 병원정보시스템의 태동은 1977년 의료보험제도의 시행과 직접적인 관계가 있다. 의료보험으로 인한 제삼자의 출현과 진료비 관리 사무의 증대 등으로 원무관련 사무가 증가하여 이를 처리할 수 있는 시스템이 필요해졌다. 정보시스템을 통한 신속한 처리가 요구됨에 따라 환자의 진료 접수와 진료비 수납, 진료비 청

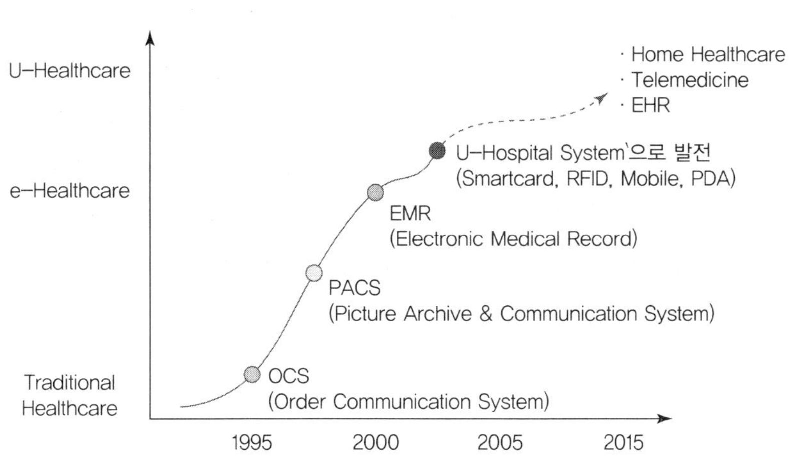

그림 10-1 국내 병원정보화 발전과정

구 및 환자의 기본정보를 관리하는 청구업무를 위주로 하는 병원정보시스템의 도입이 확산되었다. 그러나 주로 보험청구에 국한되어 정보시스템의 제 기능을 충분히 발휘하지 못하여 병원정보시스템의 활용성이 저하되는 결과를 낳았고, 사전에 충분한 계획 없이 산발적으로 전산화를 추진하다 보니 도입된 전산시스템이 병원특성에 잘 부합되지 못한 것도 사실이다. 1989년에 전국민의료보험의 실시로 의료수요의 증가로 병원이 양적, 질적으로 성장을 하게 되자 병원의 정보화도 여러 가지 시행착오를 거치면서 단계적 발전을 하게 되었다.

1990년에 병원정보시스템을 대표한다고 할 수 있는 처방전달시스템 즉 OCS(Order Communication System)가 등장하면서 병원내 각 부문과 임상정보가 유기적으로 통합되어 연동하는 시스템이 구축되기 시작하였다. 즉 진료 외 진료지원과 경영정보시스템이 유기적 연계 속에 통합적인 병원정보시스템으로 발전하게 된 것이다. 1990년대 후반 이후부터는 인터넷이 급속히 보급되면서 전자상거래가 등장하였고, 인터넷상에서 의료정보가 제공되었으며, E-Hospital이라는 용어가 나타나기 시작하였다. 2000년대에 들어서는 방사선 필름 대신 이를 디지털로 변환시켜 방사선 촬영사진을 저장 전송할 수 있는 의료영상저장전송시스템(PACS: Picture Archiving and Communication System)으로 발전하였고, 최근에는 전자의무기록(EMR: Electronic Medical Record)이 개발되었다.

이상과 같은 발전단계를 병원정보시스템 내용별로 구분해 보면 처음에는 단순사무처리단계로서 환자에 대한 진료비 지원과 진료비 수납 및 청구업무로 출발하여 진료업무를 지원하는 단계로 발전하게 되었다가 다시 진료에 직접 관련되는 업무의 단계로 이어졌다. 그 이후에는 병원의 경영기능을 지원하는 의사결정과정이 개발되었고, 병원내 경계가 없는 정보시스템이 구축되기에 이르렀다. 점차 병원들은 진료의 질 확보와 병원이미지 제고 등을 위해 의료정보화에 힘쓰고 있으며, 최근에는 발전된 우리나라의 의료정보화 기술이 해외시장에 수출되기도 하였다. 또한 원격의료(Telemedicine, E-Healthcare, U-Healthcare)와 같은 병원으로부터 탈중앙화 된 의료서비스의 사업 모델들이 고려되면서 디지털병원과 의료정보화에 대한 관심은 더욱 고조되고 있다.

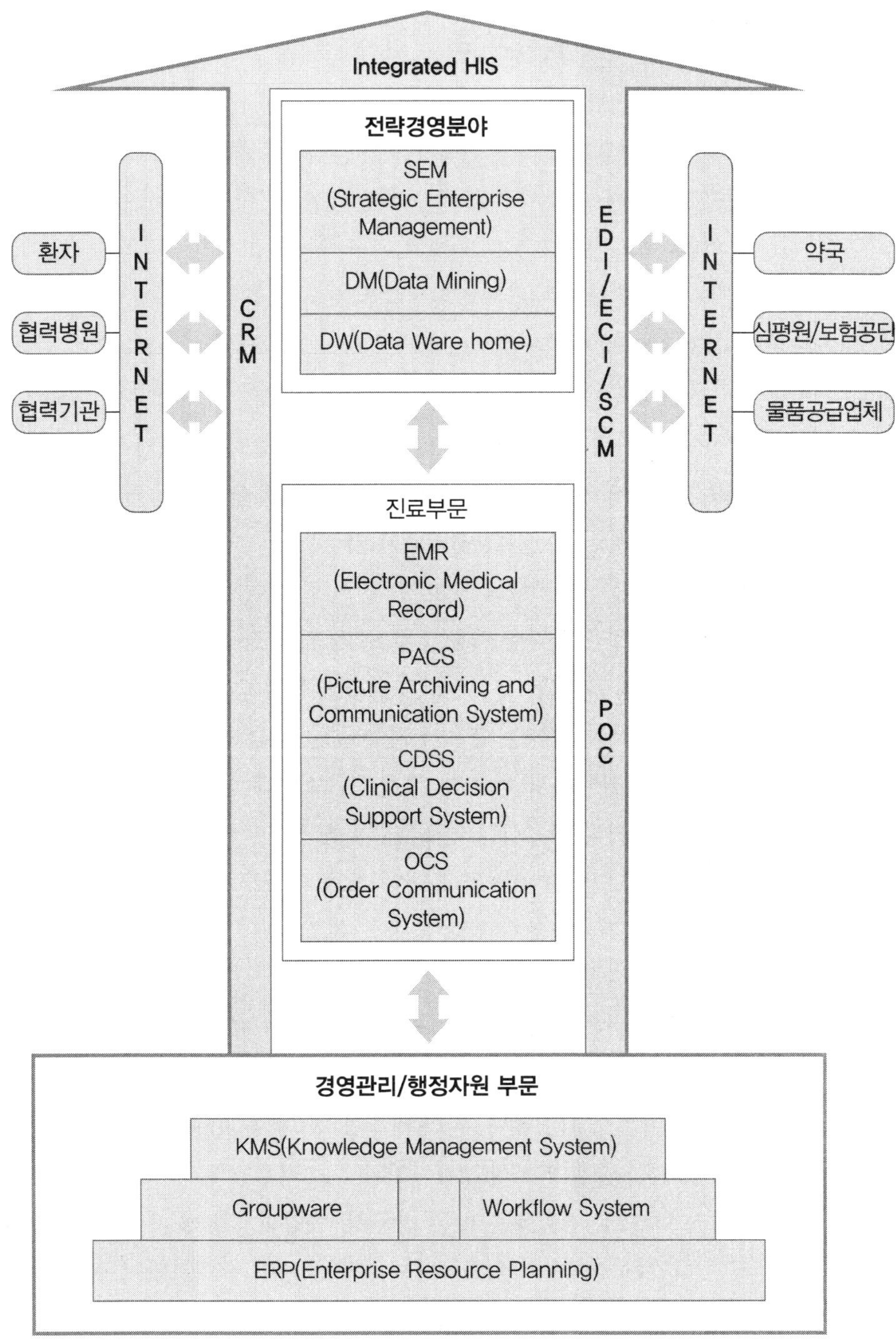

자료: 조현 외, 보건의료정보학, 294p 계축문화사, 2008 (일부 변경)

그림 10-2 병원정보시스템의 구성도

3. 병원정보시스템의 필요성

병원에서 정보시스템을 구축하는 근본적인 목적은 정보를 보다 빠르고 정확하게 제공함으로써 의료서비스 제공의 편의성과 구성원들의 업무수행의 편의성 확보, 경영활동의 지원, 구성원간 그리고 구성원간 고객간 커뮤니케이션 촉진 등을 통하여 경영의 합리화와 효율성 향상을 도모하기 위함이다. 이 외에도 병원의 본질적인 특성으로 인해 병원정보시스템 구축의 필요성이 증가하고 있다.

첫째, 병원은 노동집약산업으로 병원운영비 중 인건비가 차지하는 비중이 40% 이상이다. 따라서 인력을 효과적으로 사용하는 것이 병원경영에 매우 중요한 요인으로 작용하고 있다. 또한 환자의 편안함을 위한 서비스와 질병의 진단을 위한 서비스 외에 행정과 관련된 수작업의 업무부담을 가능한 줄여 인건비의 비용을 절감해야 한다.

둘째, 병원은 다양한 기능이 있고, 그 기능 간 상호연계성이 매우 높은 조직적 특성을 지닌다. 그러다 보니 전문기능 간 정확하고 빠른 의사소통이 이루어지도록 하는 것이 조직의 생산성 향상에 기여할 수 있는 방법이다. 이에 병원정보시스템에 의한 온라인상에서 구성원 간, 부서 간, 기능 간 정보를 원활히 전달할 필요가 있다.

셋째, 환자의 대기시간 단축은 원무행정뿐만 아니라 병원 전체적인 입장에서 매우 중요한 요인이다. 이미 시간은 중요한 자원으로 인식되며 병원을 이용하는 모든 고객들이 대기시간의 문제로 불편을 겪고 있다. 이에 병원정보시스템을 통해 환자의 대기시간 단축을 유도해야 한다.

넷째, 병원은 보유해야 할 관련 자료가 방대할 뿐만 아니라, 법적으로 일정기간 동안 보관하도록 규정하고 있어 환자관련 자료를 관리하고 보관하는데 필요한 인력과 공간의 소요가 많다. 따라서 정보시스템을 이용한 효과적인 자료관리로 자료보존 공간을 줄일 필요성도 제기된다.

마지막으로 병원에는 많은 전문직, 다양한 기능들이 존재하고, 최종 산출물도 각기 다양해 경영자의 입장에서는 한번에 종합적인 판단이 쉽지 않아 이를 체계적이고 통합적으로 관리할 수 있는 전략적 수단이 필요하다.

4. 병원정보시스템의 구성

병원정보시스템은 크게 업무처리시스템(TPS: Transaction Processing System)과 지식관리시스템(KMS: Knowledge Management System)으로 구분할 수 있다. 전자는 전통적인 병원 내의 진료환자 정보의 전달체계로 볼 수 있고, 후자는 산출된 정보를 진료와 경영에 활용할 수 있는 지식을 제공하는 것으로 특징지을 수 있다.

4.1 업무처리시스템

업무처리시스템(TPS: Transaction Processing System)은 조직이 일상적인 업무를 수행하는 업무활동의 결과로 발생하는 데이터를 처리, 저장, 관리하는 정보시스템을 말

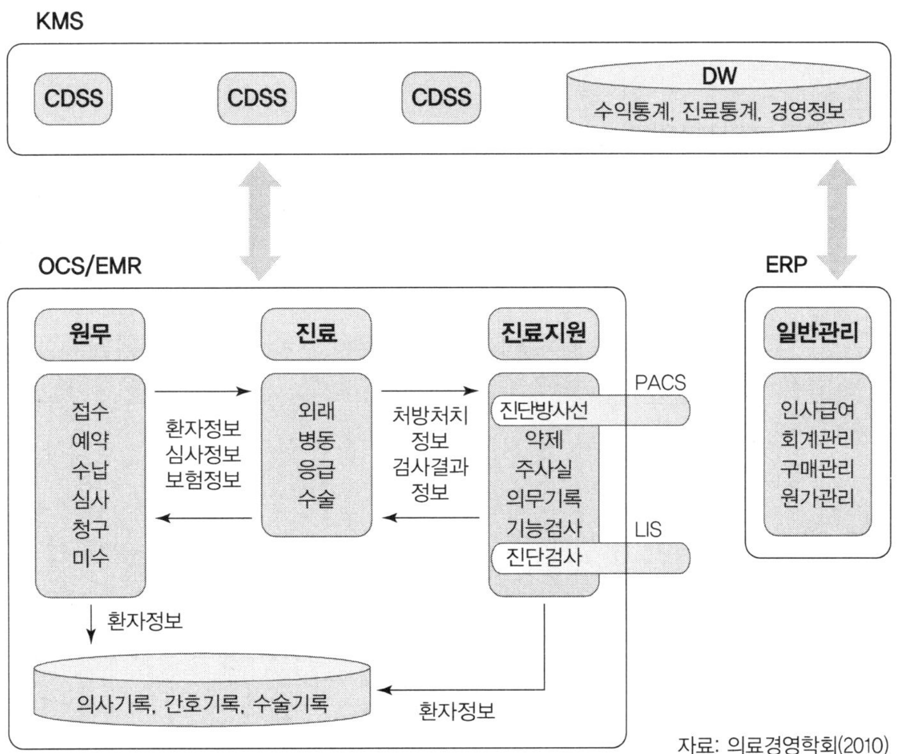

자료: 의료경영학회(2010)

그림 10-3 병원정보시스템 체계도

한다. 이는 가장 기본적인 정보시스템으로 종업원들에게 임금을 준다든지, 진료비 영수증을 발행한다든지, 물품청구서를 발행하는 등의 활동을 처리하는 시스템이라고 할 수 있다. 이 시스템은 업무처리과정의 효율성 향상이 주목적이 된다.

업무처리시스템은 자료의 양이 다양하고 많으며, 병원에서는 환자 진료 및 원무 행정관리가 중심이 된다. 원무관리시스템은 진료의 예약, 접수, 수납을 기본으로 보험청구 등과 같은 기능도 포함된다. 진료시스템은 환자에 관한 진료처방, 경과조회, 간호관리, 간호행정 등을 포함한다. 진료지원시스템은 진료를 위한 검사나 의무기록, 약국 등의 업무를 지원한다. 일반관리시스템은 물품의 구매 · 재고 · 인사 · 회계 · 자산관리 등을 담당한다. 현재 병원에서 사용 중인 처방전달시스템(OCS: Order Communication System), 임상병리정보시스템(LIS: Lab Information System), 간호정보시스템(NIS: Nursing Information System), 전자의무기록(EMR: Electronic Medical Record), 의료영상저장전송시스템(PACS: Picture Archiving and Communication System), 회계관리시스템(AIS: Accounting Information System), 전사적 자원관리(ERP: Enterprise Resource Planning) 등이 이에 속한다고 할 수 있다.

4.2 지식관리시스템

지식관리란 '조직적 차원에서의 지식은 물론 개개인의 지식을 체계적으로 발굴하여 조직내부에 축적 · 공유하고, 이 지식을 조직의 경쟁력 제고를 위해 활용하는 전략적 경영관리'를 의미한다. KMS는 업무처리시스템과는 달리 컴퓨터에 저장된 분산되어 있는 지식을 효과적으로 저장 · 관리 · 활용하는 관리자의 의사결정지원시스템(DSS: Decision Support System)이다. KMS의 사용자들은 주로 관리자나 의사결정자들인데 이들이 단순히 데이터나 정보를 입력, 조회 또는 출력하는 소극적인 역할뿐 아니라 자신의 지식을 바탕으로 지속적인 업무지식을 창출하고, 전사적인 지식경영의 비전과 전략수립 등에서 보다 적극적인 역할을 수행하여야 지식경영의 목적을 달성할 수 있다. 병원조직은 다양한 전문직이 종사하는 기관이므로 이들의 지식을 관리하고 함께 공유할 수 있도록 하는 KMS의 조직적 관리가 더욱 필요하다.

병원에서의 지식관리시스템(KMS: Knowledge Management System)은 병원의 경영활동, 사업계획, 재무계획 및 통계와 같은 관리적 의사결정과 임상적 의사결정에 필요한 정보를 제공하는 시스템으로서, 경영자 정보시스템(EIS: Executive Information

System), 데이터웨어하우스(DW: Data Warehouse), 원가관리시스템(ABCS: Activity-Based Costing System), 임상의사결정지원시스템(CDSS: Clinical Decision Support System) 등을 통합적으로 사용한다.

5. 병원정보시스템의 주요 구성 내용

병원정보시스템을 대표하는 하는 것으로 처방전달시스템(OCS: Order Communication System), 의료영상저장전송시스템(PACS: Picture Archiving and Communication System), 전자의무기록시스템(EMR: Electronic Medical Record) 및 원격의료(Telemedicine, E-Healthcare, U-Healthcare) 등이 있다.

5.1 처방전달시스템(OCS: order communication system)

OCS는 각종 의학정보 및 환자들의 진료자료를 보관한 데이터베이스와 환자를 진단한 처방내역을 통신망을 통해 각 해당 진료부서로 전달해 주는 시스템이다. 처방을 컴퓨터 네트워크로 전달함으로써 수작업에 비해 처리시간과 인력을 절감할 수 있다. OCS의 특징은 의사가 처방을 컴퓨터에 입력하고 그 내용이 네트워크를 통해 각

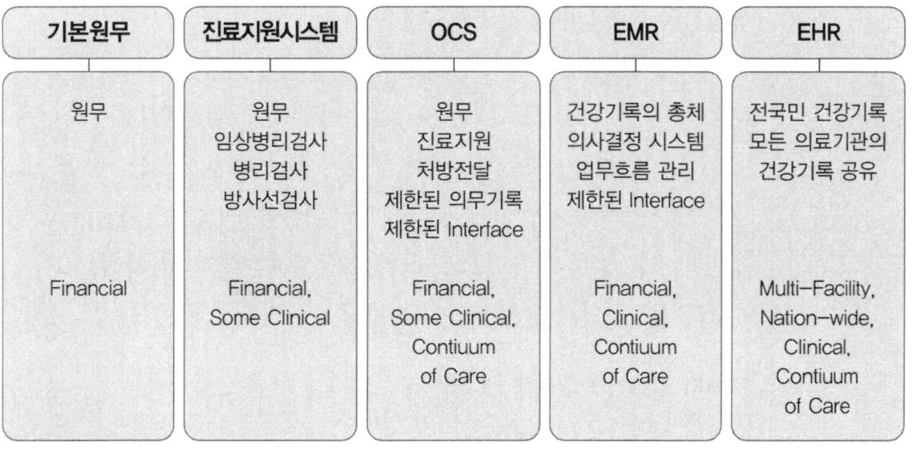

그림 10-4 국내 병원 정보기술 활용

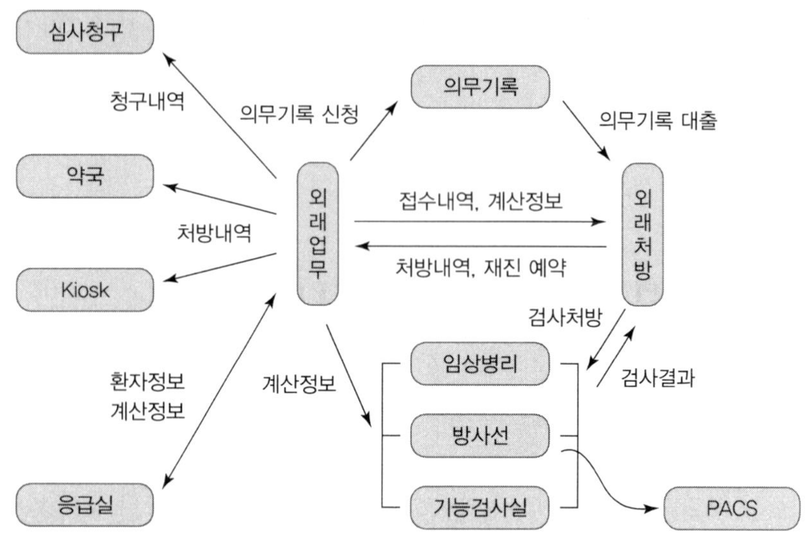

자료: 대한의료정보학회, 보건의료정보학, 현문사 2012(일부변경)

그림 10-5 외래 OCS 흐름도

진료지원부서로 전송된다는 점이다. 또 지원부서가 의사처방에 따라 방사선 및 각종 검사 등을 완료하면 그 결과를 바로 의사가 확인하여 외래 및 입원진료를 지시할 수 있으며 차후 처방에 이를 참고하여 진료의 질을 높일 수 있다. OCS는 의사, 간호사, 진료지원부서 간의 정확하고 신속한 의사전달이 기본 기능이다. 따라서 업무단계별로 업무처리 절차의 진행 상태결과를 즉시 확인할 수 있고, 원무시스템과도 연계되어 회계처리가 가능해야 한다.

OCS는 환자의 입원 여부에 따라 외래 OCS와 병동 OCS로 구분되며 업무에 따라 진료(의사, 간호사), 진료지원(약국, 진단방사선과, 임상병리검사 등), 원무행정(원무과) 등 세부적인 기능으로 구분된다. 외래 OCS와 병동 OCS는 자료의 흐름을 전산화하는데는 차이가 없지만 운영성격이 다르다. 병동 OCS는 처방이 집중적으로 몰리는 시간이 거의 없이 지속적으로 처방이 발생하는데 비해 외래 OCS는 낮에만 처방이 발생하며 시간단위별 처방량이 높게 나타난다.

① 환자 입원여부에 따른 OCS

외래 OCS는 환자가 병원에 찾아와서 진찰을 받고 귀가하기까지의 전 과정을 전산화한 것으로 이를 통해 진료예약제가 가능해져 진료 대기시간이 단축된다. 처방전

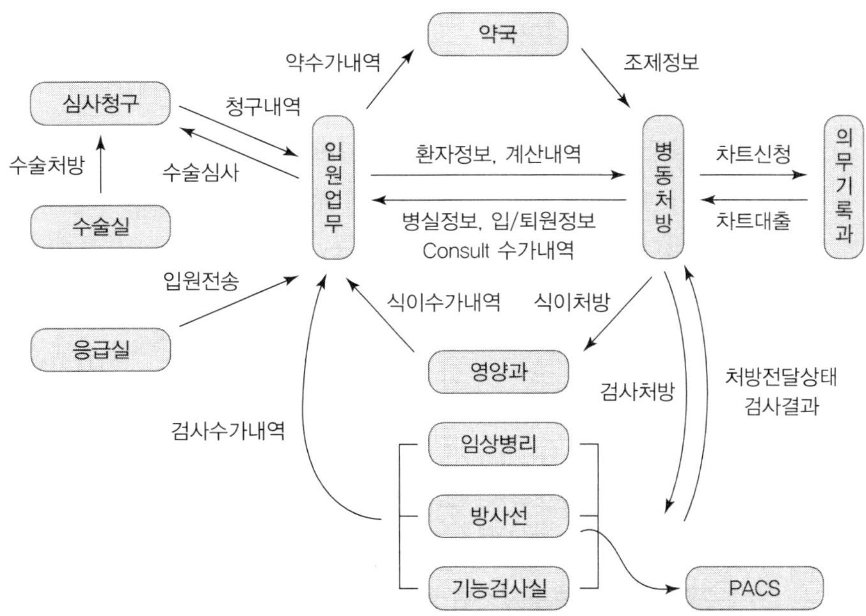

자료: 대한의료정보학회, 보건의료정보학, 현문사 2012(일부변경)

그림 10-6 입원 OCS 흐름도

달 과정이 자동화되어 있어 약을 타거나 각종 검사를 받기 위해 소요되는 시간 등도 단축될 수 있다. 외래 OCS가 진행되는 과정을 보면 다음과 같다. 환자가 병원을 방문하면 인사사항 등록, 검색, 진료과 선택 등을 위해 원무과에서 접수를 하고 접수된 환자정보는 의무기록과에 전달되어 기존 의무기록차트가 외래진찰실로 전달된다. 진찰실에서는 처방의가 전산(개인용 컴퓨터)을 통해 각종 처방을 발생시킨다. 처방정보는 원무과로 전송되어 진료 후 환자는 원무과에서 진료비계산을 선수납으로 처리하게 된다. 처방종류에 따라 약국, 채혈실, 영상의학과 촬영실, 각종 기능 검사실로 환자가 이동하여 조제된 약 혹은 원외처방전을 받거나 채혈을 하거나 촬영 또는 해당검사를 시행한 후 집으로 귀가한다. 외래 OCS의 경우 많은 환자를 한정된 시간 안에 진료해야 하기 때문에 처리속도가 빨라야 하며, 간편하게 될 수 있어야 한다.

병동 OCS는 환자가 입원한 경우 병동에서 환자가 있는 동안 처방과 관련된 모든 행위를 전산화하는 것으로 외래 OCS와 다른 점은 진료행위를 한 후 원무수납이 이뤄지는 후수납과 식사처방이 발생한다는 점이다. 또 24시간 가동되고 백업(Back

Up)이 원활해야 한다.

② 업무에 따른 OCS

원무행정업무는 환자에 관계되는 일체의 병원업무로 그 범위는 일반적으로 사무, 인사, 구매, 재무 그리고 시설관리를 제외한 환자에 관계되는 일체의 병원사무업무를 말한다. 환자가 찾아온 경로에 따라 외래업무와 입원업무로 구분하고, 업무로는 환자등록관리, 진료비계산 및 수납, 보험청구 등으로 구분된다.

진료지원업무는 의료진의 처방에 의해 수행되는 각종 검사, 조제, 급식, 물품공급, 의무기록관리 등의 업무를 포함하고 있으므로 약국, 진단검사의학과, 영상의학과, 각종 검사실, 영양과, 의무기록과, 중앙공급실 등의 관리를 포함한다. 그리고 각종 병리검사를 관리하는 임상병리(진단검사의학)시스템, 방사선(영상의학)정보시스템, 영상정보관리시스템, 전자의무기록시스템과 연결되어 있다.

병원의 관리행정시스템 또는 사무자동화는 처방전달시스템과 연계하여 병원의 인사, 급여, 물품관리, 원가분석 및 경영지원에 이르기까지 일반적인 사무업무를 전산화하는 것이다. 병원의 행정부서나 의무기록실, 진료지원부서, 병동, 약국 등 여러 부서에서 통계작성이나 단순 서류작성 등으로 많은 시간을 할애하고 있다. 그러므로 사무자동화의 도입은 병원의 관리행정업무에 종사하는 일선 직원과 관리자의 업무효율을 높여 생산성 향상을 도모하고 내부의 관리에 필요한 원가를 절감하여 병원업무의 효율화를 기할 수 있다.

③ OCS의 기대효과

병원은 OCS를 통하여 환자서비스와 진료생산성을 향상시키고, 관리비용을 절감함으로써 경영효율화를 달성할 수 있다. 요약하면 아래와 같다.

- 환자서비스 개선
  - 외래접수, 수납, 진료, 검사, 투약 등의 대기시간 단축
  - 간호사 사무업무의 감소로 인한 재원환자의 간호서비스 개선
  - 진료정보의 활용 및 정확한 전달체계를 통한 진료의 질적 향상
  - 효율적인 진료로 환자부담비용 절감

- 진료생산성 향상
  - 진료정보의 활용 및 정확한 처방전달체계를 통한 진료의 질적 향상

- 외래 대기시간 단축을 통한 외래환자 증가
- 재원일수단축으로 병상 회전율 증가
- 지역의료서비스를 통한 의뢰환자 증가

- 관리비용의 절감
  - 처방의 누락을 최소화
  - 의료물품의 철저한 관리를 통한 손실 최소화

- 경영 효율화
  - 전산을 통한 인원증가 요인 억제
  - 효율적 재료관리를 통한 재고량 감소
  - 각종 경영지원통계를 통한 재무구조 개선

5.2 의료영상저장 전송시스템

의료영상저장 전송시스템(PACS: Picture Archiving and Communication System)는 의료영상을 디지털 형태로 획득·저장하고 네트워크를 통해 전송하여 언제 어디서든지 손쉽게 조회할 수 있게 하는 디지털 영상저장전송 시스템이다. 종래 촬영된 필름을 사람이 가지고 이동해서 진단하고 판독하던 것에서 벗어나, 각종 영상 촬영 장치로 촬영한 영상들을 디지털화시켜 하드디스크와 같은 저장 매체에 저장한 뒤 네트워크를 통해 전송해서 진료실이나 병동 등의 단말기가 있는 곳이면 어디에서든 실시간으로 환자의 영상을 조회할 수 있게 해준다. 여기에 연결할 수 있는 의료기기는 기본적으로 방사선 및 의료영상 장비들인데, 컴퓨터단층촬영장치(CT), 자기공명영상촬영장치(MRI), 투시촬영장치, 혈관 조영장치, 유방암검진기 등 핵의학 영상장비들이 대표적이며, 초음파, 내시경, 현미경 등의 이미지도 연동이 가능하다.

이들 의료영상 장비가 PACS와 연동하기 위해서는 먼저 영상의 디지털화가 필요하다. 이를 구현하기 위해서는 우선적으로 영상 표시 및 처리, 정보 통신 및 네트워킹, 데이터베이스, 정보관리, 사용자 인터페이스, 정보 저장관리 등의 기술들을 통합해야 한다. 이 시스템의 도입을 통해 방사선과에서는 필름 비용, 인건비, 필름관리 비용을 절감할 수 있고, 미 판독 이미지의 감소, 특수검사 판독 지연 감소, 관리업무 축소, 반복검사 감소 등의 효과를 볼 수 있다. 또 임상의사는 즉각적인 이미지 확보, 이미지의 동시 활용, 임상정보의 축적, 불필요한 외래 및 수술 환자의 감소, 판독의사와의 원활한 의사소통 등의 효과를 얻을 수 있다.

① PACS의 구성요소

PACS는 영상획득부, 영상저장부, 영상조회부, 네트워크 등 크게 4가지로 구성된다.

- 영상획득부(Image Acquisition)

영상획득부는 CT, MRI, 초음파, 핵의학, 내시경, 조직병리 등의 검사결과를 디지털 상태로 받아 중앙의 저장용 컴퓨터로 보내주는 부문이다. CT, MRI, 핵의학 검사 등은 모두 장비자체에서 의료영상저장장치(DICOM: Digital Imaging and Communication in Medicine) 표준방식을 따르는 디지털형태로 영상을 내주고 있다. 이들 영상은 별다른 인터페이스 장비 없이 직접 중앙의 컴퓨터에 저장이 가능하다.

- 영상저장 및 데이터베이스(Imaging Storage and Database)

영상저장 및 데이터베이스는 기존의 필름보관실의 기능을 컴퓨터상에서 자동적으로 처리하는 부분이다. 영상저장부는 획득된 영상을 장기간 저장하며 사용자의 요청시 이를 신속하게 전송함으로써 영상을 조회할 수 있도록 수행한다. 영상획득부로부터 입력된 의료영상들을 디지털로 받아 저장하고 데이터베이스를 이용하여 관리하는 부분이다.

- 영상조회부(Image Display)

영상조회부(viewer)는 종래의 필름 대신에 영상들을 영상정보시스템 조회용 컴퓨터 모니터를 통하여 조회할 수 있게 하는 부분을 말한다. 영상조회부는 의사들이 영상을 조회하여 진료하는데 필요한 여러 기능들을 지원한다.

- 네트워크와 통신(Networking and Communication)

대량의 영상데이터를 신속히 전송해야 하는 영상정보시스템에서 통신망의 성능은 매우 중요하다. CR영상(8MB)은 2~3초 내에 조회되어야 하므로 최대 전송속도가 6~8 Mbyte/sec 정도를 낼 수 있어야 한다. 의료영상들은 의료장비에 따라 보통 200Kbyte에서 16Mbyte 이상까지 파일 크기가 크므로 빠른 통신망을 사용하여야 한다.

② PACS 도입 시 기대효과

- 촬영 영상들을 필름 현상과 관계없이 컴퓨터와 네트워크로 전송함에 따라, 병원 내의 어느 PACS 워크스테이션에서나 조회가 가능
- 방사선과의 영상관리와 임상진료의 지원을 효율적으로 관리함으로써 평균 재원 기간을 단축시키는데 일조할 수 있음
- 영상을 광디스크 등의 저장매체를 이용하여 보관하게 되므로 필름보관실 공간을 축소할 수 있고, 비용지출이 대폭적으로 감소함
- 필름보관 및 관리를 위한 인건비, 소모품, 운영비용 및 시간 등을 절약할 수 있고, 필름분실로 인한 재촬영건수를 감소시킬 수 있음
- 진단의 질적 향상 추구 및 진료시간 단축
- 기다리는 환자들의 대기시간을 줄일 수 있음
- 의료분쟁이 야기될 경우 이에 대비할 수 있는 자료보관이 용이하여 필름분실을 방지함

5.3 전자의무기록시스템

전자의무기록(EMR: Electronic Medical Record)은 종이매체에 기록하던 모든 의료기록을 디지털화한 것으로 진단, 치료, 수술, 검사 등 환자에 대한 진료행위 과정에서 발생한 모든 기록을 디지털화하여 입력, 정리, 보관하는 시스템을 통칭한다. EMR에는 환자의 기초정보부터 병력사항, 약물반응, 건강상태, 진찰 및 입 퇴원 기록, 방사선 영상 판독결과, 간호기록, 기타 보조연구결과까지 환자의 진료와 관련된 모든 내용이 수록되며, 이를 위해 처방전달시스템인 OCS와 영상저장전달시스템인 PACS의 내용까지 반영한다.

전자의무기록이 필요한 이유로는 진료정보를 종이에 저장하기보다는 컴퓨터에 저장하는 것이 보다 경제성이 있으며, 의료사고가 증가함에 따라 의무기록의 법적인 가치의 증가로 임상적인 치료의 내용이 체계적으로 관리되어 진료기록의 누락을 방지할 필요성이 증가되었다. 또한 사람들은 컴퓨터가 일상 생활화되어 사용자들의 컴퓨터에 대한 거부감이 완화되었다. 노인들은 주로 만성질환문제를 가지면서 유병율이 높음에 따라 병원을 많이 이용하게 되므로 의무기록이 두꺼워지게 된다. 이러한 노인환자들이 응급환자가 되는 경우 진료정보의 신속한 전달이 필요하

제1단계
Automated Medical Record
(환자등록, 보험청구 등
사무자동화)
제3단계
Electronic Medical Record
(병원내 의무기록의 공동활용을
위한 전사의무기록)
제5단계
Electronic Health Record
(모든 건강정보가 포함된
전사건강기록)
제2단계
Computerized Medical Record
(의무기록을 디지털화하여
병원내 전자보관)
제4단계
Computer-based Patient Record
(의료기관간 정보공동활용을 위한
전자의무기록체계)

그림 10-7 ERM의 발전단계

나 기존의 의무기록방식으로는 이를 실현하기가 용이하지 않으므로 전산화된 의무기록을 활용하는 응급의료정보체계의 필요성이 높아졌다. 다양한 의학연구를 신속 정확하게 하기 위해서는 전산을 이용하여 체계적으로 전료정보를 관리할 필요성이 증대되고 있다.

미국의 MRI(Medical Record Institute)에서는 전자의무기록의 개발과정을 5가지 단계로 구분하여 제시하고 있다. 일반적으로 전자의무기록의 정착 시기를 2005년부터 2025년까지로 보고 있다. EMR 발전단계를 간략히 살펴보면 다음과 같다.

① 자동화된 의무기록(제1단계 : Automated Medical Record)

보험청구, 원무관리 등의 업무를 부분적으로 전산화하는 단계이다. 그리고 방사선과, 진단검사의학과, 약국 등의 개별 전산화시스템을 말하며 이 경우 의무기록정보가 부분적으로 전산화되어 개별적으로 저장된다.

② 전산화된 의무기록(제2단계 : Computerized Medical record)

종이를 이용한 의무기록에서 가장 먼저 발생하게 되는 보관상의 공간부족 문제를 해결하기 위하여 단순한 의무기록을 이미지화하여 컴퓨터에 보관하는 단계이다. 서명을 포함한 의무기록지의 정보는 그대로 유지하게 되므로 일명 문서영상시스템이라고도 한다.

③ 전자의무기록(제3단계 : Electronic Medical Record)

2단계의 수준을 더욱 향상시킨 단계로서 처음부터 의무기록을 전산화할 계획으로 병원정보시스템을 구축하여 네트워크환경에서 의무기록정보를 검색할 수 있도록 구현한 시스템이다. 이 단계부터 보안시스템의 중요성이 더욱 커진다.

④ 전자환자기록(제4단계 : Computer-Based Patient Record / Electronic Patient Record)

기존의 의무기록보다 넓은 범위의 환자관련 의료정보를 포함하게 되며 이때는 정보의 호환이 가능하도록 전 국가적 또는 국제적으로 자료의 표준화가 요구된다. 따라서 이단계는 원격자료 및 국제적 연구가 활성화될 수 있으며 환자 진료시 다른 나라에서나 한 국가 내의 다른 의료기관의 환자 정보까지도 활용할 수 있게 된다.

⑤ 전자건강기록(제5단계 : Electronic Health Record)

단순히 환자의 의료적인 내용 뿐만 아니라 민간의료, 한의학, 흡연, 운동, 식이습관 등 한사람의 건강문제에 대한 모든 정보를 포함하게 된다. 따라서 건강관련 정보를 필요시 전산에서 검색할 수 있게 된다.

EMR의 기대효과로는 다양한 가치와 효용성이 있긴 하지만 환자 대기시간 감소, 의료기관의 수기작업 최소화 및 문서관리 비용 절감, 정보저장의 편의성, 환자기록에 대한 의료인의 접근용이성, 정보의 다양한 활용 등이 대표적인 효과라 할 수 있다. 환자들의 다양한 사례에 대한 서비스 제공자의 정보접근을 통해 다면적인 분석이 가능하며 이를 통해 의료서비스의 질을 높일 수 있다. 또한 거대 자료를 다각적으로 취합하여 의학연구 자료로 활용할 수도 있고, 환자 특성별로 분류하여 의료서비스의 안전성과 효율성을 극대화하고 의료기관 경영 자료로도 활용가능하다. 또한 의료진간 진료기록 공유로 의료의 협진체계가 용이하다.

5.4 기타 병원정보시스템

이 외에도 고객가치 향상, 의사결정 지원 및 경영 효율화를 위하여 EIS(Executive Information System), ERP(Enterprise Resources Planning) 및 CRM(Customer Relationship Management) 등이 있다. EIS, ERP, CRM에 대해서 간략하게 살펴보면 다음과 같다.

① EIS(중역정보시스템, executive information system)

EIS는 경영자정보시스템, 관리자정보시스템, 임원정보시스템 등으로 불리는 것으로, 최고경영자나 임원 혹은 관리자가 전략적 의사결정을 내리는 데 도움이 되고 전체 사업과 각 기능부서의 활동을 감독하는데 필요한 정보를 모두 다루는 시스템이다. 즉 기업(병원) 내 · 외부의 정보를 통합 분석해 경영진에게 적시에 제공함으로써 경영 전반의 의사결정 속도와 정확성을 높이고 상하 조직원 간의 정보전달을 용이하게 해 대응능력을 향상시키기 위한 것이다. 상급 경영 관리직에 있는 사람들의 정보욕구를 충족시켜 주기 위한 컴퓨터 기반의 정보시스템으로, 적절한 정보에 신속한 접근과 경영보고에 직접 접근하게 해주며, 그래픽 지원과 예외 사항 보고 및 전체 현황에서 필요시 상세정보를 파악할 수 있게 하는 기능을 갖추고 있다.

② ERP(전사적 자원관리, Enterprise Resources Planning)

경영의 각 분야별로 자원을 효율적으로 관리하려는 노력은 누구나 하고 있다. 즉 재무팀에서는 자금의 관리, 인사팀에서는 인적자원의 관리, 구매팀에서는 재고의 관리에 최선을 다할 것이다. 그러나 이를 병원 전체적 측면에서 효율적으로 관리하기에는 어려웠는데 정보공유와 분석을 기초로 유기적으로 모든 자원을 최적의 상태로 연결하여 활용하는 시스템이 전사적 자원관리라고 볼 수 있다.

③ CRM(고객관계관리, Customer Relationship Management)

CRM은 고객과 잠재 고객에 대한 정보 자료를 정리, 분석해 마케팅 정보로 변환함으로써 고객의 구매 관련 행동을 파악하여 마케팅 프로그램을 개발, 적용시키기 위한 고객 중심의 관리적 경영기법을 의미한다. 다시 말해 병원들이 고객들의 성향과 욕구를 미리 파악해 이를 충족시켜 주고 병원들이 목표로 하는 수익이나 광고효과 등 원하는 바를 얻어내는 기법을 말한다. CRM은 단순히 서비스를 판매하기보다는 고객과의 관계 형성 및 발전, 개별고객의 니즈 파악 등에 주안점을 둔다. 이런 고객 성향이나 취향을 먼저 파악한 뒤 이를 토대로 고객이 원하는 서비스 상품을 만들고 마케팅전략을 개발한다. 신규고객 창출보다는 기존고객의 관리에 초점을 맞추고 있다는 것도 CRM의 특징이다. 기존고객을 잘 관리해 고객들의 욕구를 수용하고 이들로부터 병원이 원하는 수익 등을 얻는 것이다. 또한 오프라인 상의 CRM을 넘어 온라인상에서의 고객행동과 고객성향 등을 분석해 고객만족을 극대화하는 eCRM(Electronic CRM) 역시 중요하게 인식되고 있다. 통상 CRM은 고객들의 행동패턴, 소비패턴 등을 통해 고객들이 원하는 것을 알아내야 하는 경우가 많아 고도의 정보분석 기술을 필요로 한다.

6. U-헬스케어

정보통신기술과 컴퓨터의 진화가 결국 유비쿼터스(Ubiquitous)화 되어 언제, 어디서나 정보에 대한 접속과 활용이 가능하게 되었다. 이를 건강관리(Healthcare)에 활용하는 것이 U-헬스케어로 볼 수 있다. 전통적인 의료 행위는 병원에서 의사가 환자를 진료하는 것인데 비해, 발달된 정보통신기술의 활용으로 장소에 구애받지 않고 진단, 치료, 관리, 예방 등을 할 수 있는 것이 U-헬스케어 서비스의 기본 개념이다. 즉, 기존 의료서비스가 시 · 공간적으로 확대되고 서비스도 질병 치료중심에서 건

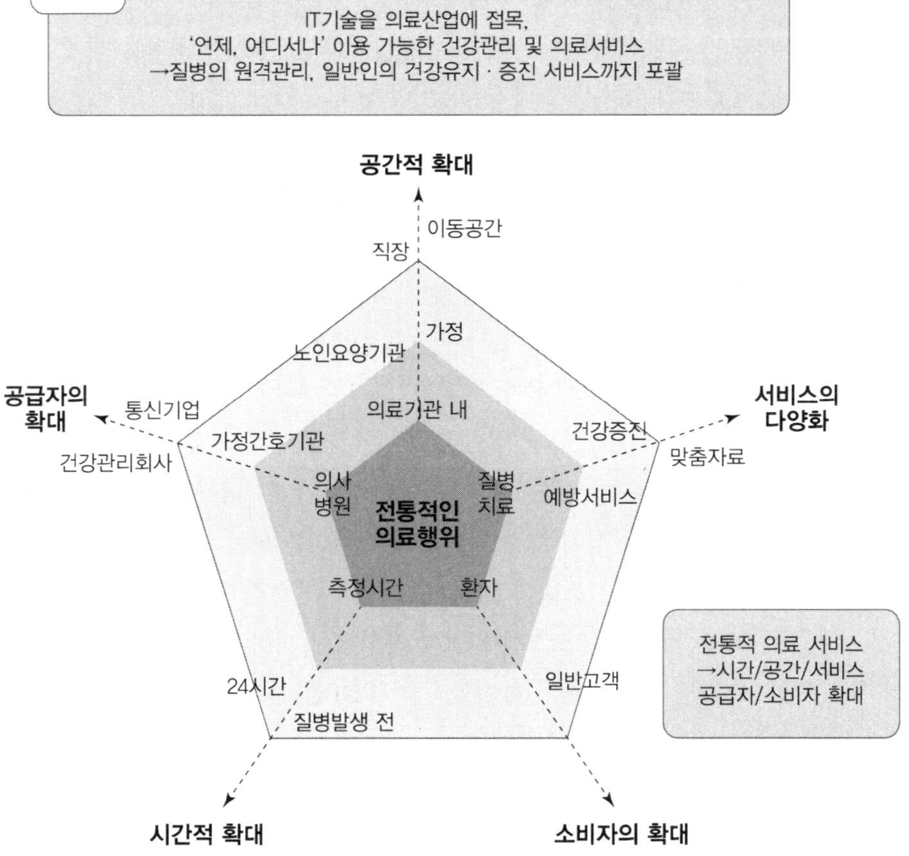

자료: 김석화(산업융합 옴브즈만 포럼 발표자료 2012) 일부 수정

그림 10-8 U-헬스케어 서비스의 기본 개념

강증진, 예방 및 맞춤치료까지 확장된다. 또한 수급 차원에서 살펴볼 때, 서비스 공급자가 의사와 병원뿐만 아니라 건강관리회사나 통신기업으로 확대되고, 수요자도 일반 환자와 더불어 비환자도 함께 포괄하게 된다. 이러한 측면에서 볼 때, U-헬스케어 산업은 U-헬스케어 서비스를 중심으로 서비스가 가능하도록 하는 각종 기기나 콘텐츠를 포함하는 산업으로, 기존 의료산업과 건강관리 산업에 IT가 융합된 새로운 융합산업으로 간주할 수 있다.

이러한 IT기술과 의료의 융합은 시간과 공간에 구애받지 않고 언제 어디서나 건강을 관리하고 증진시키며 질병을 예방하고 관리하는 U-헬스케어, 병원 내 장비를 디지털화하고 이를 하나의 통합된 프로그램으로 제어, 네트워크화하여 진료 효율을 높이고 최상의 의료서비스를 제공하는 디지털병원, IT 기술을 의료기기에 접목하여 효율을 높이고 새로운 형태의 진단 및 치료를 가능하게 하는 IT융복합 진단 치료 시스템, 대규모로 축적되는 의료정보의 효율적 활용을 추구하는 Health 2.0 등 혁신적인 의료 IT 융합기술들이 발전하고 있다.

가치사슬 구조 측면에서 U-헬스케어 산업을 살펴보면, 기존 의료산업에 IT산업이 융합되어 새로운 가치사슬체계를 구축하고 있음을 알 수 있다. U-헬스케어 산업의 가치사슬 구조는 서비스를 중심으로 크게 소비자 영역과 공급자 영역으로 구분하여 볼 수 있다. 가장 먼저 환자나 고객의 건강 · 질병 상태를 각종 센서나 IT기기를 활용하여 진단하는 단계가 있다. 지금까지 알려진 대표적 측정 가능한 생체 정보로는 주로 혈당, 혈압, 체성분, 심전도, 콜레스테롤 등과 같은 기초 생체 정보이지만, 향후 응급의료나 원격진료 관련 정보 등으로 확대되어 나갈 전망이다. 다음은 측정된 각종 정보를 취합하고 전송하는 단계이다. 이는 IT 산업에서 발달된 가치사슬 단계로 측정된 각종 정보에서 불필요한 노이즈를 제거하고 코딩하여 건강정보를 취합하는 시스템에 DB로 축적하는 단계이다. 이렇게 구축된 건강 및 생체정보 DB는 적절한 프로그램에 의해 분석되게 되며, 필요시 피드백 되어 소비자에게 다시 전달되기도 한다. 하지만 구축된 DB를 주로 활용하는 곳은 병원, 건강관리 서비스제공기업, 공공 보건기관 등으로 이들은 전송된 정보의 패턴을 분석하고 이상신호가 감지될 경우 환자에게 알려 적절한 치료나 처방을 받도록 한다.

IT와 의료산업의 융합에 의한 U-헬스케어는 의료서비스 산업구조 변화와 소비자 의료욕구의 다변화에 중요한 영향을 미칠 것으로 기대된다.

첫째, 의료산업에서의 기본적 비즈니스 모델이 변화한다. 즉, 기존 의료산업에

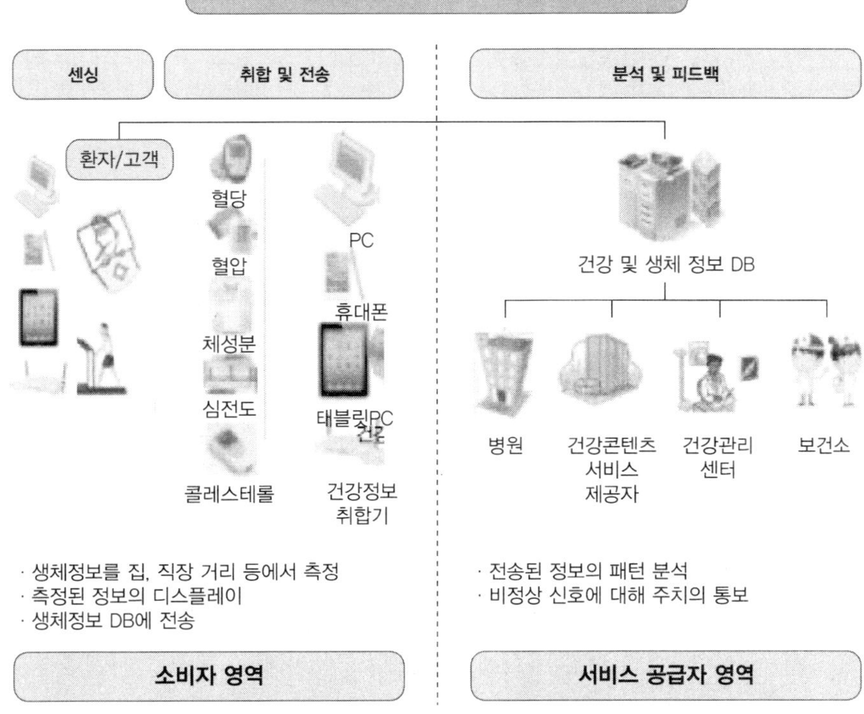

자료: 김석화(산업융합 옴브즈만 포럼 발표자료 2012) 일부 수정

그림 10-9 U-헬스케어 산업의 가치사슬 구조

서는 의사와 환자 간 정보 비대칭성 거래가 기본적인 비즈니스 모델이었다면, U-헬스케어 산업으로 진화함에 따라 정보 공급자와 정보 수요자(소비자) 양측에서 모두 변화가 발생한다. 정보 공급자 측면에서는 의사에 의해 일방적으로 공급되던 정보가 다양한 정보관리 기관에 의해 수요자에게 전달될 수 있으며, 정보를 생산 · 관리 · 유통하는 단계에서 새로운 가치창출이 일어난다. 정보 수요자 측면에서는 종래에 환자가 주요 수요자였다면, U-헬스케어에서는 환자와 일반인 모두가 수요자로 포함된다. 또한 의사(혹은 병원)도 일방적 정보공급자에서 수요자의 특성을 동시에 가질 수 있다. 즉, 수요자로부터 생산된 정보를 정보관리 기관을 통해 다시 피드백 받음으로써 좀 더 정밀한 진단과 치료를 가능하게 하고, 치료 이전에 예방관리를 위한 처방을 내릴 수 있게 한다.

둘째, IT 관련 공급가치사슬이 접합됨으로써 다양한 비즈니스 모델이 파생된다.

먼저 수요자로부터 각종 생체 정보를 얻기 위한 센서와 하드웨어의 수요가 생성된다. 현재 생체 정보는 주로 혈당, 혈압, 체성분 등과 같은 기초적인 수준에 머물러 있으나, 향후 진단기기의 발달로 더 다양한 생체 정보 취득이 가능할 전망이다. 또한 측정된 생체 정보를 취합 · 전송하는 각종 소프트웨어와 플랫폼의 개발이 뒤따르며, 이를 분석하고 정보 수요자에게 맞춤형으로 제공하기 위한 각종 도구의 개발도 이루어 진다. 현재 병원 의료 정보와 관련된 부분은 상당히 많이 진척되어 있지만, 건강 정보와 관련된 부분은 아직 초기 단계이다. 이렇게 U-헬스케어 서비스를 통한 의료산업 전반의 구조적 변화와 신규비즈니스 모델 생성 가능성은 국내외 많은 기업의 참여를 촉진하고 있다. IT 분야 글로벌 기업을 포함한 다양한 산업의 주요 기업들이 U-헬스케어 분야를 미래 신 성장 동력으로 인식하여 앞 다투어 진출하고 있다.

셋째, 의료서비스의 초점이 'Cure(치료)'에서 'Care(관리)'로 전환되고 있다. 현재 선진국을 중심으로 한 세계 각국은 인구 고령화와 만성질환자의 증가로 인해 사회 · 경제적 부담이 증가하는 추세에 있다. 우리나라는 2000년 65세 이상 인구비율이 7%인 고령화 사회에서 2026년 20% 이상인 초고령 사회로 급속하게 진입할 것으로 예측되고 있다. 또한 GDP대비 국민의료비 지출 비중이 2000년 4.5%, 2002년에는 5.6%, 2007년 6.8%, 2010년 7.1%로 지속적으로 증가하고 있다. 2010년 기준 OECD 평균이 9.5%인 점을 고려하면, 우리나라의 의료비 부담은 계속 증가할 것으로 예상된다. 특히 국민의료비 지출 중 고령자와 만성질환자의 비중이 커서, 이의 부담을 줄이려면 치료 이전에 관리가 선행되어야 하기 때문에, U-헬스케어에 대한 수요가 지속적으로 증가할 것이다.

마지막으로 정부의 의료산업 신성장 동력화 추진의 핵심산업으로 U-헬스케어의 성장성은 지속될 것이다. 의료산업은 제조업 대비 3배나 높은 고부가가치 창출 산업이며, 1.8배나 높은 산업파급효과를 가지고 있다. 또한 1조원 성장할 시 2.5만개 일자리를 만들어 낼 수 있는 높은 고용창출 효과를 가지고 있다. 따라서 정부는 우리나라의 발달된 IT 인프라와 의료산업 융합시 높은 시너지효과를 창출할 것으로 기대하고 있다. 이에 따라 종래 복지행정 중심의 의료부문을 넘어서서, 산업으로의 성장 기반을 마련하기 위한 방안들이 심층있게 논의되고 있으며, 동북아 Medical-Hub, 원주 의료기기 클러스터, 오송 바이오단지, 신서 첨단의료복합단지 등 의료산업화를 위한 정책들이 추진되고 있다.

7. 빅데이터

빅데이터(Big data)는 통상적인 데이터베이스 관리도구가 저장 · 관리 및 분석할 수 있는 범위를 초과하는 규모의 데이터로 정의된다. 그리고 빅데이터는 크기에 대한 개념이라기보다는, 원하는 가치(Big Value)를 얻을 수 있는지에 대한 개념으로 해석할 수 있다. 과거 빅데이터는 천문, 항공, 우주, 인간게놈 등의 특수 분야에 적용되었으나, 최근에는 빅데이터의 가치와 활용효과 측면에서 의미가 확대되고 있는 추세이다. 빅데이터는 일정 규모 이상의 데이터를 의미하는 것이 아니라 기존의 데이터 분석틀로는 다루기 어려운 상대적으로 큰 규모의 데이터 집합을 의미한다. 빅데이터의 대표적 특성으로 3V(Volume, Variety and Velocity)가 주로 언급된다. 생성 · 복제 및 유통되는 데이터의 부피(Volume)가 기하급수적으로 증가하며 유통되는 데이터 유형의 다양성(Variety)이 크고 실시간으로 데이터가 생성 · 복제되어 유통속도(Velocity)가 증가하는 것을 반영한다. 최근에는 3V에 빅데이터가 지닌 가치(Value)를 더해 4V로 확장되어 해석된다.

스마트 혁명과 더불어 세계적으로 생성 · 유통되는 데이터 양이 기하급수적으로 증가하고 있으며 이전과는 다른 데이터 유형과 원천에서 새로운 가치를 창출하려는 시도가 다양하게 이루어지고 있다. IDC(2012)에 따르면 전 세계 데이터 양은 2005년 130EB(Exabytes: 2의 60승 바이트)에서 2020년 40,000EB로 300배 이상 증가할

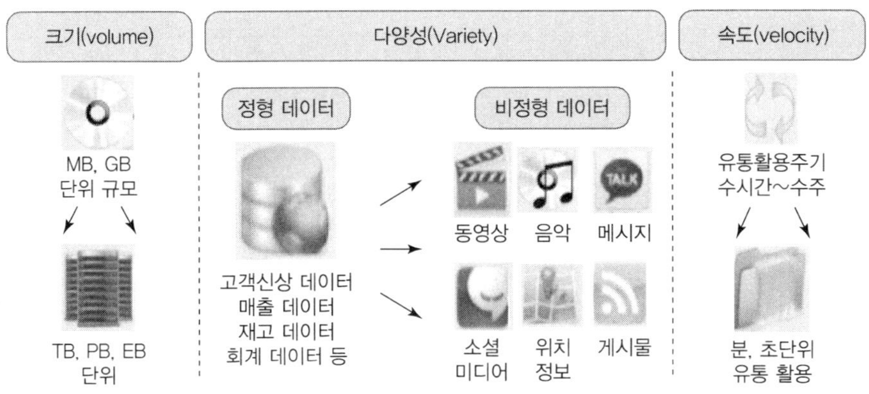

자료: 채승병 외, 빅데이터: 산업 지각 변동의 진원, SERI CEO information 2012

그림 10-10 빅데이터의 속성 - 3V

것으로 전망되어 빅 데이터의 잠재가치가 더욱 주목받을 것으로 예상된다. 한편 정보화 혁명에 따른 탈산업화, 탈규제화가 진행되면서 시장과 산업의 패러다임이 재화와 서비스의 다양화, 소비자 중심의 맞춤화로 전환되고 있다. 대중들이 인터넷, SNS 등을 통해 생산하는 많은 데이터가 공급자에게 시장 수요를 파악하여 맞춤형 재화 · 서비스를 생산할 수 있는 자산으로 인식되고 있다. 이와 같이 데이터가 지닌 잠재력이 주목받으면서 '데이터 중심 의사결정(Data-Driven Decision)'에 대한 중요성이 부각되고 있다. 올바른 데이터 중심 의사결정을 위해서는 근거 데이터의 신뢰성과 적시성이 핵심인데, 효과적인 빅데이터 분석을 통해 의사결정에 적합한 데이터를 확보하는 것이 조직의 경쟁력을 가늠할 수 있게 된다.

보건의료산업에서도 패러다임의 변화, 증가하는 의료비에 대한 절감 압박, 서비스의 수준에 대한 소비자의 관심 증대 등 당면한 문제 해결과 산업 경쟁력 강화 방안의 일환으로 빅 데이터 활용 방안의 중요성이 부각되고 있다. McKinsey(2013)는 미국 보건의료 부문이 빅 데이터 활용의 용이성이 높고 경제에서 차지하는 비중이 커 빅 데이터 기대효과가 클 것으로 분석하고 있다

보건의료분야 빅데이터에 대한 대표적 사례로 독감 유행 수준을 파악하는 '구글 독감 트렌드 서비스'가 있다. 이는 구글 사이트에서 독감 증상에 관한 검색빈도로 독감 확산을 예측하여 독감 확산 조기경보체계를 구축한 것이다. 미국질병통제예방센터(CDC)가 공표(2008년 2월)한 것보다 2주전에 독감유행예보를 제시하였다. 구

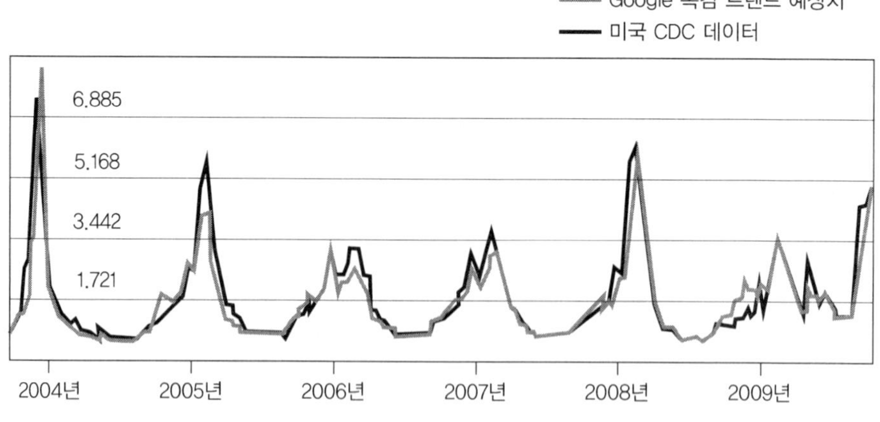

자료: WWW.google.org/flutrends

그림 10-11 미국의 독감 유행 수준 - 구글 독감 트랜드 서비스

글의 예측과 미국 질병통제 예방센터의 데이터와 비교 결과, 검색 빈도 및 실제 독감증세를 보인 환자수 사이에 매우 밀접한 상관관계가 있는 것을 확인하였다.

초기 빅데이터의 개념은 인터넷 기업, 포털 등에서 주로 사용자들이 생산하는 개인 간의 일상화된 정보소통 같은 정확성이 낮은 대량의 비정형 데이터를 의미하였다. 그러나 기업에서 마케팅, 기업경영 등의 전략 수립을 위해 기업 내부 정보뿐 아니라 SNS 데이터, 센서데이터 등 기업 외부의 정보를 활용하면서 빅데이터로 인식이 변화되었다. 정부 및 공공부문에서도 행정정보, 공공정보, 민간정보가 연계 · 공유되면서 빅데이터에 관한 관심이 대폭 증대되고 있는 추세이다.

빅데이터 분석의 핵심은 일상적인 흐름 속에서 데이터를 모니터하여 평상시 와는 다른 특이한 아웃라이어를 식별해내는 것이 핵심이라 할 수 있다. 미래를 예측

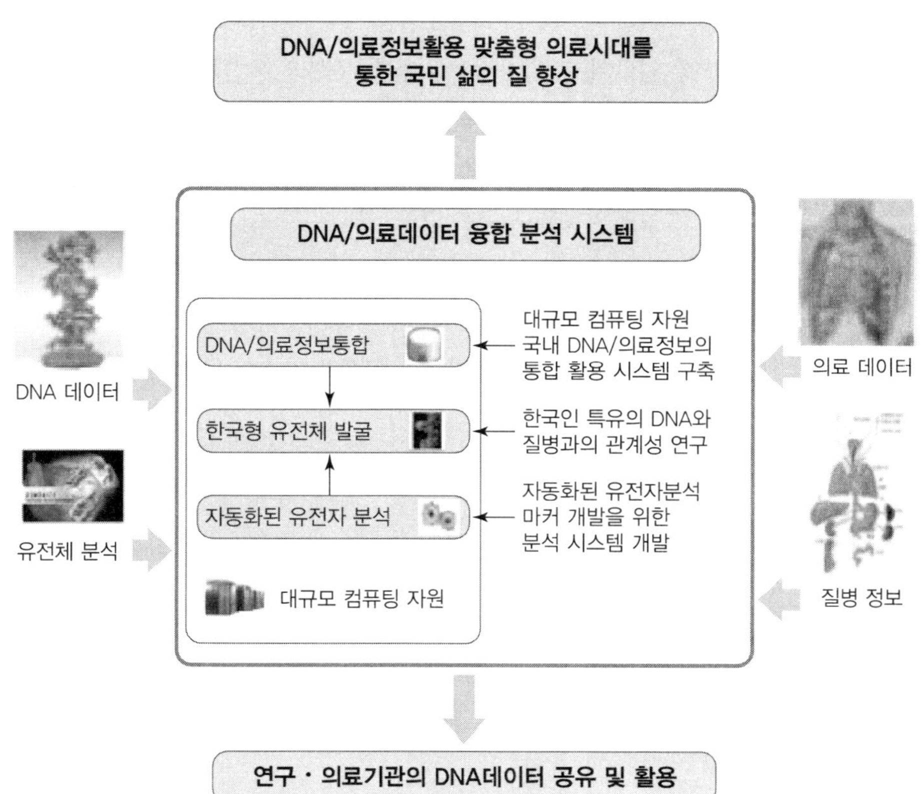

자료: 국가정보화 전략위원회, 빅데이터를 활용한 스마트정부 구현(안) 2011

그림 10-12 빅데이터를 활용한 스마트정부 · 개념도

하여 위험에 대응하고 성장기회를 모색하는 능력이 국가 생존의 번영을 위한 최우선의 과제라 할 때, 빅데이터는 방대한 자료의 분석을 통해 미래를 추론하고 예측하는 핵심적 기반을 제공해 준다.

2011년 국가정보화전략위원회의 '빅데이터를 활용한 스마트정부 구현(안)에서 빅데이터 활용을 통한 '과학기술 · 의료' 선진화를 발표하였다. 보건의료산업 관련 내용으로는 DNA · 의료 데이터 공유 및 활용 촉진으로 개인 맞춤형 의료시대 실현을 목표로 하여, 폭증하는 바이오데이터의 수집 · 관리 및 분석을 바탕으로 의료데이터와의 연계 시스템 구축을 추진하고 있다. 또한 유전체 데이터의 축적과 분석으로 맞춤의료를 통해 암, 당뇨, 비만, 고혈압 등 100여개 질환의 유전적 위험도를 예측하고 사전 예방할 수 있을 것으로 기대하였다. 이를 통해 개인 유전체 분석에 소요되는 비용/시간이 2003년 30억 달러/13년에서 2010년 5천 달러/1주 그리고 2020년에는 100달러/1시간으로 감소할 것으로 예상하고 있다.

DNA, 진료기록, 질병정보의 융합 분석을 통한 건강정보 진단과 질병 발생가능성의 예측 및 암 · 당뇨 · 비만 등 100여개 질환의 유전 위험도를 예측하여 맞춤형 사전 예방 서비스 제공을 추진하고 있으며 최근 미래창조과학부는 빅데이터 시범사업으로 보건의료를 포함한 교통, 창업지원 등 6개 분야를 선정하였다. 보건의료산업 관련 빅 데이터로는 질병주의 예보 서비스, 의약품 안전성 조기경보 서비스, 심실부정맥 예측 등 보건의료서비스 등이 포함된다. 또한 의료 분야 빅데이터 중 다수를 차지하는 비정형 데이터의 수요자 맞춤형 가공 서비스, 익명화 기반 데이터 집합을 네트워킹하여 보건의료 부문의 연구자들에게 제공하는 서비스 등이 새로운 비즈니스 기회로 나타날 수 있다.

CHAPTER 11

병원과 사회적 책임

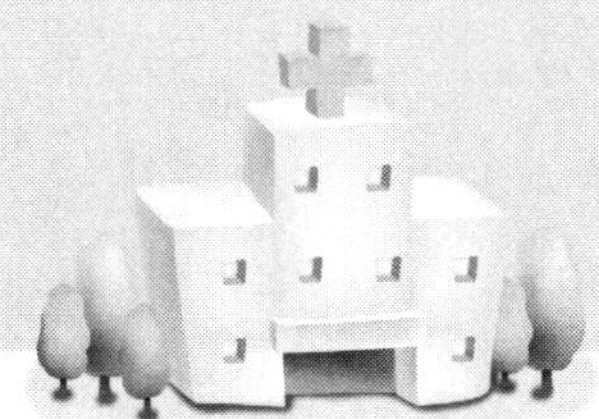

개인과 마찬가지로 기업 역시 지역사회의 한 구성원으로서 일정한 권리와 책임을 갖는다. 기업의 사회적 책임(Corporate Social Responsibility, CSR)이 산업규범이 되어 가고 있으며, 사회적 책임에 대한 준비와 실행이 부실한 기업은 경쟁에서 뒤쳐질 가능성이 높다. 정부는 사회적 책임 지향적인 기관에 면세를 비롯한 재무적인 인센티브 제공, 감사 절차의 완화 등 호의적으로 반응하며, 투자자와 협력기관도 기업의 사회적 책임에 관심이 많다. 이러한 맥락에서 지역, 국가의 한 구성원으로서 병원의 사회적 책임은 무엇인가에 대하여 살펴본다.

1. 사회적 책임이란 무엇인가

1.2 개요

- 2001년 미국 7대 에너지 기업이자 가장 존경 받는 기업 중 하나인 엔론(Enron)이 분식회계, 정경유착 등으로 파산하자, 이를 계기로 기업의 무책임성에 대한 지적과 아울러 윤리경영과 투명경영 프로그램이 급속도로 확산된 바 있다.
- 유럽연합(EU)은 기업의 사회적 책임과 지속가능발전을 위한 기업 프레임워크

를 개발하면서 윤리경영, 투명경영 등으로 혼용되던 사회적 개념을 통합하는 작업을 수행한 바 있다.

- 우리나라도 2003년과2004년에 삼성 SDI, 현대/기아자동차, 한화그룹, 포스코 등 10여 개 기업의 지속가능성보고서가 발간되고 주요 추진전략으로 공표된 것을 시작으로 정부, 정치권, 재계, 시민단체 등의 사회적 책임 관련 활동이 이어져왔다.

글로벌 경제시대에 어느 한 기업이 성공적인 경영을 펼치기 위해서는 건강한 기업 생태계가 필수적이다. 기업경영 방식도 다양한 이해관계자 경영으로 그 패러다임이 변하고 있다. 기업의 영향력이 커지고 정부나 지방자치제의 힘으로 해결하지 못하는 문제가 많아지면서 사회 일원으로서 기업에 대한 사회적 책임이 요구된다. 영리 추구 이외에 빈부 격차, 환경 오염, 소외계층에 대한 관심 등 사회적 문제에 기업의 책임과 역할이 있어야 한다는 주장이다. 기업을 둘러싼 임직원, 소비자, 협력업체, 환경과 지역사회를 두루 살피며 소통하고, 합리적인 지배구조 하에 윤리적이고 공정한 관행을 정착시키는 것이 한 국가 내에서 그리고 국제 표준 관점에서 볼 때도 필수불가결한 요소라고 인식된다. 오늘날 기업의 사회에 대한 역할이 필요한 이유는 도덕적 의무(Moral Obligation), 기업의 지속성(Sustainability), 사업에 대한 사회적 허용(License to Operate), 사회적 평판(Social Reputation) 등이다. 사회가 요구하는 기업의 역할을 이루어감으로써 사회 내에서 기업이 존속할 수 있도록 지속가능 성장의 관점에서 사회적 책임을 조명해야 한다.

"기업은 사회에 대한 책임을 수행함으로써 지속적으로 성장할 수 있다."

경쟁이 더욱 치열해져 가는 환경 속에서 지속 가능한 기업으로 성장하기 위해서는 경제적 이익의 창출만으로는 어려운 시대가 되었다. 소비자를 비롯한 공급자, 파트너 등 다양한 이해관계자들이 기업을 평가하는 기준이 달라지고 있다. 경제적 이익의 창출 외에 다양한 이해관계자의 요구를 읽어야 하는 이유이다. 기업은 이제 환경 및 사회적 책임을 통해 지역사회 생태계 일원으로서의 역할을 요구 받고 있으며, 사회적 책임은 이러한 변화를 전략적으로 활용하여 경쟁우위를 창출하는 새로운 전략으로 이해해야 한다.

기업의 사회적 책임은 *경제적 책임*, *환경적 책임*, 사회에 대한 *윤리적 책임*을 포함하여 기업이 사회를 이끄는 중요한 요소로서의 역할을 해야 한다는 입장이다. 사회적 책임에 대해서는 다음과 같이 여러 가지 정의가 있다.

- "기업이 사회 전체와 사회를 구성하는 각종 구성원에게 빚을 진 것에 대한 책임을 의미한다"
- "기업이 갖고 있는 직접적인 이해관계와 법이 정한 규제요건을 충족시키는 것을 넘어서 좋은 사회를 만들기 위한 기업의 행동이다"
- "이해관계자의 필요를 채우기 위한 기업 고유의 책무인 재무적 이슈와 마찬가지로, 사회적 및 환경적 이슈를 구하고 도전하는 자발적인 기업의 책임을 의미한다."
- "이익 극대화를 추구하는 경제적 책임, 법/규제 준수를 지향하는 법적 책임, 윤리적 기준 준수에 관한 윤리적 책임, 지역사회공헌 등의 자선적 책임이라는 네 가지 책임을 이행하려는 노력이다"

여러 가지 정의를 모두 종합하여, 사회적 책임은 기업이 환경적, 사회적, 경제적으로 건전하고 책임 있는 경영을 통해 사회 전체의 이익을 동시에 추구하며 그에 따라 의사결정 및 활동을 함으로써 지속적인 성장을 추구하는 것이라고 정의할 수 있다.

1.2 유사 개념

사회적 책임에 대한 이론 및 접근방법은 다양하게 제시되었고 아직도 변천하고 있다. 사회적 책임은 문화, 역사, 종교, 경제 등 국가별로 인식하는 측면이 다양하며 어떤 활동을 할 것인지, 무엇을 우선순위에 두어야 하는 지가 다양하다. 사회적 책임은 다면성을 지니고 있으며 다수의 합의를 얻기가 쉽지 않다는 이유가 반영되어 여러 개념들이 혼용되어 쓰이고 있다. 각 개념의 범위와 영역, 발전단계에 따라 서로 다른 상황에서 나름대로의 경로를 따라 발전해왔으며, 상호 관련된 여러 가지 이슈를 포괄하면서 현실적으로는 거의 같은 의미로 인식되고 있다. 투명경영, 기업윤리, 이해관계자 모델 등의 용어와 개념이 유사하게 사용되고 있다. 본 절에서는 가장 많이 사용되는 용어인 지속가능경영, 윤리경영, 기업시민주의, 공유가치 창출에 대해서 간단히 살펴보기로 한다.

기업의 사회적 책임 사례

〈Merck〉

제약회사인 Merck사는 저개발국가의 전염병을 치료할 수 있는 신약을 개발하여 무료로 제공하고 있다.

〈CitiCorp.〉

시티그룹은 저개발국의 영세사업자에게 일정액의 자금을 담보 없이 대출하여 가내 사업활동을 추진할 수 있도록 도와주는 소규모 신용시스템(Microcredit Summit)에 적극 참여한다.

〈막스앤스펜서〉

전 세계 70여 개국에 체인이 있는, 130년 역사의 영국 의류 • 식품 유통 기업 막스앤스펜서(Marks & Spencer)는 90년대 들어 '할머니들만 입는 브랜드'라고 여겨져 거의 파산 위기까지 갔다. 1997년 새로운 경영진은 CSR 원칙에 기반을 둔 새로운 전략 '플랜 A'를 세웠다. 옷과 음식 모든 라인을 오가닉(Organic)으로 바꿨다. 하도급 공장과의 관계도 바꿨다. 싼 가격으로 승부를 보는 많은 의류 업체는 하도급업체와 계약할 때 가격 흥정을 먼저 하는 데 반해, 막스앤스펜서는 내부적으로 윤리적 구매(Ethical Sourcing) 부서를 만들고, 가격 협상 이전에 '아동 노동', '최소 임금', '건물 최소 안전 규격' 등을 우선적으로 확인하고, 적정 기준을 통과한 업체하고만 거래하기 시작했다. 안정 궤도에 오르자, 2013년부터는 공급망 내의 상위 100개 하도급업체가 ISO 26000을 도입하도록 했다. 특정 감사 시기에만 잘하는 것처럼 눈속임하고 끝나지 않도록 하기 위해서다. 하도급업체들이 사회적 책임을 다하도록 돕는 게 장기적으로 막스앤스펜서의 매출과 기업 이미지에도 도움이 된다는 인식을 가지고 있다.

〈국내 기업의 CSR〉

국내의 경우 2006년부터 추진한 SK의 '행복 도시락'을 비롯해 교보생명의 '다솜이재단,' 현대자동차의 '안심생활' 등과 같이 기업이 직접 설립하거나 기존의 사회적 기업과 연계한 사회적 책임 활동이 활발해지고 있다.

1) 지속가능경영

지속가능경영의 개념은 기업이 지속적으로 성장하기 위해서는 기업의 사회적 책임을 수행해야 한다는 취지에서 '지속 가능한 발전(SD: Sustainable Development)'과 '기업의 사회적 책임(CSR)'의 두 개념이 결합해서 태동한 개념이다. 기업이 경제적 성과에만 매달려서는 장기적으로 생존할 수 없다는 반성으로부터 시작되었다. 즉, 주주뿐 아니라 다양한 이해관계자의 이익을 반영하고 윤리, 환경적 책임과 사회적 책임을 다하면서 경제적 이익을 추구하는 기업만이 장기적으로 성장 가능하다는 믿음에 바탕하고 있다. 기업이 장기적 관점에서 지속적으로 성장하기 위해서는 경제, 환경, 사회에 대한 책임이 조화를 이뤄야만 한다. 많은 기업들이 경제적 성과에만 매달려서는 지속적인 성장을 보장할 수 없다는 판단 하에, 윤리, 환경의 경영과 사회적 책임을 동시에 강조하는 지속가능경영으로 전환하고 있다. 윤리, 환경 등의 이슈들을 기업의 경쟁력 차원에서 활용하던 모습에서 벗어나, 더 포괄적인 의미에서 기업의 사회적 책임을 새로이 추구할 가치로 인식하게 되었다. 즉, 지속가능경영이란 기업에 부여된 경제, 환경, 사회적 책임(CSR)을 준수함으로써 장기적으로 생존할 수 있는 토대를 마련하자는(SD) 경영철학이다. 지속가능경영은 사회책임경영, 윤리경영, 이해관계자경영 등으로도 불린다.

지속가능경영은 경영에 영향을 미치는 경제적, 환경적, 사회적 이슈들을 종합적으로 균형 있게 고려하면서 기업의 지속가능성을 추구하는 경영활동이다. 즉, 기업이 전통적으로 중요하게 생각했던 매출과 이익 등 재무성과뿐 아니라 윤리, 환경, 사회문제 등 비재무성과도 함께 고려하는 경영을 통해 기업의 가치를 지속적으로 향상시키려는 경영기법이다. 지속가능경영은 기존의 단기적 재무성과 위주의 경영에 비해 중장기적 성과를 중시하고, 미래고객을 포함하며, 정보공개를 전략적으로 실시하고, 커뮤니케이션도 기업 외부로 확대하는 경향을 보인다.

경제, 환경, 사회적 가치가 '지속가능경영의 3대 축(TBL: Triple Bottom Line)' 역할을 한다(**[그림 11-1]** 참조). TBL은 경제적 성공, 환경의 질, 사회적 정의 등에 있어서 기업이 반드시 해야 할 활동의 결과이다. 지속가능경영은 그 중심에 TBL이 핵심적으로 자리잡은 기업활동의 조화로운 개발이라고 본다. 경제, 환경, 사회적 측면 간 균형을 유지하는 가운데 기업활동을 하며, 이것을 통해 사회가 보다 안전하고 지속적으로 개발될 수 있도록 사회와의 관계 속에서 기업이 어떤 책임을 준수해야 하는가를 고민하는 것이다.

사회적 책임과 지속가능경영: 지속가능경영의 개념을 이해하기 위해서는 우선 기업의 사회적 책임(CSR: Corporate Social Responsibility)에 대한 이해가 선행되어야 한다. SBCSD(World Business Council for Sustainable Development)에서는 지속가능경영을 사

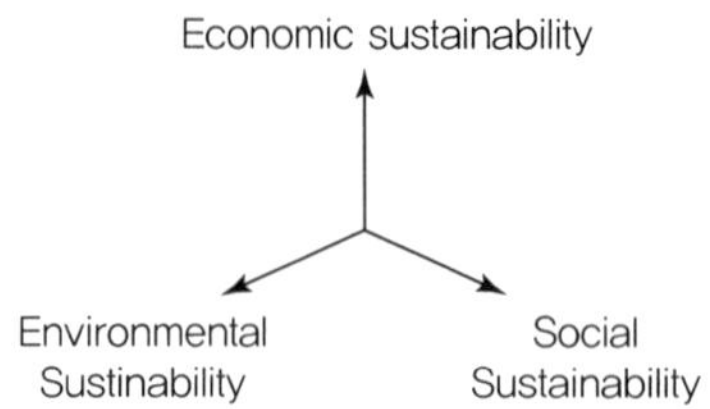

그림 11-1 지속가능경영의 3대 축(Triple Bottom Line)

회적 책임의 차원에서 '근로자, 그들의 가족, 지역사회와 사회 전반의 삶의 질을 개선시키며 이들과 더불어 지속 가능한 경제적 발전을 하기 위한 기업의 노력'이라고 정의하고 있다.

기업의 지속가능경영 사례

〈영국 Co-operative Bank〉

맨체스터에 본점을 두고 있는 지방은행인 Co-Operative Bank는 1992년부터 기업여신에서 책임 있는 경영을 실천하고 있다. 인권, 무기거래, 기업의 책임감, 유전자 조작, 기업의 사회공헌, 환경보호, 동물보호라는 7개 기준을 두고 이의 부합 여부에 따라 여신을 결정하고 있다. 즉, 인권을 해치는 기업, 무기제조 및 판매 기업, 담배 제조 및 투기 자금 등의 기업, 유전자 조작사업, 환경파괴로 오염물질을 배출하는 기업, 동물실험 등의 사업에 대해서는 여신을 제한하고, 반대로 공정거래나 노동권을 중시하는 기업, 동물복지사업, 사회적 책임감이 높은 기업 등에 대해서는 확대한다. Co-Operative Bank의 정책을 적극 지지하는 고객의 은행기여도 증가 등 주주와 고객, 지역사회 등 이해관계자로부터 호평을 받고 있다.

〈영국 Royal Bank of Scotland(RBS)〉

RBS는 2005년 기준 현금 약 123억 원, 현물 약 233억 원, 사회봉사 약 35억 원 등 총 391억 원을 투입하여 8개의 지역사회 대응 프로그램을 운영하고 있다. 프로그램은 첫째, 금융교육 프로그램으로 약 569명의 직원이 1천여 개 초 · 중 · 고등학교 및 대학교 학생들에게 금융교육을 실시한다. 두 번째, 재무상담 프로그램으로 재무상담사들이 일대일로 무료상담을 실시한다. 세 번째, 결손가정에 대한 전화상담 프로그램으로 영국의 금융회사 중에서는 가장 많은 상담을 실시한다. 네 번째, 대학에 진학하지 못한 청소년을 대상으로 대학을 방문하여 교육을 받을 수 있는 기회를 제공한다. 다섯 번째, 학교운동장 개선을 통한 놀이환경조성 프로그램을 시행한다. 여섯 번째, 불우아동을 대상으로 교육훈련, 재정지원, 상담 등의 프로그램을 시행한다. 일곱 번째, 불우아동을 위한 기술훈련 프로그램을 시행하여 독립적으로 생활하는데 필요한 기술 습득의 기회를 제공한다. 마지막으로 장애아동을 위한 특별한 놀이시설 설치를 지원하는 장애아동지원 프로그램을 시행한다.

황병우, 영국 은행들의 지속가능경영 사례, 대은경제리뷰 211:70-75, 2007.

2) 윤리경영

윤리경영은 기업경영과 활동에 있어 투명하고 공정하며 합리적인 업무 수행을 추구하는 경영정신에 기초하여 '기업윤리'를 최우선 가치로 생각하며, 의사결정의 옳고 그름을 구분해 주는 규범적 기준을 사회의 윤리적 가치체계에 두는 경영방식을 의미한다. 개인, 조직, 사회의 각종 제도가 상호의존적이라는 사실을 인식하고, 기업이 도덕적, 윤리적, 경제적 가치를 기준으로 행동하는 것이다. 기업이 경영행위를 선택, 결정할 때 그 결정이 기업의 이윤을 창출하기에 더 유리하기 때문이 아니라 사회윤리의 기준에서 옳기 때문에 선택하는 것이다. 따라서 기업이 적극적이고 주체적인 자세로 기업윤리의 준수를 행동원칙으로 삼고, 기업의 경제적, 법적 책임의 수행은 물론 사회 통념적으로 기대되는 윤리적 책임의 수행을 기업의 의무로 인정하는 것을 의미한다.

국제적으로는 국제표준화기구(ISO: International Organization for Standards) 산하 소비자정책위원회가 '기업의 사회적 책임'에 관한 표준화 작업을 승인함으로써(ISO 26000) 윤리경영을 ISO 9000(품질인증), ISO 14000(환경보호인증)과 같이 중요한 표준으로 정하여 윤리경영을 선택이 아닌 필수로 취급해야 하는 상황이 되었다. 국제사회에서 기업윤리는 21세기에 기업이 갖추어야 할 경쟁력으로 대두되어 윤리경영의 필요성이 높아지고 있으며, 이에 따라 국내 기업들도 윤리경영 전담부서를 설치하는 등 윤리경영을 도입하고 있다.

사회적 책임과 윤리경영: 윤리경영의 확산 배경에는 위험요소의 증가와 기업에 대한 사회적 기대의 증가가 있다. 위험에 대한 관리가 윤리경영의 도입을 이끌어내는 내부적인 요인이라면, 기업의 사회적 책임에 대한 점증하는 기대는 윤리경영의 도입을 외부로부터 강제하는 힘이다. 기업의 사회적 책임이 중요하다는 의식과 함께 경영성과가 아무리 좋아도 기업윤리의식에 대한 사회적 신뢰를 잃으면 시장으로부터 외면당한다는 많은 예를 통해, 윤리경영과 사회적 책임의 관계를 잘 볼 수 있다.

기업의 윤리경영 사례

〈존슨앤존슨(Johnson & Johnson)〉

존슨앤존슨은 1943년에 윤리강령 '우리의 신조(Our Credo)'를 작성하여 실천해 오고 있는 기업으로 윤리경영의 대명사로 일컬어진다. 1982년 타이레놀 병에 독극물을 투입한 범죄가 발생했을 때, 즉시 투명성이 최선의 대응책이라는 판단 아래 제조과정을 비롯한 회사의 모든 경영 프로세스를 언론에 적극 공개했다. 동시에 2억 4천만 달러의 비용을 감수하며 모든 제품을 수거하여 폐기하고 재생산함으로써 이 위기를 소비자들의 신뢰를 높이는 전화위복의 기회로 삼았다.

〈인터내셔널 페이퍼(International Paper)〉

세계 최대의 펄프 • 제지업체인 인터내셔널 페이퍼는 윤리적인 비즈니스 관행을 통해 경영위험을 통제해 온 것으로 유명하다. 제지 • 펄프처럼 경기변동에 민감한 사업일수록 고객을 사로잡을 수 있는 경영철학이 중요하다는 경영진의 판단 아래 기업윤리의 실천에 앞장서왔다. 제조용으로 벌목한 나무보다 더 많은 나무를 심는 사업을 전개한다는 자원관리 책임서약을 공표하고 준수하며, 형식적으로 운영되던 내부고발제도를 윤리경영 실천의 핵심수단으로 자리잡게 운영한다.

3) 기업시민주의(Corporate Citizenship)

기업시민주의에서 정의하는 기업은 권리와 의무를 동시에 가진 법적인 인격체로서 지역공동체의 구성원이자 시민과 함께 동반자가 되어 시민이 바라는 기대와 욕구를 충족시키는 존재라고 봄으로써, 지역사회 내에서 책임성 있는 참여를 기업의 역할이라고 정의한다. 세계경제포럼(World Economic Forum)에서는 기업시민주의를 기업이 핵심적인 비즈니스 활동을 통해 사회적 투자와 공공정책의 실행 등에 참여함으로써 기여하는 사회공헌이라고 정의하고 있다. 기업시민주의는 직장 구성원, 거버넌스 및 환경을 3대 구성요소로 보는데, 기업이 중시하는 우선순위는 기업에 따라 다를 수 있으며 국가의 문화 및 전통에 따라서도 차이가 있다.

사회적 책임과 기업시민주의: 기업시민주의는 사회적 책임보다 넓은 개념으로서 사회적 준비뿐 아니라 활동을 위한 아이디어 제공과 더불어 사회적 성과 측면에서의 산출물에 대한 의무감을 동반한다.

4) 공유가치창출(CSV: Creating Shared Value)

공유가치창출은 경영전략의 대가인 마이클 포터(Michael Eugene Porter) 교수가 설파한 개념으로, 기업가치를 사회와 공유하는 '공유가치'를 중요한 목표로 한다. 전통적으로 기업 활동의 목적이었던 기업 이익 중심의 경제적 가치를 공익 중심의 사회적 가치와 결부시킨 개념이다. 이는 사회발전과 기업의 경제적 이익 창출이 양립할 수 있다는 점을 전제로 한다. 공유가치의 창출은 기업이 사회적 편익을 어떻게 증진시킬 수 있는가에 대한 관심보다 기업의 경쟁력을 강화시키려는 데에 초점이 맞춰져 있다. 따라서 '사회와 공유할 수 있는 가치를 생산하는 기업이 새로운 경쟁우위를 차지할 수 있다'.

기존의 사회적 책임 활동은 다소간의 규범과 전담인력 혹은 팀만 있으면 가능했다. 그러나 공유가치창출과 관련된 활동은 때때로 큰 조직 변화나 최고의사결정권자의 개입, 기업 전반의 가치체계나 연구개발체계의 변동을 야기하기도 한다. 사업이나 가치사슬과 직접적으로 영향을 주고받는 경우도 많다. 그래서 더욱 진지하게 검토하여 결정해야 하고, 장기적 관점을 가지고 추진해야 하는 문제이다. 공유가치창출은 프로젝트나 사업을 개발해 이윤을 창출한다는 점에서 단순히 배정된 예산을 활용하는 사회적 책임과는 분명히 다르며, 전사적 관점에서 장기적인 성과를 지향한다는 점도 상이하다.

공유가치창출의 효과적인 실행을 위해서 사회적 기업과 연계 활동을 하는 방법도 가능하다. 사회적 기업은 본질적인 가치창출 메커니즘이 공유가치창출과 가장 유사한 유형의 조직이다. 즉, 취약계층에게 일자리나 사회서비스를 제공하여 지역주민의 삶의 질을 높이는 등 사회적 목적을 추구하며, 재화 · 서비스의 생산 · 판매 등 영업활동을 수행하는 성격을 지니고 있다. 따라서 지향하는 방향이 유사한 점에 기초하여 사회적 기업과의 협력 구도에서 새로운 비즈니스 기회를 창출하거나 장기적 관점에서의 가치사슬 개선이 용이하게 이루어질 수 있다.

효과적 실행을 위한 또 한 가지의 용이한 접근방식은 기존에 행하던 사회공헌활동부터 전략적으로 통합하는 방식이다. 해외 유수 사례들을 보면, 많은 경우 사회적 책임 활동을 개선하거나 전략적으로 재편하는 과정 중에 공유가치창출의 바탕을 마련하곤 한다. 기존의 사회공헌활동을 원활히 수행하던 견고한 기초 위에서 공유가치창출 활동을 추가적으로 실행해가는 방식이다. 완전히 새로운 그림을 먼저 그리기보다는 그 활동들을 정리하고 개선하는 작업부터 진행하기 때문에 안정적이다.

공유가치창출은 기존의 사회공헌활동이 변화해가는 과정 중에 보다 전략적으로 수용되는 개념으로서, 다음 절의 의미의 변천 부분에서 다시 다루고자 한다.

사회적 책임과 공유가치창출: 공유가치창출은 전체 경영에 대한 관점이고 전략이다. 실제적으로 공유가치창출은 전략이고, 실행에서 사회적 책임 활동이 그 구성 중 하나가 되는 경우가 다수 존재한다. 또한 공유가치창출의 경우 기업 이미지 개선이라는 부분보다 이익 창출과 관련이 있다. 공유가치창출은 비용이 아니라 기업의 장기적인 발전의 지향과 경쟁력 향상을 위한 투자로 간주한다.

1.3 기업의 사회적 책임의 발전 단계

1) 사회적 책임의 영역별 변천

사회적 책임의 영역은 그 변화되어 온 양상을 반영하여 단계적으로 표현할 수 있다. 다음 그림은 기업의 사회적 책임 피라미드로, 경제적 책임(이윤 창출), 법적 책임(법규 준수), 윤리적 책임, 자선적 책임으로 구분한 A. Carroll의 분류단계에 근거한다.

기업의 사회적 책임은 경제적 수익을 추구하는 경제적 책임 단계로부터 시작하였다. 사회적 책임은 다양한 이해관계자 등 복합적 요소의 작용에 의해서 변화되어 왔다. 자본주의의 역사에서 초기에는 기업이 경쟁 속에서 비용 절감과 가격 하락을 통해 소비자에게 혜택을 주는 것 자체가 공익에 기여하는 것이었다. 경제적 책임은 이윤 창출을 통해 기업의 영속성을 유지하는 책임을 의미하며, 가장 기본적인 책임으로서 이것 없이 다른 책임의 수행은 불가능하다. 최소한 자본 조달 비용만큼의 이익도 만들지 못하는 비즈니스는 무책임한 것이다. '경제적 책임'은 기업의 사회적 책임 중 제1의 책임이며, 사회의 기본적인 경제단위로서 재화와 서비스를 생산

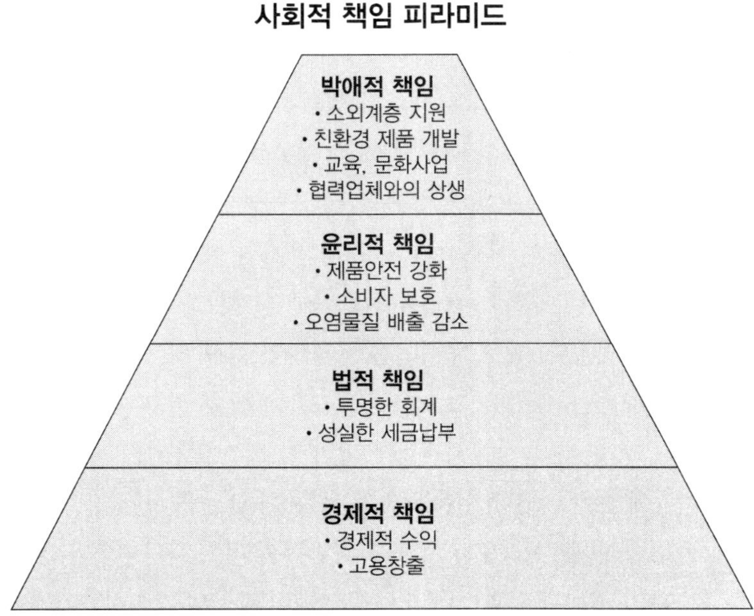

그림 11-2 사회적 책임 피라미드

할 책임을 지고 있다는 의미이다. 그러나 경제적 성과가 비즈니스의 유일한 책임은 아니다. 2단계는 '법규 준수'이며 법을 통해 만들어놓은 틀 속에서 기업경영을 해야 할 책임이다. 이윤을 내기 위해 노력하는 동시에 법을 지키며 윤리적이고 성실한 기업시민정신을 지닌 기업을 의미한다. 3단계는 윤리적 행동 등 사회 책임의 이행이다. '윤리적 책임'이란 법으로 강요되지는 않아도 기업에게 사회의 일원으로서 사회 통념에 의해 기대하는 윤리적 기준을 의미한다. 4단계 '박애적 책임'이란 경영활동과 직접 관련이 없는 문화활동, 기부, 자원봉사 등의 책임이다. 경제적 책임의 개념으로부터 시작하였던 기업의 사회적 책임은 법적, 윤리적 및 박애적 책임 영역 모두를 포함하는 개념으로 발전하였다.

2) 사회적 책임의 의미 변천

과거에 사회적 책임은 일방적으로 기업이 소비자에게 제공하는 시혜적 성격으로 운용되었다. 기업에 대한 사회적 비판에 대응하기 위한 것이 기업의 자선활동에 대한 인식 확산의 출발이었다. 초기 기업의 사회적 책임은 기업의 일방적 자선 활동이 주목을 받았으며, 손실이 발생함에도 불구하고 사회공헌 차원에서 사회적 의무를 이행하기 위해서 혹은 자선적인 차원에서 이를 지속하는 경우였다.

국내에서 기업의 사회적 책임은 1990년대 이후 사회공헌활동의 차원에서 강조되었다. 기업의 규모가 커지고 활동영역이 확대되는 가운데, 비자금 사건 등으로 기업에 대한 비판이 거세게 일면서 사회에 대한 기업 이익의 환원 차원에서 사회공헌활동이 이루어졌다. 그러나 기업 여유 자원의 재량적 집행이라는 사고에 근거한 잉여 차원의 예산과 전담기구나 명확한 전략 없이 이루어지는 취약한 구조로 구성되었다. 일부 대기업을 제외하면 회사 내 전문 부서를 두고 있는 경우가 드물었다.

이런 류의 사회적 책임은 일방적으로 제공되는 시혜적 성격임으로 인한 한계와 문제점에 직면할 수밖에 없었다. 관련 활동을 위한 지출은 비용으로 인식되어 예산 집행의 제약이 컸고, 효과를 객관적 수치로 나타내기 어려운 점도 있었다. 또한 기업의 주된 사업과는 별개로 운영되어 활동의 지속성과 영향력에 한계가 있었다. 사

가치

사회적 책임을 위해 자원을 어디로 분배해야 하는가

	목적	영향	혜택
가치창출로서의 사회적 책임	• 지속가능한 비즈니스 모델을 촉진	• 전략적 및 운영적 영향력 매우 큼	• 공유가치(기업-지역사회 간) • 경쟁력 강화 및 혁신 • 지속가능성 • 기업을 지역사회로 통합 • 인적자본 개발 • 비즈니스 전략과 연계
기업 자선활동으로서의 사회적 책임	• 자금과 기술을 제공	• 전략적 및 운영적 영향력은 미미함	• 기업자선활동 및 스폰서 역할 • 단기적 혜택/지속성 취약 • 자금 부족 • 제한된 예산배정으로 인해 영향력 미미 • 핵심역량 및 기업자산이 효과적으로 활용되지는 않음 • 경제적 및 사회적 측면의 전략 및 기능 간 부조화

그림 11-3 사회적 책임의 의미 변천

회 전반에 부정적 인식도 존재했으며, 외부 압력에 의해서 의무감으로 행해진다거나 단순히 기업 이미지 향상을 위한 보여주기식 이벤트라는 비판이 있었다.

이후 소비자, 내부인력, 투자자, 거래업체, 미디어 등 여러 이해관계자들과 복합적 요소가 기업의 사회적 책임 활동에 영향을 미치고 그 의미를 변화시켰다. 협의의 의미인 기부 중심의 사회공헌활동으로부터 상생경영, 동반성장 차원에서 기여하는 사회적 책임으로 그 의미가 옮겨가고 있다. 사회적 책임을 단순히 사회공헌활동이나 자선 행위로 인식하고 '비용'으로 간주하던 데서 벗어나, 사회 및 환경적으로 미치는 영향을 고려하여 부정적 영향을 최소화하며 장기적인 투자의 의미에서 기업의 핵심역량에 적합한 부문에 사회적 책임 활동을 집중함으로써 기업의 경영도 장기적으로 가능하다고 보는 관점이 중요해지고 있다.

가치창출을 지향하는 사회적 책임활동의 목적은 지속 가능한 비즈니스 모델을 촉진함에 있다. 파급효과 측면에서도 전략적 및 운영적 영향력을 기대할 수 있으며, 그 효과는 가치를 공유하고 경쟁력 강화, 지속 가능성, 지역사회와의 통합, 비즈니스 전략과의 연계 등 기업의 전사적 전략과 한 방향으로 움직인다. 기업활동의 주요 가치를 공유하며 가치창출을 지향함으로써 기업의 가치사슬 내에 내재되어 보다 전략적이고 지속 가능한 영역으로 이동하게 된다. 결국 사회적 책임이 가치창출 관점으로 변화해가는 것은 사회적 책임이 기업의 중요한 역할로 자리매김하고 있다는 것을 시사한다. 가치창출로서의 사회적 책임은 전문성을 가진 사회적 책임경영 전담부서 설치, 외부네트워크의 조성 등 인프라의 구축을 동반한다. 전문성을 갖춘 전담부서는 사회적 책임의 영역을 설정하고 방향성을 제시한다.

〈Abbott〉

Abbott은 새로운 시장에 접근하는 방식을 혁신적으로 고안해왔다. 자사의 핵심역량 활용을 중심으로 개발한 자선모델(Corporate Philanthropy Models)에 의해 보다 풍부한 기회를 만들 수 있었다. 중국에서 당뇨병 예방과 진료를 위하여 약 천 명의 보건소 의료진과 500명의 소아 전문 영양사를 훈련시켰고, 이는 중국 전체 인구에게 긍정적 영향을 끼치는, 측정 가능한 파급효과를 가져왔다.

2. 병원에 요구되는 사회적 책임

2.1 병원의 사회적 책임

도시화, 고령화, 온난화, 세계화라는 범세계적인 조류와 글로벌 경제권 속에서 어느 한 병원이 성공적인 경영을 펼치기 위해서는 건강한 생태계가 필수적이다. 사회와의 관계가 중요하다는 의미이다. 사회적 책임을 성실히 수행하고자 하는 병원이 지속 성장을 기대할 수 있다. 사회적 책임 및 지속가능 성장을 병원경영에 결합시키는 것은 특별히 도전적인 과제이다. 의료서비스를 제공하는 병원은 매우 복잡한 시설, 조직과 활동으로 구성되어 있기 때문이다. 병원은 사회의 일반적인 공공 선을 추구한다는 의미에서 공통의 사회적 책임을 지고 있다. 모든 기업과 조직들이 당면하고 있는 급격한 환경 변화 속에서 생존과 발전을 추구해야 하는 과제뿐만 아니라 보건의료 분야의 각종 규제와 정책, 간호 부문 등의 심각한 인력난, 급속도로 증가하는 첨단 의료기술의 적용 요구와 이로 인한 높은 의료비용의 감내, 글로벌 의료표준의 강화 등 운영 상의 여러 가지 난제도 놓여 있다. 그러나 그보다 더욱 강조되어야 할 것은 병원이 결국 치유의 사명을 지속가능 성장과 연결시켜야 한다는 점이다. 의료이용에 있어서 접근성, 형평성, 의료보장의 보편성, 효율적인 자원 할당 등의 이슈가 현대 의료전달체계의 중요한 윤리적 플랫폼이 됨을 인지해야 한다. 보건의료 분야는 운영 상의 도전 과제를 해결해나가면서 신뢰를 구축해야 하는 데에 있어서 다른 어떤 산업보다도 많은 노력을 기울여야 한다. 병원은 조직의 생존과 발전 추구와 동시에 공익성의 실현도 기대 받고 있기 때문에 지역사회의 건강문제 해결이라는 사회적 책임을 요구 받고 있다. 위치하고 있는 지역에서 효율적이고 효과적인 의료서비스를 제공해야 할 책임이 있으며, 이는 단순히 조직의 생존과 발전을 추구하는 목표를 넘어서 지역사회의 건강 문제 해결과 건강 증진이라는 공익성을 실현하는 차원에서 진행되어야 하는 부분이다.

의료서비스 제공에 있어서 인간의 기본권인 건강권을 존중하는 보편적 윤리원칙을 따라야 한다는 주장이 강조되고 있다. 의료분야에서 사회적 책임은 진료를 원하는 누구에게나 질 좋은 의료서비스를 전달하는 것과 관련한 윤리적 의무이다. UNESCO의 '의료기관의 사회적 책임에 관한 국제윤리위원회 보고서(the Report of the International Bioethics Committee of UNESCO on Social Responsibility and Health, 2010)'에서는 사회적 책임을 전통적으로 윤리적 의무라 불려오던 개념의 일부라 정의했다. 윤리적 의무는 타인이나 국가로부터 강제되는 것이 아닌 자발적인 동기에 근거한다. 이 규범을 따르지 않아서 발생하는 결과의 중요도가 클수록 그에 대한 윤리적 의무는 더욱 크다 할 수 있다. 인간의 건강권에 적용될 경우에는 더욱 그러하다. 의료서비스는 보편적 윤리원칙에 맞게 제공되어야 한다. 병원의 사회적 책임은 모든 이해관계자에게 보편적으로 받아들여지는 공공 선의 공유된 비전이다. 병원의 사회적 책임은 양질의 의료서비스, 첨단 의료기술, 적정 진료비 등 서비스 제공자인 병원 입장에서 지는 책임만으로는 충분하지 않다. 병원을 중심으로 환자와 지불기구 그리고 사회 모두가 기대하고 있는 책임을 전면적으로 포함한다.

병원의 사회적 책임은 지속가능 성장과 불가분의 관계이다. 병원의 사회적 책임이 지속가능 성장의 주요 요인이기 때문이다. 다음 그림은 병원의 지속가능 성장 연속선(Continuum)을 보여준다(**[그림 11-4]** 참조). 병원의 사회적 책임은 환경 · 사회 · 윤리적 측면에서 위해 요소를 줄이고, 안전성을 추구하자는 위험 최소화 개념으로부터 출발한다. 그 다음 환경 및 경제적 측면에서 쓸데없는 자재 낭비를 최소

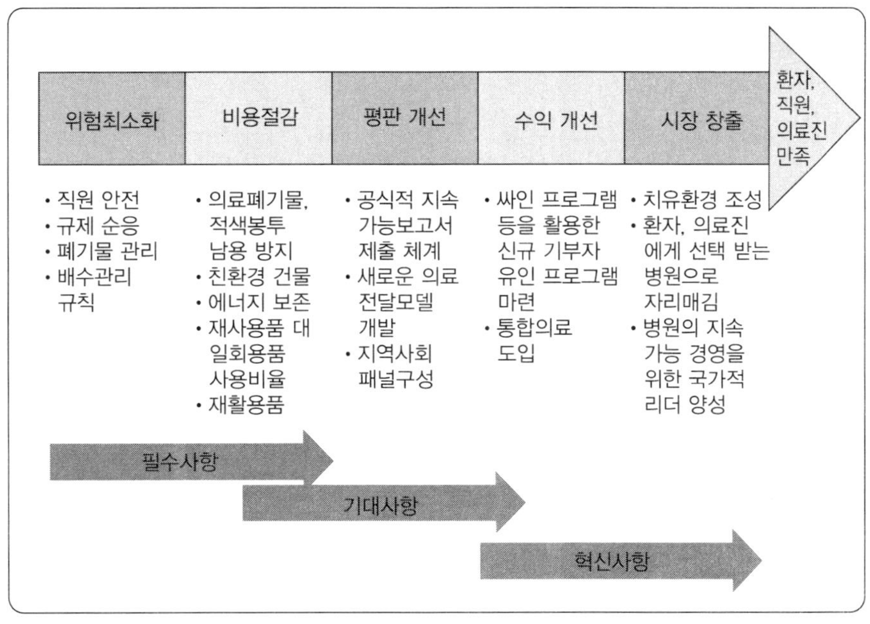

그림 11-4 병원의 지속가능 성장 연속선

화하고, 재활용품의 사용 및 일회용품의 재사용, 에너지 보존 등을 통해 비용 절감과 환경보호를 추구하는 쪽으로 확대된다. 위험 최소화 및 비용 절감은 병원에게 요구되는 필수적인 책임으로 분류할 수 있다. 공식적으로 지속가능 보고서를 작성, 제출하는 체계를 갖추고, 새로운 의료전달모델을 개발하는 활동 등을 통해 병원의 이미지 및 평판을 개선하는 단계를 거친다. 평판 개선의 단계를 넘어 사회적 책임의 혁신적 단계로서 수익성 개선과 환자, 의료진에게 선택 받는 병원으로의 자리매김 등을 통해 병원이 지향하는 가치와 궤를 같이 한 가치 창출, 시장 창출의 단계에 이를 수 있다. 지속가능 성장의 연속선 상에서 병원의 사회적 책임을 조명해보았을 때, 진료, 수술, 공급망, 평가, 홍보 등 병원의 가치사슬 전 단계 속에 사회적 책임의식이 내재화되어야 함을 알 수 있다.

2.2 병원의 사회적 책임 영역

1) 병원의 사회적 책임 범위

병원의 사회적 책임은 내부경영 및 사회적 환경 속에서의 활동 결과에 어떻게 대처하는가와 관련이 있다. 이에 따라 사회적 책임의 범주를 소극적 의미와 적극적 의미로 분류해볼 수 있다.

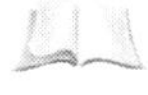

표 11-1 | 사회적 책임의 범위(소극적 금지와 적극적 책임)

소극적 금지	적극적 책임
다른 존재에게 해를 끼치는 행위의 금지를 의미	특정 가치를 적극적으로 추구하는 책임을 의미
1. 수익 창출 및 고용 창출 2. 모든 이해관계자들의 관심 보호 3. 인간기본권 존중 4. 폐기물 등 환경오염 발생의 자제 5. 법규 준수	1. 윤리강령의 실천 2. 차별정책에 대응 3. 의사결정 및 성과지표에 대한 책무성 4. 연구 대상 동물의 적극적 보호 5. 환경보호에 대한 적극적 기여 6. 국내외 협력프로그램에 참여

소극적 의미의 사회적 책임은 법적 규제에 의해 주로 사회적 및 시장지향적 목표를 지향하는 것이다. 인간존중은 사회적 책임의 기본 패러다임이며, 의료기관의 기본 목적이 되어야 한다. 이에 속하는 영역으로 병원 내의 비차별 정책, 사생활 보호 등이 있다. 유해폐기물 관리, 연구 분야에서 동물에 대한 위해적 행위의 방지 등도 같은 영역에 속한다. 이러한 유형의 사회적 책임은 법적 행위, 환경 위해에 대한 제재, 이해관계자의 관심에 대한 보호 등을 의미한다.

반면, 적극적 의미에서 사회적 책임이란 단순히 법적 순응뿐 아니라 일반적인 윤리원칙을 준수하는 것이다. 이해관계자의 관심 및 가치를 고려하고, 윤리적 의미를 지키는 행위이다. 법적인 제재가 없어도 자발적으로 움직이는 행위로서, 보유자원 및 기술을 공익에 기여하는데 활용하는 것을 포함한다. 윤리강령의 실행을 비롯하여 직장 내 소수집단의 보호 등 차별철폐 정책의 발의, 환경 보호를 위한 적극적 기여활동 등이다. 동물을 위한 가이드라인의 개발이나 윤리위원회 발족을 통한 윤리문제의 적극적 해결 등도 이에 해당된다.

2) 병원의 사회적 책임 영역 및 사례

과거 보건의료산업에서 혁신의 전통적인 엔진이 연구개발(R&D) 실험실이었다면, 오늘날 혁신적인 비즈니스 기회 창출의 원동력은 지속가능성장 이니셔티브에서 찾아야 한다. 의료조직에 있어서 전통적인 손익계산은 이익 창출에 초점을 맞추는 경우가 많았다. 최근 병원계에서는 경제적 결과뿐 아니라 직원, 환자, 지역사회 및 사회 모두에게 혜택이 돌아가도록 하고 환경지속성 및 사회적 책임까지 아우르는 TBL(Triple Bottom Line)의 원칙이 회자되고 있다. 보다 친환경적이고 보다 사회적인 산출물 및 비즈니스전략을 생산해내고자 하는 추세이다. TBL, 즉 경제적, 환경적 및 사회적 영역에서 지향하는 병원의 사회적 책임이 무엇이며 어떠한 사례가 있는지 알아본다. 병원의 사회적 책임 사례는 아직 많이 보고되고 있지 않은데, 여기서는 환경적 책임 측면의 사례를 주로 소개하기로 한다.

① 병원의 경제적 책임

기업이 수익을 못 내고 있다면 그 기업은 무책임한 것이다; 사회 자원을 낭비하는 것이며 사회적 비용을 발생시키는 셈이다. 수익이라는 경제적 성과는 기업 존속의 가장 기본적인 것이며 수익 없는 기업은 고용창출이나 시민의식 등 기타의 책임을 논할 자격도 없다. 그러나 기업의 수익은 중요한 것이기도 하면서 동시에 수익창출을 했다고 사회에 대한 책임을 다

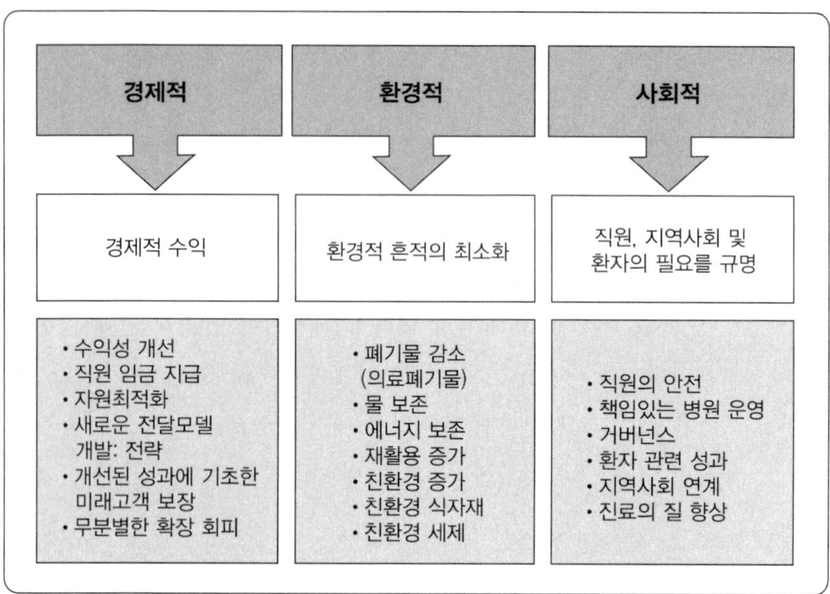

그림 11-5 지속가능성장을 위한 세 개의 기둥

> 한 것도 아니다. 모든 조직은 고용창출과 환경, 고객을 비롯한 모든 이해관계자에 대해서 책임 있는 역할을 다해야 한다. 그것이 곧 사회적 책임이다.
>
> 피터 드러커

WHO는 병원의 역할과 기능에 관해서, '양질의 진료와 연구, 교육 및 지역의료체계 지원'으로 정의하고 있다. 이 같은 본연의 역할을 잘 수행하는 병원이 공공성이 높은 병원이다. 병원의 경제적 책임은 가장 기본적인 병원의 존재 근거를 제공하는 책임으로 병원의 본질적인 역할과 기능 수행을 가능하게 하는 기초가 된다. 병원이 사회의 건강을 지키고 증진하는 책임을 다하기 위해서는 일정한 수익을 내야 한다. 병원이 사회적 책무를 이행하기 위해서는 지속적으로 양질의 의료를 제공해야 하는데, 많은 자원의 투입이 있어야 가능하다. 진일보한 의료기술을 제공하기 위해서는 많은 투자가 필요하고 수많은 시행착오 및 과학적 검증을 거쳐야 신기술을 환자에게 적용할 수 있다. 그리고 충분한 결과가 쌓여야 비로소 치료로서의 가치가 있는지 알게 된다. 병원은 경제적 책임을 기초로 양질의 의료 제공이라는 사회적 책임을 다할 수 있을 것이다. 병원의 경제적 책임 수행을 위해서는 비용관리, 새로운 가치의 창출, 경영혁신 등을 수행해야 한다.

② 병원의 환경적 책임

'Primum non Nocere' — 의료진 사이에서 통용되는 이 라틴어 문구는 해가 되는 일은 하지 말라는 뜻을 가지고 있다.

친환경적 활동은 병원의 사회적 책임의 출발이다. 병원은 양질의 의료 제공이라는 중요한 사명을 수행하면서 동시에 환경적으로 지대한 영향을 끼치고 있음을 인식해야 한다. 일년 365일, 하루 24시간 내내 가동해야 하는 병원은 대표적으로 에너지 사용이 많은 조직이다. 지금과 같은 에너지 부족 시대에 적극적인 에너지 사용 관리는 필수적이다. 병원은 생태 및 환경 보호 차원에서도 이 문제에 많은 관심을 보여야 한다. 환경적 지속가능성은 사회적 책임의 주요 구성요인이 된다. 산업의 규모와 복잡성을 고려할 때에 보건의료산업이 끼치는 환경적 영향력은 매우 크다. 선진국의 경우 건강 생태계, 그린 이니셔티브 및 환경적 청지기의식을 보건의료분야 조직 사명의 기본으로 하고 있다. 에너지 및 물 절약, 포장재 사용 감소, 의료기자재의 재활용, 제품수명 연장을 고려한 공급업체에 대한 지원 등이 이 영역의 활동에 포함된다.

▶ 수자원, 에너지, 음식물, 기후 변화, 폐기물 처리 등의 환경적 책임

의료기관의 탄소배출량 비중을 고려하면, 에너지 사용의 감소 및 자원 이용 효율성의 개선은 시스템 전반의 비용 절감에 있어서 중요한 열쇠이다. 미국, 독일 등 선진국의 경우, 이산화탄소 배출량 중 병원의 비중은 산업 총 배출량의 3~8%에 이른다. 냉방효율성의 향상을 통해, 에너지 절약형 조명시스템의 설치를 통해, 화석연료 의존성을 낮춤으로써 탄소배출량을 감소시킬 수 있다. 에너지 절약 프로그램을 수행하면 에너지 비용 감소 효과가 있다. 햇살이 들어오는 입원실의 환자가 그렇지 않은 병실 환자에 비해 재원일수가 3.7일 짧다는 연구결과도 있다. 음식물과 서비스를 가까운 지역으로부터 구매함으로써 교통수단의 이동에서 발생하는 탄소 배출량을 감소시키거나 세탁시설 관리의 개선으로 물을 절약하는 등의 다양한 노력을 기울일 수 있다. 에너지뿐 아니라 탄소 배출량, 의료폐기물, 물 소비, 식자재, 기후변화 등의 분야에서도 마찬가지이다. 폐기물 관리는 또 하나의 중요한 이슈인데, 제도적인 차원에서 폐기물 처리비용이 나날이 증가하고 있음과 동시에 환경오염 문제도 심각하다.

에너지 절감 및 폐기물관리를 통해 본 환경적 책임 사례

〈분당서울대병원의 에너지 절감〉

식스시그마의 일환으로 에너지 절감 프로젝트 실천방안인 증기 공급, 회수 배관 보강, 고효율 조명과 모터 설치 등 자체 시설 개선과 에너지 절감 노력을 수행하였다. 그 결과, 열에너지 사용량을 연간 20.2% 줄이면서 입원환자의 병실온도 만족도를 높이는 효과를 거두었다.

〈그린 케어 추진사례〉 2009

〈그린케어 추진사례〉 2009

〈영국 Royal Free Hospital의 에너지 절감 효과〉

영국의 Royal Free Hospital의 경우, 열에너지 전력 플랜트 계획을 실행함으로써 전력 배급의 개선, 전구교체 등을 통하여 연간 1.8백만 유로를 절감하는 효과를 거두고 있다.

〈Johnson & Johnson White Paper〉 2012

〈Cleveland Clinic의 폐기물관리〉

2011년에 친환경 실천의 리더가 되어 2020년까지 20%의 에너지 절감효과를 목표로 하겠다는 CEO의 의지 표명이 있었고, 이후 폐기물관리와 재활용품 사용을 강조해오고 있다. 건강환경 부서(Office for a Healthy Environment)를 설치하여 지역사회 환경 및 기후변화에 대한 병원의 영향을 평가, 모니터링하고 있다

〈50 of the Greenest Hospital in America〉 2013.9.9

www.beckershospitalreview.com/lists/50-of-the-greenest-hospitals-in-america.html

▶ 친환경 제품 활용을 통한 환경적 책임 수행

병원이 사용하는 친환경 제품에는 재활용 재료로 만든 인쇄용지, 토너 등의 행정 물품, 친환경 농축산물로 만든 음식, 무독성 세제 및 청소용품, 의료서비스와 직접 관계된 제품으로 DEHP-free IV 솔루션 같은 보다 지속 가능한 의료장비 등이 포함된다.

친환경 제품의 주요 속성 중 병원들이 가장 중요하게 보는 요소의 하나는 '중금속 함유 수준'이다. 이때 중금속이란 납, 수은, 육가 크롬, 카드뮴 등이다. 지속가능성을 지향하는 병원은 '평생주기' 솔루션을 찾는다. 평생주기 솔루션의 주요 속성은 테이크백 프로그램[1], 재활용, 재생 등이다. 그러나 무엇보다도 제품의 지속가능

1) Drug take-back program에서 나온 용어. 유효기간 만료, 복용을 하지 않는 등의 여러 가지 이유로 인해 사용하지 않은 의약품의 안전한 폐기를 유도하는 프로그램.

성을 논할 때에 간과할 수 없는 것은, 제품 선택의 기준으로 친환경적 요소를 따지기 이전에 우선적으로 효능과 안전성 등의 환자 진료를 위한 질적 기준을 만족시켜야 한다는 것이다. 보다 친환경적인 의료제품의 선택은 건강과 안전의 이슈를 얼마나 잘 지키는가, 그리고 양질의 진료와 비용-효과적인 진료에 적합한 업무환경을 제대로 제공하는가의 문제이다.

병원이 의료장비 및 물품에서 지속가능성을 지향하는 옵션을 찾게 되는 것은 명백하다. 제조업체 역시 친환경적 대안의 수요가 증가하고 있다는 것을 잘 알고 있고, 이러한 수요에 맞추어 움직여야 한다는 것도 인식하고 있다. 어떤 공급업체는 R&D 및 제품 개발 프로세스의 초기단계에서 지속가능성을 고려하고, 보다 정교한 제품 평가 프로그램을 운영하기도 한다. 지속가능 제품의 생산에 있어서 앞서가는 공급업체들은 혁신적인 수술 솔루션을 개발하고, 병원에서 의료폐기물의 감소, 비용 절감, 진료의 질 유지 등을 지원할 수 있는 보다 광범위한 영역의 제품을 공급하려고 노력한다.

친환경 제품 활용을 통해 본 환경적 책임 사례

〈Keiser Permanente(KP)의 유해 의료자재 사용 자제〉

KP는 사용하던 카테터를 PVC(polyvinyl chloride)와 DEHP(di-ethylhexyl phthalates)가 없는 재질의 카테터로 바꿨다. 새로운 카테터는 투석 환자들의 DEHP 노출 위험을 줄였고, PVC 제조 및 폐기 시 다이옥신 방출량을 감소시켰다.

〈Dignity Health의 재활용품 사용〉

Dignity Health라는 미국 서부지역의 의료시스템은 재활용 제품을 구매함으로써 2011년 560만 불의 비용 절감 효과를 보았다. 그들이 구매한 재활용 제품은 과거 일회용으로 사용하던 것을 세척과 소독절차 등을 통해서 최소 한 사람 이상에게 안전하게 쓸 수 있도록 만든 제품들이다.

〈Magee Women's Hospital of UPMC의 친환경 의료장비 사용〉

피츠버그대학 부속 Magee-Women's Hospital은 2005년부터 적극적인 친환경 활동을 펼치고 있다. 첫 출발은 신생아와 부모 대상 환경교육이었다. 병원 직원으로 구성된 친환경팀은 목표를 설정하고 측정지표를 개발하였다. 유해 폐기물을 담은 적색봉투의 남용 방지, 재활용품 사용 25% 증가, 신생아중환자실의 DEHP 및 PVC free 제품 사용 등이 성과에 포함된다.

병원은 하인츠 재단 및 J&J 재단의 기금 지원을 받아 환경보건연구소에서 신생아 및 산모에 미치는 환경의 영향 연구를 수행하고 있다.

〈Virginia Mason Medical Center의 수술실 재활용 혁신, 친환경 소재 및 친환경 식자재 사용〉

Virginia Mason Medical Center의 지속가능성장 실천 노력은 미국 내 의료기관 중 가장 뛰어난 활동 중 하나로 평가된다. 이 병원은 환경 청지기 프로그램인 EnviroMason을 통해서 생산시스템을 운영하고 있는데, 그 내용은 직원이 자발적으로 이끄는 린 방식의 적용을 통해 폐기물을 규명하고 환경적 변화를 촉진시키는 것이다. 이 프로그램으로 지역사회에서 수술실 내 물품 재활용 혁신을 이룬 첫 번째 병원이 되었다. 의료 폐기물의 처리비용은 일반 폐기물 처리비용의 15배이다. 수술실 폐기물의 처리가 중요한 것은 병원에서 발생하는 폐기물 중 20~30%는 수술실에서 나오기 때문이다. 수술실 폐기물의 감소를 위하여 일회용 기구의 재소독 후 사용, 수술용 포장재의 축소, 일회용 기구 사용의 최소화 등의 방법을 적용하였다. 또한 깡통 및 스티로폼 사용을 억제하였으며, 지역사회 친화적 활동으로 지역사회에서 생산된 식자재를 활용한 영양 프로그램을 개발, 수행하였다.

〈50 of the Greenest Hospital in America〉 2013. 9. 9
www.beckershospitalreview.com/lists/50-of-the-greenest-hospitals-in-america.html

〈친환경 프로그램의 확산 사례〉

친환경적 시설에 대한 강조로 USGBC(U.S. Green Building Council)가 주관하는 LEEP(Leadership in Energy and Environmental Design) 프로그램이 확산되었다. 건강하고 환경친화적인 지역사회를 위한 비영리기관인 Practice Greenhealth는 신성장 동력을 에너지 효율성과 지속 가능한 에너지, 물 절약, 무독성 수준 그리고 지역사회에서 가져오는 건강한 식자재 구입처 마련 등의 영역에서 찾고 있다. 특히 수술실을 친환경적으로 전환하는 사례가 대표적이다. 이러한 프로그램으로 인해 보건의료현장이 바뀌고 있다. 몇몇 병원들은 EPP(Environmentally Preferred Purchasing) 프로그램을 도입했는데, 그 내용은 지속가능 속성을 지닌 제품의 구매를 선호하겠다는 것이다. 재활용 종이를 구매하는 등 단순한 의사결정의 가이드라인으로도 쓸 수 있다. EPP 프로그램을 실행하고 있다는 것은 향후 지속가능성에 대한 충성도를 의미하기도 한다.

〈Johnson & Johnson Service Inc.〉 2012

▶ 인구 증가, 도시화 및 고령화에 대한 환경 지속성

범세계적으로 도시로 몰리는 인구의 불균형적 분포는 정부 및 보건의료산업에 새로운 도전과제를 던지고 있다. 아프리카, 아시아, 중남미 등 여러 대륙에서 도시화로 인해 슬럼이 형성되고 있다. 의료서비스에의 접근성이 떨어지고 위생 문제가 발생하여, 고혈압, 당뇨, 비만, 천식 등의 만성질환이 도시 중심으로 만연하고 있음을 본다. 이에 함께 전 세계적으로 급격한 인구 고령화로 인해 만성질환이 증가하고 국민의료비가 계속 증가하고 있다.

인구의 증가와 자원의 희소성, 재정 한계 등은 정부 및 의료서비스 공급자로 하여금 의료전달체계의 새로운 방법을 개발하도록 한다. 이때 새로운 정보통신기술 등 테크놀로지의 힘을 빌어오게 되는데, 테크놀로지를 보건의료와 결합함으로써 원거리 혹은 접근이 용이하지 않은 지역의 환자 관리가 용이해지고 보건의료비용 감소에도 도움을 주고 있다. 예를 들어, 환자와 의료전문가 간 원거리 정보교환을 통하여 환자관리를 개선시키고 비용을 감소시키는 방법 등이다. 오늘날 우리나라를 비롯하여 세계 각국에서 유헬스와 원격관리에 대한 연구개발 및 상용화 과정, 법/제도의 개선 등의 움직임이 활발한 것은 미래 의료의 사회적 책임과 연계된 이슈이다.

③ 병원의 윤리적 책임(사회적 차원)

➤ 클린경영

윤리적 책임은 병원이 반드시 지켜야 하는 책임이다. 이를 위해 이해관계자인 지불기관, 환자, 지역사회, 경쟁병원 및 전세계를 상대로 진정성 있는 진료서비스의 제공, 환자 중심의 진료 및 진료지원 체계, 공정한 경영, 투명한 재정 규칙 등의 깨끗한 경영시스템을 구축해야 한다. 또한, 생명존중의식과 관련 법규의 준수를 통해 안전한 진료를 실천해야 한다. 의학적 관점에서 윤리적으로 용인될 수 있는 행위와 그렇지 못한 행위를 판별하는데 도움을 줄 수 있는 기준을 사용할 수 있다. 전문가로서의 윤리의식 유지를 위해 활용되는 의사윤리선언(Declaration of Ethics), 의사윤리강령(Code of Ethics), 의사윤리지침(Ethical Guideline) 등 세 종류의 의사윤리가 있다. 의사의 가치관을 명문화 하고 자기책무, 최소한의 행동준칙을 담고 있다. 우리나라는 1961년에 의사윤리선언을 번역하여 사용하다가 1997년 의사윤리강령을 제정하였고, 2001년 의사윤리지침을 제정하였다. 2006년에 의사윤리강령과 의사윤리지침을 개정하면서 의사윤리선언을 폐지하였다. 마찬가지로 간호사 윤리강령도 1972년에 제정된 이후 2006년 3차 개정이 이루어졌고, 윤리선언을 제정하였다. 그러나 윤리강령과 지침을 구비했다고 해서 윤리 문제가 저절로 해결되지 않는다. 기관 차원에서 의료전문가 및 기관의 건전한 윤리의식을 강조하고, 발생 가능한 문제에 대한 대처 방안을 숙지하고 사전에 예방함으로써 사회적 책임을 다해야 한다.

▶ 사회공헌

병원 기관 혹은 구성원 개인이 직접 참여하는 사회봉사활동을 제공한다. 저소득층, 다문화가정, 노인 등 소외계층을 위한 지원, 홍수, 화재 등 재난사태의 발생 시 위기 극복을 위한 긴급구호대 파견 및 성금 기부, 개발도상국의 열악한 보건의료 상황에 대한 물적, 인적, 시스템적 지원 등이 이에 해당한다.

▶ 네트워크 협력

병원을 중심으로 지역사회 보건의료기관들이 상생차원에서 공동으로 사회적 책임을 수행할 수 있다. 환자 전원체계의 건전한 운영, 의료기관간 응급환자이송체계의 공유, 공동구매시스템 운영, 통합의료 실행 등 다양한 내용과 규모의 의료기관 간 협력은 사회적 책임 측면에서 기여할 수 있을 뿐 아니라 보건의료자원의 효율적 활용 측면에서도 유용하다.

가장 윤리적인 100개의 기관에 선정된 존스홉킨스 병원

존스홉킨스 병원은 2년 연속으로 세계에서 가장 윤리적인 기관 명단에 포함되었다. 이 평가의 주관기관은 뉴욕에 소재한 the Ethisphere Institute로서, 기업윤리 및 사회적 책임 영역에서 베스트 프랙티스(Best Practice) 창출을 위해 설립된 조직이다. 33개 산업에 걸쳐 수백 개 기관이 응모한 가운데 100개의 기관이 선정되었다. 선정 기준은 기업시민주의 및 사회적 책임, 기업 거버넌스, 혁신 측면에서 공공 복지와 산업 리더십, 최고경영자 리더십, 법/규제적 성과, 견고한 윤리 프로그램의 수행 수준이었다.

존스홉킨스 병원의 수상소감은 다음과 같았다. "환자에게 양질의 진료서비스를 제공하는 것만으로는 부족합니다. 진료서비스는 높은 수준의 원칙과 윤리적 기준이 정립된 상태에서 제공되었을 때 빛이 납니다. 원칙 및 윤리적 기준의 미달은 환자뿐 아니라 우리 존스홉킨스 가족 및 100년 이상을 지속해온 병원의 기본 원칙에 대해 부당한 태도입니다."

2010. 3. 30, the Ethisphere Institute Report

3. 사회적 책임을 위한 거버넌스와 책임성

의료기관의 존속과 성장을 위해서 사회적 역할의 재정립이 요구된다. 병원의 사회적 역할에 대해서는 양질의 의료서비스 제공, 고용 창출과 수익을 통한 경제적 기여, 첨단의료기술 연구와 개발을 통한 사회 발전 등 여러 관점의 접근이 있다. 오늘날 요구되는 가장 큰 역할은 더 나은 사회와 더 안전한 환경 만들기라고 할 수 있다. 사회적 책임을 다하고자 하는 병원은 이해관계자에게 잠재적 손해를 최소화 할 수 있도록 하려면 무엇이 옳은가를 고민해야 한다. 사회적 책임을 이러한 차원에서 수행하려면 병원경영의 패러다임을 논할 때에 거버넌스적 차원에서의 접근이 필요하다.

사회적 책임에 대한 기업의 관점이 공유가치의 지향으로 이동하고 있는 것처럼, 병원의 경우도 사회적 책임 문제에 대해 기존과 다른 시각의 접근이 필요하다. 지속 가능한 사회를 위한 지표가 중심이 되어야 한다. 병원의 사회적 책임은 일상적인 병원활동과 별개의 사안이 아니며, 병원활동과 연계되어 운영적 탁월성(Operational Excellence)을 이루어내는 과정에 내재화되었을 때에 더 광범위한 공익에 기여할 수 있다. 이는 하나의 부서에서 다룰 일이 아니며, 운영체계 전반에 영향을 미칠 수 있도록 병원의 전사적 전략에 반영되어야 한다.

사회적 책임을 전략적으로 접근하기 시작한 배경은 외부의 압력에 의한 측면에서 나아가 이를 병원경영의 주요 요인으로 인식하면서부터이다. 거버넌스가 병원으로 하여금 건전한 운영을 가능하게 하는 메커니즘이라 했을 때, 새로운 거버넌스의 정립이란 모든 이해관계자 및 그들의 입장을 제대로 반영한 내부 통제 메커니즘을 의미한다. 이해관계자의 책무성은 좋은 거버넌스의 주요 과제이다. 이를 통해 사회시스템의 일부로서 책임감을 인지하고 병원이 지속적으로 발전할 수 있다.

최근 사회적 책임과 건강에 관한 UNESCO의 국제윤리위원회의 보고서(the Report of the Int'l Bioethics Committee)에서는 병원 거버넌스의 새로운 패러다임으로 사회적 책임을 다음과 같이 설명하고 있다. "오늘날 의료기관은 사회적 기대를 충족시키기 위하여 기업 거버넌스의 견고한 메커니즘이 필요한지를 고민해야 한다. 의료기관은 이제 법적 기준과 기존의 일반적인 윤리 기준에서 나아가 사회적 목적을 달성해야 한다. 병원 거버넌스의 최적화는 조직문화가 모든 이해관계자의 수요를 만족시키도록 재구성됨으로써 가능하다."

사회적 책임에 대한 인식을 단순히 한 부서가 끌고 가는 사회공헌이나 이미지 개선을 위한 마케팅으로 이해하는 것에서 나아가 운영방식이나 구조 자체의 변화를 동반하는 것으로 바꾸어야 한다. 사회적 책임의 황금 규칙은 적절한 거버넌스와 전사적 전략이 통합된 상태이다. 병원의 비즈니스 모델에 자율적 규제를 통합하고, 활동에 대한 책임을 통해 이해관계자와 사회 전반에 긍정적 영향을 미치는 것을 포함한다. 따라서 환자를 진단, 처방하는 것만이 아니고 잘못된 건강상식과 의료상식을 바로 잡고, 문제 있는 의료제도의 개선, 재정과 회계의 투명성 강화, 다양한 이해관계자의 입장이 반영된 투명한 의사결정 과정 운영, 공정운영 관행, 환경과 사회에 미치는 영향에 대한 관심 및 사회적 비용 고려 등 시스템의 전면적 기초를 요구한다.

3.1 가치사슬과 사회적 책임

가치사슬이란 고객에게 가치를 제공할 때 부가가치 창출에 직, 간접적으로 관련된 일련의 활동 및 기능, 프로세스 상의 연계를 의미한다. 가치사슬 분석을 통해 전략

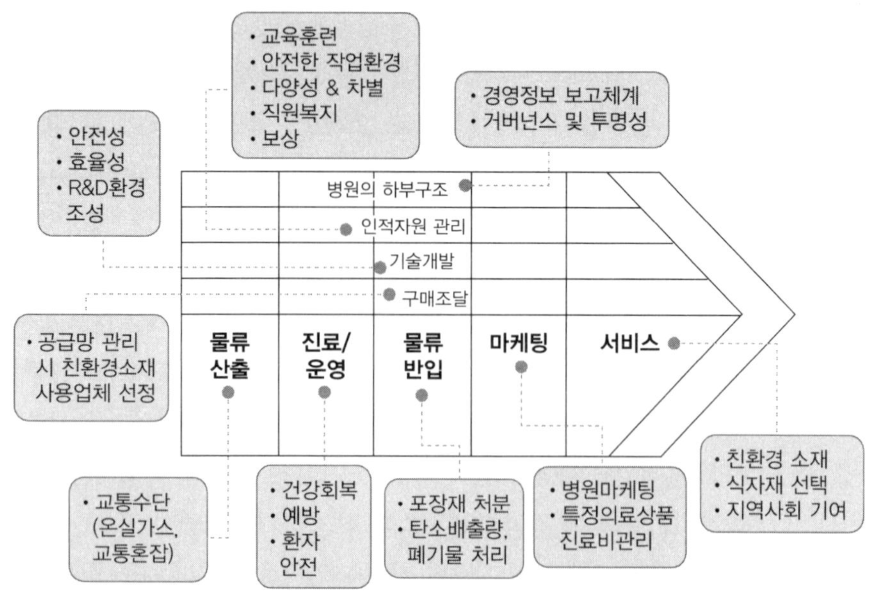

그림 11-6 가치사슬과 병원의 사회적 책임

차원에서의 활용을 모색해볼 수 있다. 아래 그림(**[그림 11-6]** 참조)의 가치사슬을 통해 병원이 수행하는 여러 활동과 각 활동 간 상호 반응을 체계적으로 살펴볼 수 있다.

병원의 본원적 활동을 물류 투입과 진료/운영활동, 물류 산출, 마케팅, 서비스로 보았을 때 구체적으로 다음과 같은 활동을 포함하며 각 활동 별 사회적 책임의 예를 예시한다.

- 물류 투입(Inbound Logistics)
  - 핵심 포인트: 진료를 위한 투입물의 질
  - 진료 자체 및 지원행정을 위한 투입물의 획득, 유지, 보급과 관련된 활동들
  - 온실가스 배출 및 병원 주변 교통혼잡에 대한 책임

- 진료, 운영(Operations)
  - 핵심 포인트: 진료의 질, 환자 안전
  - 투입물을 최종 제품화 형태인 진료로 전환하는 것과 관련된 활동들
  - 건강의 회복, 예방, 환자 안전

- 물류 산출(Outbound Logistics)
  - 핵심 포인트: 진료 후 활용자원의 효율적 관리, 환경적 요소 포함
  - 진료 후 사후관리 관련 활동과 자재를 물리적으로 배분, 사용하는 것과 관련된 활동
  - 포장재 처분, 탄소배출량, 폐기물 처리

- 마케팅(Marketing & Sales)
  - 핵심 포인트: 이미지 및 평판 구축
  - 환자 대상 병원 선정의 수단 제공 및 이를 포함하는 제 활동들
  - 병원 마케팅, 특정 의료서비스의 진료비 관리에 대한 책임

- 서비스(Service)
  - 핵심 포인트: 환자 신뢰, 여분 이용성
  - 진료 가치의 유지와 개선을 위한 서비스 제공과 관련된 활동들
  - 친환경 소재, 식자재 선택

지원활동은 본원적 활동이 발생하도록 지원하는 투입물 및 인프라와 관련된 활동이다. 병원의 하부구조, 인적자원 관리, 기술개발 및 구매조달을 포함한다. 지원활동은 본원적 활동처럼 직접적으로 부가가치를 창출하지는 않지만 창출을 지원하는 활동을 의미한다. 각 활동의 의미와 사회적 책임에 관한 내용은 다음과 같다.

- 병원 하부구조
  - 핵심 포인트: 경영관리, 재무, 회계 및 법규
  - 개개의 활동이 아닌 전체 사슬을 지원함
  - 경영정보 보고체계, 거버넌스 및 회계의 투명성과 관련된 책임

- 인적자원 관리
  - 핵심 포인트: 최고의 진료서비스 제공을 위한 채용, 교육 · 훈련
  - 채용, 교육 · 훈련, 경력 개발, 배치, 보상, 승진 등의 활동으로 구성
  - 교육 · 훈련, 안전한 작업환경, 차별요소 억제, 직원복지, 보상과 관련한 책임

- 기술 개발
  - 핵심 포인트: 차별화된 진료, 특정 의료상품 및 의료서비스 개발
  - 진료 프로세스 혁신, 신의료기술 연구개발 등의 활동으로 구성
  - 안정성, 효율성, R&D 환경 조성과 관련한 책임

- 구매조달
  - 병원 가치사슬에서 사용된 투입물 구매 기능과 관련한 활동
  - 공급망 관리 시 친환경 소재, 재활용품 사용업체 선정 등에 대한 책임

지속가능경영 관점에서 병원의 사회적 책임을 논할 때, 거버넌스 내에서 사회적 책임을 가치사슬의 각 단계별 활동과 연결시킬 수 있다. 진료와 서비스 등 본원적 활동부터 시작하여 인적자원 관리, 구매조달 등 지원적 활동 영역에 이르기까지, 병원 가치사슬의 각 단계, 각 활동 별로 해당하는 사회적 책임을 제시해 보았다. 사실 병원의 가치사슬은 위의 그림에서 제시한 것보다 상당히 복잡하고 입체적이다. 그러나 매우 간략히 제시된 가치사슬을 통해서도 병원이 추구하는 가치를 이루기 위해 전략뿐 아니라 일상의 활동에서 사회적 책임과의 통합이 어떻게 이루어질 수 있는지를 고민해볼 수 있다.

3.2 이해관계자 관점

가치사슬의 조명은 가치활동의 연결을 통해 부가가치를 창출하는 조직 내 프로세스를 분석하여 병원의 사회적 책임을 살펴볼 수 있게 해준다. 이제 범위를 넓혀서 각 이해관계자와의 관계를 통해서 병원의 외부 네트워크와 연결되는 사회적 책임을 살펴본다.

모든 조직은 피고용인, 고객, 이해 관계자와 환경에 미치는 영향에 대해 책임을 가지고 있다. 병원도 마찬가지로 이해 관계자에 대한 책임 및 의무를 충족시키고자 노력할 때 사회적으로 책임 있는 병원이라 할 수 있다. 이는 정부, 보험기관 등 지불기관에 대한 책임을 비롯하여 의료진 및 직원, 환자, 협력기관, 지역사회 및 환경 등을 포함한다([그림 11-7] 참조).

병원은 지불기관의 관심과 이해를 고려한 경제적 책임을 수행해야 한다. 건전한 경영을 통하여 회계의 투명성을 확보하고, 재정 차원에서 부정부패를 방지하며 경영정보의 정기적 공개를 이행하는 책임을 포함한다. 의료진 및 직원, 환자, 협력기관, 지역사회에 대해서도 각 이해관계자의 관심을 충족시키도록 사회적 책임을 다해야 한다. 의료진 및 직원에 대하여 고용을 보장하고, 복리후생과 안전 및 위생 문제를 해결하며 적절한 권한 위임과 필요한 교육훈련을 제공하는 것은 내부직원에 대한 사회적 책임이다. 의료진과 직원의 충성 없이는 환자가 기대하는 좋은 의료서비스를 제공할 수 없다. 의료진 및 직원이 양호한 직장환경 속에서 일할 수 있도록 지원한다면, 그리고 행정적 절차가 환자 진료를 선순환적으로 촉진시킨다는 것을

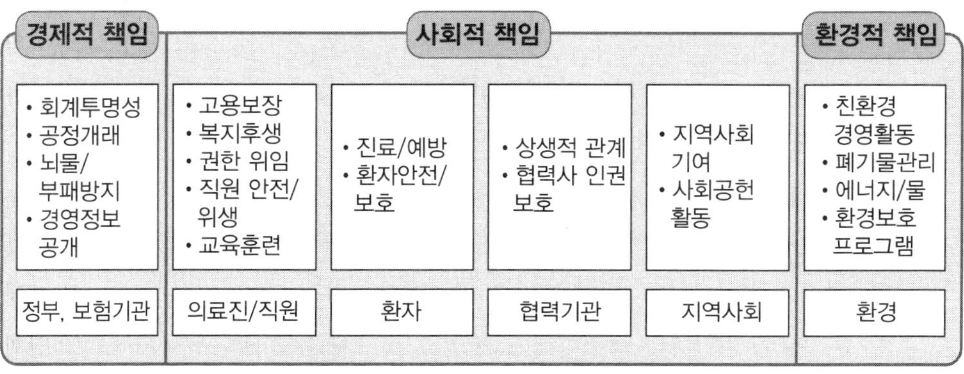

그림 11-7 이해관계자 관점에서 본 병원의 사회적 책임

확신한다면, 병원의 구성원들에 대한 동기 부여는 제대로 이루어질 것이다. 또한, 환자에 대해서는 안전 및 보호, 치료와 예방 차원에서 환자의 필요를 충족시키도록 해야 한다.

병원의 존재는 환자로 인해 가능하다. 환자는 양질의 진료를 기대하며 기꺼이 진료비를 지불한다. 환자가 원하는 가치가 무엇인지에 관심을 기울이는 병원과 그렇지 않은 병원의 차이는 크다. 협력기관과는 상생적 관계를 유지하도록 노력해야 한다. 지역사회에 대해서는 사회공헌활동을 비롯하여 병원이 기여할 수 있는 영역을 찾아 병원의 가용 자원을 제공하도록 한다. 병원은 24시간 가동하는 운영체인만큼 환경에 미치는 영향이 적지 않고 그 책임 또한 크다. 친환경적 경영활동, 폐기물 관리 및 에너지 사용, 물 사용, 환경보호 프로그램의 적절한 운영과 관리를 통해 환경적 책임을 다하도록 해야 한다.

이해관계자 관계를 고려한 사회적 책임은 이해관계자의 참여를 통해 구조화 및 활성화시킬 수 있다. 예를 들어, 투자자에 대한 경영정보 공개 시 투자자의 적극적 참여를 제도화시키며, 공급망을 형성하는 협력사의 친환경적 소재 사용에 대해 평가표를 통해 동기를 부여함으로써 협력기관과 공동으로 환경적 책임을 수행한다. 의료진, 직원 및 환자의 안전을 위해서 안전 기준을 제정하여 공유하고 모니터링 하는 체계를 구축함으로써 안전 분야의 개선을 촉진한다. 병원의 사회적 책임을 이행하는 데에 있어서, 이해관계자를 참여시키고 동기를 부여하는 체계를 병원 거버넌스 내에서 구축해나가는 과정을 통해 지속가능 문화를 조성한다.

이해관계자의 관심과 필요에 대한 책임을 다하기 위해 전제되는 것은 의미 있는 커뮤니케이션 프로그램이다. 병원 거버넌스 내에서 전사적으로 사회적 책임 및 지속가능경영을 실현하고자 한다면 아무에게도 알리지 않고 실행, 관리하는 것은 효과가 없다. 사회적 책임에 대한 이념과 실천의 괴리를 메우는 역할을 담당하는 것은 커뮤니케이션이다.

병원의 전략, 운영, 의사결정 등에 사회적 책임의식을 적용하는 것은 많은 질문과 사고를 필요로 한다. 커뮤니케이션 프로그램을 통해 무엇을 전달할 수 있는가? 핵심은 투명성이다. 듣기 좋은 것만을 전달할 수는 없다. 소통한다는 것 자체가 지속가능을 지향하는 행위이다. 소통을 통하여 병원의 전략과 내부적으로 연계할 수 있다. 커뮤니케이션 프로그램은 다양한 이해관계자를 대상으로 하는 보고체계를 포함한다. 국제표준에 따른 가이드라인이 제공되고, 가이드라인에 따라 보고서 작

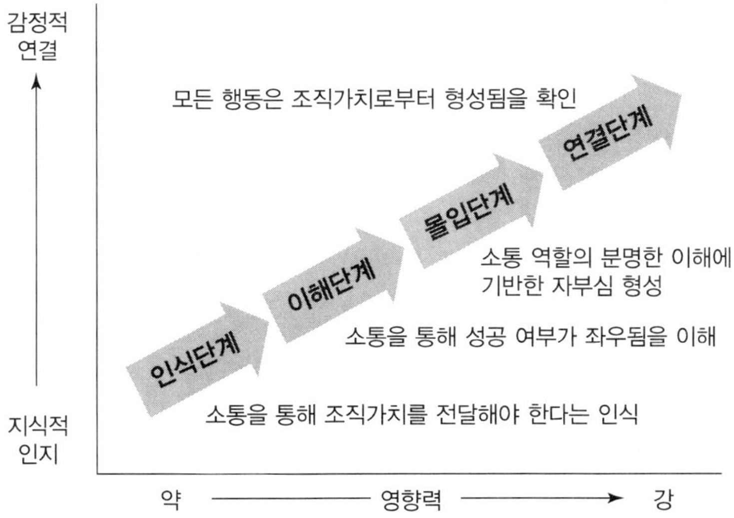

그림 11-8 커뮤니케이션으로 인한 사회적 책임의 인지변화 단계

성이 이루어지며, 실제로 다양한 이해관계자에게 보고하는 시스템이 중요하다.

보고체계, 캠페인, 워크숍 등의 채널을 사용하여 커뮤니케이션을 수행하는 것은 사회적 책임에 대한 의식을 외형적 인식단계에서 감정적 공감단계로 내재화하게 해준다. 이는 사회적 책임에 대한 병원 전사적인 영향력을 강화시키는 효과를 가져온다(**[그림 11-8]** 참조).

각 이해관계자를 대상으로 이루어지는 사회적 책임의 이행은 최고결정권자의 참여와 헌신이 이끌어가되, 이해관계자 간 커뮤니케이션을 통한 지속가능성장의 문화 조성이 필요하다. 이를 위해 병원 전반에 걸쳐 지속가능 프로그램을 이끌어가고 통합하는 역할을 수행할 추진자가 있어야 한다. 특히 지속가능성장과 사회적 책임이 운영적 차원에까지 스며들기 위해서는 경제, 사회, 환경적 책임을 다루는 TBL(Triple Bottom Line)이 병원의 사회적 책임을 위한 의사결정 기준으로 자리잡아야 할 것이다.

4. 병원의 사회적 책임 실천 과제

4.1 평가 가이드라인

사회적 책임은 돈을 들여 조직의 이미지를 개선하는 수준에 머무르지 않고 지속가능성장을 지향하는 사회를 위한 지표가 되어야 한다. 이와 관련하여 중요한 국제동향은 표준화이다. 1990년대 들어 국제기구들은 윤리라운드 추진을 통해 회계투명성, 뇌물공여 금지 중심의 경제활동의 투명성, 환경오염 방지 관련 환경문제 등 기업의 사회적 책임 수행과 윤리경영을 국제적으로 표준화시키고 있다. 이는 우리사회의 지속가능성장과 이를 위한 다양한 이해관계자들의 연대 및 협력의 기초가 된다.

병원에 대한 사회의 신뢰를 고려하면 사회적 책임과 지속가능성장의 요구는 더욱 크다. 그럼에도 불구하고 의료기관은 다른 산업에 비하여 사회적 책임 및 지속가능성에 대한 관심이 늦게 시작되었다. Fortune 1,000의 보고에 따르면, 2008년 이전에는 Fortune에서 조사하는 1,000개의 기업에 속하는 보건의료 관련 기관 14개 중 그 어떤 기관도 재무보고서 이외의 보고서를 제출한 곳이 없었다. 2008년에 이르러서야 8개의 보건의료기관이 지속가능 성과(Sustainability Performance)를 보고하기 시작하였다. 사회적 책임 및 지속가능과 관련한 대표적인 국제표준은 다음과 같다.

1) ISO 26000, 사회적 책임 국제표준

ISO 26000은 우리나라를 포함하여 세계 50여 개 나라가 5년 여 동안 회의 끝에 2010년 채택한 국제표준이다. 각국의 상이한 사회적 책임 표준이 사회적 책임의 확대 적용과 활성화에 새로운 장벽으로 작용하고 있기에 이를 방지하기 위해 국제표준화기구(ISO: International Organization for Standardization)에서 ISO 9000(품질경영), ISO 14000(환경경영)과 같은 시스템 표준형식으로 사회적 책임 표준가이드라인인 ISO 26000을 제정하였다. 이 표준이 추구하는 목표는 지속 가능한 발전(Sustainable Development)이다. 이를 위해 협력업체, 직원, 환자, 환경, 지역사회 등 여러 다양한 이해관계자를 두루 살피며 소통하고, 합리적 지배구조를 갖추고, 윤리적이고 공정

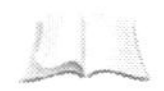

표 11-2 | ISO 26000의 주요 내용

명칭	사회적 책임에 관한 ISO 26000 가이드라인
적용범위	조직(기업, 정부, 병원, 시민단체 등)의 사회적 책임에 대한 지침
참고문헌	관련 ISO 표준 및 국제법/지침 등
사회적 책임의 원칙	- 국제법과 관련 지침을 존중 - 조직의 유연성 및 자주성 존중 - 각국의 문화와 경제적 차이 존중 - 투명성, 공정성, 반응성, 신뢰성, 적합성 강조 - 관계자의 신뢰와 만족을 통해 사업의 연속성 확보
사회적 책임 체계 구축	- 조직의 비전, 목적, 정책, 전략 및 사회적 책임의 이행 간 관계 - 사회적 책임 정책 및 의무, 조직관리, 자원 배정 - 커뮤니케이션 정책
조직 내 사회적 책임의 관리	- 이해관계자 참여 - 사회적 책임의 이슈 규명, 이슈 분석 및 평가 - 이행, 성과의 감시, 유지 및 개선
사회적 책임의 커뮤니케이션	- 이해당사자와의 커뮤니케이션 원칙, 절차 등 시스템 - 성과 홍보 도구로서의 보고

* 자료: 산자부(2005), '기업 및 조직의 사회적 책임'

한 관행을 정착시키는 것이 중요하다. 조직은 ISO 26000이 제시하는 가이드라인에 따라 지배구조, 인권, 노동, 환경, 소비자, 공정경쟁, 지역사회 참여발전 등 핵심주제별로 운영 규범을 만들 수 있다.

"사회적 책임을 다 하는 병원이 가장 좋은 병원입니다"
병원계 ISO 26000 기준 마련 노사정 토론회 진행

병원계 ISO 26000 기준 마련을 위한 노사정 토론회가 진행되었다. 사회적 책임을 다하는 기업 그리고 병원이 좋은 성과를 낸다. ISO 26000 기준의 내용이 이미 법적으로 존재하는 만큼, 이제는 구체적 적용에 대한 논의가 필요하다.

〈보건친구〉, 2012. 84호. 일부 발췌

2) GRI 가이드라인

사회적 책임과 관련한 기업의 투자 및 성과 내역을 공식보고서로 만들어 자발적으로 공개하는 지속가능성 보고서(SR: Sustainability Report) 등은 UN 산하기관인 GRI (Global Reporting Initiative)에서 주도하고 있다. GRI는 1997년 설립되어 지속가능경영 보고서 작성을 위한 국제 가이드라인을 제공한다. 주된 목적은 사회적 책임 관련한 기업의 투자 및 성과 내역을 공식보고서로 만들어 자발적으로 공개하도록 하는 것이다. 현재 가장 일반적으로 사용되는 보고서 가이드라인으로 기업의 경제, 사회, 환경적인 측면, 즉 TBL에 따른 경영활동을 공개하고, 이를 통해 지속가능경영에 대한 의지를 공유하고자 하는 보고 기준이다. 2013년에는 G4 가이드라인이라는 개정 가이드라인을 만들었다.

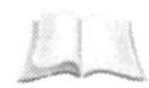

표 11-3 | GRI, G4의 측정지표 구성 개요

대분류	경제적 성과		환경적 성과	
	경제적 성과 시장 반영 간접적인 경제적 영향 구매조달		원재료 에너지 물 생물다양성 배출물 및 쓰레기	제품과 서비스 규제 위반 운송 환경보호 관련 지출 공급자 환경 평가 환경 불만 기전
대분류	사회적 성과			
중분류	고용관행	인권	사회	제조물 책임
	고용 노사 및 고용관계 직업건강과 안전 훈련 및 교육 다양성과 평등 남녀간 임금의 형평성 고용관행에 대한 공급자 평가 고용 관련 불만 기전	투자 차별 금지 결사의 자유 및 단체교섭 아동노동 금지 강제노동 인권보호관행 원주민 권리 보호 평가 공급자 인권 평가	지역사회 기여 부패 방지 공공정책 참여 반 경쟁행위 규제위반 준수 사회 영향에 대한 공급자 평가 사회 영향에 대한 불만 기전	소비자 건강 및 안전 제품과 서비스 마케팅 커뮤니케이션 고객프라이버시 보호 규제위반 준수

* 출처: GRI, G4 Version for Sustainability Reporting Guidelines

3) 병원의 사회적 책임을 위한 국가별 가이드라인 제시 및 평가의 예

병원의 사회적 책임 준수를 위해 평가 기준을 마련하고 시상 등을 통해 사회적 책임의 실천을 장려하기도 한다. 미국의 경우 거버넌스, 지역사회, 피고용인 및 환경 측면에서 책임 이행 정도를 측정한다(**[표 11-4]** 참조). 거버넌스 측면은 리더십 윤리 및 투명성/보고체계의 수준을 측정하고, 지역사회 측면은 지역사회 개발 및 자선, 산출물, 인권 및 공급망 수준을 측정하고, 고용 측면은 보상, 다양성 및 근로자 권리를 측정하며, 환경 측면은 에너지 및 기후 변화, 정책 및 보고체계, 자원관리 수준을 측정한다.

미국에서는 2006년 친환경 녹색의료서비스 실천을 위해 비영리기관인 H2E(Hospitals for a Healthy Environment)가 설립되었다. H2E는 친환경 녹색의료서비스 관련 내용을 보건의료 전문가들에게 교육하고 있으며, 실천을 돕기 위해 병원을 위한 가이드라인 및 점검표를 온라인에서 제공하고 있다(H2E Guideline). 친환경병원의 평가항목으로 일반폐기물과 환경관리, 고형폐기물 관리, 쓰레기 감소 및 재활용, 의료폐기물 관리, 위험물 폐기물 관리, 그린상품 구매 및 에너지 절약 등을 포함하고 있다. 가이드라인의 주요 항목은 다음과 같다(**[표 11-5]** 참조).

유럽에서는 의료기관들이 에너지 절약형 의료장비 구입을 고려하기 시작하였고, 이러한 요구사항은 규제의 형식으로 제도화하여 의료현장에 적용되고 있다. 유럽에서는 Restriction of the Use of Certain Hazardous Substances in Electrical and Electronic Equipment(RoHS－전기전자 장비의 유해 물질 사용 제한) 지시가 제정됨에 따라, 의료제품 공급업체들은 2016년까지 의료장비, 진단기기 등의 제조에 있어서

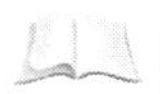

표 11-4 | 미국 CSR 기준항목

거버넌스			지역사회		
이사회	리더십 윤리	투명성/보고 체계	지역사회 개발과 자선	산출물	인권과 공급망
피고용인			**환경**		
보상	다양성과 근로자 권리	교육훈련, 안전	에너지/기후 변화	정책과 보고 체계	자원관리

* http://www.csrhub.com/CSR_and_sustainability_information

표 11-5 | H2E 친환경병원 평가 점검표

(1) 일반폐기물과 환경관리	(2) 쓰레기 감소 및 재활용
- 쓰레기관리 - 자료수집(연간처리비용, 쓰레기총량) - 정책(Green Team 유무, 폐기물관리정책 유무) - 직원교육(폐기물, 환경교육제공 등)	- 연간 재활용/재사용 재료 총량 - 연간 재활용 프로그램 비용 - 재활용으로 인한 수입 활용 - 폐기물 감소를 위한 환경친화정책 유무 - 재활용 가능한 물품 사용 및 구입 관련 정책 유무
(3) 시설	**(4) 의료폐기물**
- 에너지와 물 절약을 위한 정책 - 에너지 절약 관련 교육 - EPP(Energy Policy and Planning)정책 - 무수은 기구 사용	- 연간 의료폐기물의 양 및 처리비용 - 의료폐기물 처리기술 - 의료폐기물 관련 교육프로그램 - 폐기물의 지속적 관리
(5) 고형폐기물 관리	**(6) 그린상품 구매**
- 연간 고형폐기물의 양, 처리비용 - 처리방법(고립, 소각, 기타) - 고형폐기물 감소전략	- 그린제품의 구매의사 - 환경을 우선하는 계획(포장 최소화, 재활용/반 환 또는 재사용 가능한 포장)
(7) 위험폐기물과 잔류성, 생물 농축성 및 유독성 화학물질	
- 연간 위험 화학폐기물의 총량, 처리비용 - 위험폐기물 발생실태 및 책임자 - 위험폐기물, 유독성 화학물질 교육 - 위험폐기물 감소 위한 포괄적 평가	

RoHS 규제를 준수하는 제품을 개발하려는 노력이 한창이다. 영국은 NHS(National Health Service)를 중심으로 지속 가능한 친환경 정책을 수행하고 있다. 병원물품의 공급업체가 환경라벨인 Green Flag를 사용하도록 함과 동시에 병원의 물품 구매 시에도 동 라벨이 붙은 제품만을 사용하도록 하고 있다.

4.2 실천과제의 예

사회적 책임을 위한 국제 표준의 내용은 이미 법적, 규범적으로 존재한다. ISO

26000 가이드라인에 따른 운영지침을 마련하는 것이나 GRI 가이드라인에 따라 보고서를 만드는 것, 혹은 국가별, 지역별 가이드라인의 제정 작업이 이루어졌다. 기준의 제정만큼이나 필요한 것은 구체적 적용에 대한 논의이며 실천이다. 협력업체, 직원, 환자, 환경, 지역사회 등 여러 다양한 이해관계자를 두루 살피며 소통하고, 합리적인 거버넌스 하에 윤리적이고 공정한 관행을 정착시키는 과정이 뒤따라야 한다. 구체적인 적용과 실천을 위해서 실제 적용할 수 있는 방법들이 소개되고 있다. 병원 가치사슬 내 구매활동 시 환경적 책임을 다할 수 있도록 제공되는 기제를 살펴보기로 한다.

'지속가능성 평가표' 및 '표준화 목록'이라는 기제를 통하여 병원이 환경적 측면의 사회적 책임을 수행할 수 있다. 병원의 구매부서가 공급망을 관리하면서 평가와 모니터링을 통해서 친환경적 인식의 확산과 자재 공급을 유도한다. 대부분의 의료기관에서는 물류관리팀이 여러 부서의 구매 업무를 총괄적으로 주관한다. 제품 선정의 우선적 기준은 주로 구매할 제품의 효능(Efficacy)이다. 안전성(Safety)과 품질(Quality)의 수준을 판단하고 나면, 최근 들어서는 제품의 구성성분이나 재질, 포장재, 에너지, 물 사용의 효율성 등을 신중하게 점검하게 된다. 제품 제안요구서 상에서 친환경적 속성을 확인하는 절차가 포함될 수 있다. 구매 결정 시 이러한 요인을 확인함으로써 환경 위해적 영향을 최소화시키면서 진료의 질에 긍정적인 영향을 가져온다. 의료기관이 친환경적 재질의 중요성을 인식하고 그러한 제품을 구매할수록, 제조사들은 보다 안전하고 보다 지속 가능한 제품을 개발하게 된다.

Kaiser Permanente(KP)는 2010년에 '지속가능성장 평가표(Sustainability Scorecards)'를 개발하여서 물품 공급자들에게 공급 제품의 환경적 정보를 제공할 것을 요구한다. 공급된 제품에 대해서는 유해화학물질 혹은 친환경적 요소의 함유 수준에 따라 등급화하도록 하였다. 이 평가표로 인하여 KP는 연간 250만 달러를 절약할 수 있었다. 공급망 관리를 통해 공급자들의 적극적 참여를 촉진함으로써 결과적으로 친환경적 의료제품의 개발을 유도한다. 공급업체의 하나로서 존슨앤존슨의 경우도 공급망 대상의 지속가능성 평가표에 따라 새롭게 개발된 포장재를 통해 재무적 및 환경적 편익을 증가시켰다. 단일클론 항체(Monoclonal Antibody)를 위한 1회용 쿨러의 포장을 100번까지 재사용이 가능한 용기로 바꾸었다. 존슨앤존슨은 제품의 질에 영향을 주지 않는 범위 내에서 포장의 크기, 재료 등을 변경한 것이다.

미국에는 보건의료 구매 전문서비스를 제공하는 공동구매조직(Group Purchasing Organization, 이하 GPO)이 등장하여 여러 의료조직들이 참여해서 공동 구매력을 통해 가격 할인을 받을 수 있도록 한다. 현재 미국의 5대 GPO로 Amerinet, HealthTrust, MedAssets, Novation, Premier 등이 있는데, 이들은 13억 5천만 달러에 해당하는 의료제품을 매년 취급한다. GPO는 사회적 책임의 중요성에 대한 인식 확산을 위하여 공급자들에게 문의할 수 있는 질문을 표준화시킨 목록(a Standardized List of Questions)을 통하여 건강과 환경에 대한 관심과 행동을 유도한다. 이 새로운 도구는 KP의 지속가능성 평가표와 더불어 제조업체로 하여금 보다 친환경적인 제품 개발을 위해 노력하도록 하는 중요한 역할을 하고 있다.

지속가능성장 평가표(Sustainability Scorecard)의 기준치 적합화를 위해 노력하는 의료기자재 공급망 내 의료장비 업체들의 환경적 책임 이행 수준

Johnson & Johnson(이하 JJ): EARTHWARDS

JJ는 Earthwards 프로세스를 구축하고 등록하였는데, 이는 제품의 평생주기에 걸쳐 평가할 수 있도록 친환경 제품을 개발하고 홍보하는 프로세스이다. Earthwards 프로세스에 의해 개발된 제품은 다음 7개의 영역 중 3개 이상에서 최소 10% 이상의 개선이 있어야 한다고 명시한다. 7개의 영역이란 재질, 포장재, 에너지, 폐기물, 물, 사회적 혜택 및 혁신 영역이다.

예를 들어, VITROS 3700은 JJ가 최근 개발한 Earhwards 인증 제품인데, 병원의 검사실에서 혈액검사를 할 때 활용되며 면역진단시스템의 새로운 장을 열었다. 폐기물, 에너지의 감소와 재질의 개선효과를 보여준다. 예를 들어 이 시스템은 전자게시판에 전자문서를 게시함으로써 종이 사용량의 15%를 감소시켰고, 13%의 에너지 절약 및 액체 폐기물 양의 80%를 감소시키는 효과가 있었다.

Becton Dickinson(이하 BD): ecoFinity

주사기, 바늘을 비롯한 일회용 주입용품은 의료폐기물 중에서 차지하는 비중이 매우 크다. 사용한 주사바늘은 대부분 매립지나 소각장에 버려진다. BD와 WAST Management는 BD ecoFinity LifeCycle Solution을 개발했다. 이 프로그램을 통하여 새로운 주사바늘 제품으로 바꿈으로써 안전하고 경제적인 재활용이 가능해졌다. 새로운 제품의 재활용을 통해서 매립지로 향하는 폐기물 자체의 경로를 수정하였을 뿐 아니라 새로운 주사바늘 수집기를 생산하는 데 들어가는 원재료의 양을 줄였다. BD ecoFinity Life Cycle Solution을 시범적으로 사용해 본 병원들은 폐기되는 주사바늘의 양이 70% 정도 감소했다고 보고했다.

Kimberly-Clark(이하 KC): Blue ReNew

2010년 이래 KC는 의료기구에 사용되는 멸균포장재(Blue Sterilization Wrap)의 재활용과 관련한 의료기관들의 입장을 이해하기 위해 파일럿 프로그램을 운영해왔다. 2012년에 Blue ReNew 프로그램을 공식적으로 발족시켰으며, 프로그램 수행을 통해서 멸균포장재의 재활용 프로세스 구축을 단계별로 도왔다. 팀은 병원의 각 시설에 맞춤화시켜서 프로그램을 정착시켰고, 재활용 파트너가 누구인지를 정의하고, 수술팀을 훈련시키고, 그 결과를 측정하는 평가 시스템도 제공하고 있다.

〈Johnson&Johnson White Paper〉 2012.

5. 사회적 책임의 내부적 효과

병원이 사회적 책임을 다함으로써 환자, 공급업체 등 다양한 이해관계자를 비롯하여 지역사회, 국가, 국제 사회에 혜택을 제공한다. 병원 내부적 효과도 기대할 수 있다. 사회적 책임은 의료기관이 보다 투명하고 신뢰성 있는 방법으로 성과를 알릴 수 있는 중요한 역할을 하게 된다. 병원의 성과가 우리 사회의 윤리적 가치와 부합할 때 효과적인 산출물을 끌어낸다. 일반적으로 윤리 및 사회적 책임은 재무성과와 비교적 긍정적인 관계에 있다. 좋은 평가를 받는 기업이 우수한 재무성과를 가지고 있으며 회사의 이익만을 고집하지 않고 윤리적으로 경영하는 회사의 주가가 더 높다고 보고된 바 있다. 병원 사회적 책임의 내부적 효과를 사회적 자본 및 인적 자본, 경영효율성 측면에서 발견할 수 있다.

1) 사회적 자본 측면에서의 효과

의료기관에 있어서 신뢰는 가장 중요한 가치 중의 하나이다. 윤리적 경영방식을 통해 사회적 책임을 다함으로써 환자(소비자)와의 감정적 유대감이 형성되고 그 결과 신뢰를 얻게 된다. 윤리적 경영방식의 실행은 정직, 공정, 부패 기회의 최소화, 올바른 행동을 한다는 좋은 평판의 형성을 가져온다. 사회적 책임을 수행하기 위한 메커니즘을 수립하고 사회 대상의 서비스를 실행하는 의료기관은 평판 관리에 있어

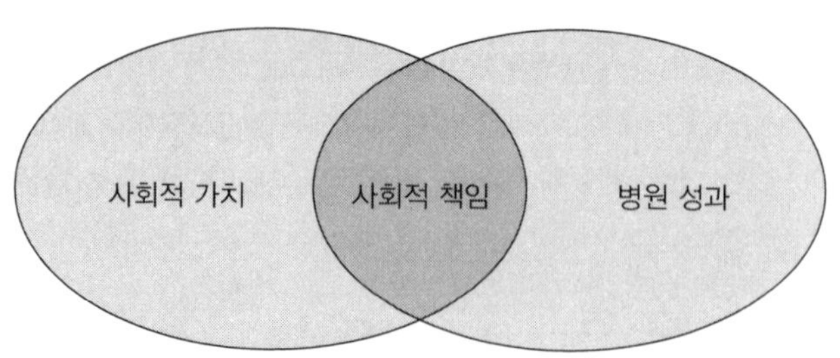

그림 11-9 병원의 사회적 책임의 동인

서 사회적으로 수월한 입지가 가능하다. 평판 위기의 상황에서도 잃게 되는 신뢰, 법적 비용 및 환자 충성도 등에 있어서 보다 나은 위치에 놓이게 된다. 환자 충성도는 지속가능 성장으로 가는 여정에서 결정적으로 영향을 미치는 요소이다.

2) 인적 자본 측면에서의 효과

일반적으로 직원의 사기와 기관의 사회적 성과를 향한 충성도는 밀접한 관련성이 있다. 병원의 경우는 더욱 그러하다. 병원 직원이 윤리적 규범에 대한 병원의 위반 상황을 계속 목격하게 된다면 직원의 사기와 윤리 측면에서 좋지 않은 영향을 주게 된다. 사회적 책임을 다하는 병원에 대해 자긍심이 충만한 직원이 의료서비스의 품질을 높이는데 적극적으로 기여하고 환자들에게 양질의 의료서비스를 제공한다. 또한 양질의 의료서비스에 만족한 고객의 평판과 직원들의 자긍심은 선순환을 이루어 우수한 인재의 선발, 유지 및 관리 역량의 개선을 가져온다.

3) 경영효율성 측면에서의 효과

사회적 책임의 성과는 경영효율성을 높일 수 있다. "Pollution Prevention is Another Term for Efficiency(오염 방지는 효율성의 또 다른 이름이다)"라는 문구에서 보듯, 사회적 책임은 사회에 대한 책임을 다함으로써 부수적으로 얻는 조직의 이미지 개선 효과를 넘어서 경영 효율화라는 직접적인 경영성과를 가져올 수도 있다. 병원의 환경적 책임을 계획하고 실행하는 과정을 통해서 자재, 에너지 사용, 물 소비량, 폐기물 등에 이르기까지 다양한 부수적 성과를 낼 수 있다. 특히 사회적 책임의 실현을 위한 새로운 프로젝트를 계획하는 것보다 기존의 '운영효율성(Operational Excellence)'

노력에 사회적 책임을 접목시키는 방법으로 이러한 성과를 많이 거둘 수 있다. 예를 들어, 유해 폐기물 처리에 있어서 폐기물을 최소화할 수 있는 대체 자재 활용, 재활용품 사용, 일회용품의 재사용, 폐기물 관리 시스템 구축 등 환경적 책임의 관점에서 시행하게 되면, 폐기물 양의 감소, 처분 비용의 절감, 정규적인 불순응 위험요인의 감소, 안전성 확보, 직원의 직장 환경 개선 등의 효과를 거둔다. 이는 결국 경영효율성의 개선을 가능하게 한다. 또 다른 예로 친환경 건물은 초기 디자인에 비용이 더 들지만, 초기투자비용의 10배나 되는 장기적인 비용절감 효과가 있다는 사례가 보고되었다. 경영효율성 측면에서 에너지 절감효과 외에 개선된 채광 환경 등으로 인해 환자의 재원일수 및 회복기간 단축, 진료진의 환자 관리활동 증가, 환자 진료결과의 개선 효과 등이 기대된다.

6. 요약

기업의 사회적 책임(CSR)이란 기업이 사회의 구성원임을 인지하고 환경적, 경제적, 윤리적, 박애적 책임을 다하는 것을 의미한다. 오늘날 기업경영에서 중요한 지속가능성은 사회적 책임이 전제되었을 때 가능하다. 사회적 책임의 개념과 유사한 지속가능경영, 윤리경영, 기업시민주의 등은 개념은 기업의 역할에 대한 우리 사회의 기본적인 요구를 공통분모로 하고 있으며 이들을 통합하여 사회적 책임이라 정의해도 무방하다. 사회적 책임은 경제적 영역에서 시작하여 포괄적 영역으로 확장되는 발전단계를 거치고 있으며, 의미 측면에서도 기업 외부의 요구에 대해 방어적 차원에서 대응하던 방식에서 벗어나서 핵심 경영전략과 통합하면서 기업과 지역사회의 지속가능성장을 함께 추구하는 전략적인 사회적 책임 활동을 강화하는 추세이다.

현재까지 병원의 사회적 책임과 지속가능성에 대한 보고는 많지 않다. 그러나 병원은 특히 공익과 수익성을 공동으로 지향하는 가운데 사회적인 신뢰가 더 많이 요구되는 조직이다. 따라서 병원의 사회적 책임에 대한 새로운 패러다임이 필요하다. 외부 압력에 의해 혹은 이미지 개선 방식으로 사회적 책임활동을 수행했던 것에서 나아가, 병원경영의 핵심 요인으로 인식하고 병원의 일상적인 활동과 연계되어 운영적 수월성(Operational Excellence)을 이루는 과정에 내재화될 때에 더 광범위하게 공익에 기여할 수 있다. 사회적 문제를 해결하면서 동시에 병원이 추구하는 가치를 창출할 수 있다고 보는 관점이다. 이는 한 부서에서 다룰 일이 아니며, 운영 체계 전반에 영향을 미칠 수 있도록 병원 거버넌스 차원의 견고한 메커니즘이 필요하다. 병원 거버넌스의 최적화는 조직문화를 모든 이해관계자의 수요를 만족시키도록 재구성할 때 가능하다. 사회적 책임과 관련된 모든 이해관계자 및 그들의 입장을 제대로 반영한 내부 관리 메커니즘의 수립이 필요하다. 구매, 진료 등의 병원 가치사슬의 각 단계별로 구현할 수 있는 사회적 책임의 영역을 규명하고, 평가, 모니터링 하는 제반 과정을 포함한다. 이를 기초로 사회시스템의 일부로서 책임감을 인지하고 지속적으로 발전할 수 있다. 평가를 위한 국제표준이 이미 제시되어 있으므로 이를 가이드라인으로 삼아 구체적인 실천 방안을 모색해야 할 때이다. 병원의 사회적 책임 수행은 사회에 대한 경제적, 윤리적, 자선적, 환경적 책임의 결과물을 기대할 수 있는 동시에 병원 내부적으로는 경영효율화를 가져올 수 있고, 사회적 및 인적 자본의 개선을 가능하게 해준다.

REFERENCE

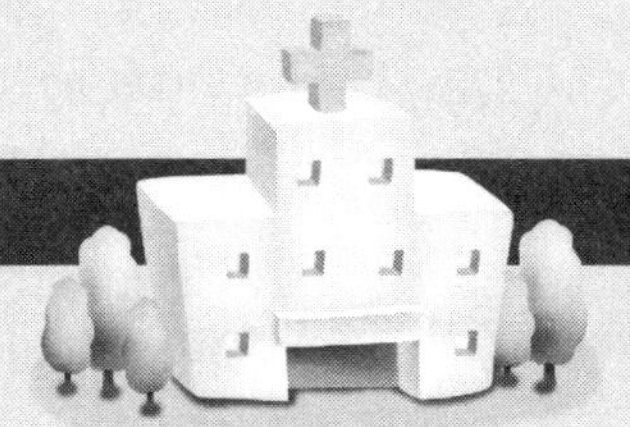

참고문헌

가톨릭의료경영연구소, 직할병원 ABC 원가 및 수익분석. 2006.

곽수일, 김우봉, 노부호, 이철, 조남신, 황선웅 공저. 현대기업경영원론. 영지문화사. 1994.

권영대 외 3인(역). 의료 전문가를 위한 경영의 원리(제5판), 시그마프레스, 2011.

권영대, 박성진. 의료경영전략, 와이즈인헬스케어, 2011.

권영대. 병원에서의 질 향상 활동 – 필요성, 역사와 향후의 과제, 한국의료QA학회지 12(2): 47–54, 2006.

권영대. 의료의 결과평가와 위험요인 보정, 한국의료QA학회지 13(1): 48–56, 2007.

김성수. 불가사리전략으로 사람을 관리하라. acoba. 2011.

김연성, 박상찬, 박영택, 서영호, 유한주. 이동규. 품질경영, 박영사, 2004.

김인수, 거시조직이론 (개정판), 무역경영사, 2007.

김태웅, 이우헌. 경영학원론, 신영사, 2014.

마리루 해리건 (이상일, 조홍준, 이영성, 권영대, 김윤 옮김). 의료의 질 관리, UUP, 1999.

보건의료산업학회. 병원경영개론. 현문사. 2013.

안병훈, 이승규, 이수열. “우리나라 기업의 사회책임경영 현황 및 전망에 관한 조사 보고서,” 한국과학기술원 사회책임경영연구센터, 대한상공회의소 지속가능경영원, 2006.

양동훈, 임효창(역). 경영학원론, 시그마프레스, 2013.

양춘승(역). 기업의 사회적 책임과 전략, 동서미디어, 2012.

엘런 가우쳐, 리처드 카피 (조우현, 손명세 옮김), 질 중심의 병원경영, 학연사, 1997.

오상현. 글로벌시대의 의료서비스, YOUNG, 2014.

원석희. 서비스품질경영, 형설출판사, 1998.

윤석철. 경영학의 진리체계. 경문사. 2001.

의료경영학회. 병원경영개론. 서원미디어. 2010.

이세용, 정형록. 의료기관회계. 2010

이용균. 국내병원의 녹색경영 현황과 과제, KHIM Issue Paper, 제11호, 한국병원경영연구원, 2011.
이유재. 서비스마케팅, 학현사, 2013.
이학식. 마케팅, 집현재, 2014.
임환열. 병원경영의 이론과 실무. 초록미디어. 2011.
정종태. 인사관리: 기본과 실제. 시그마프레스. 2013.
최호, 김영훈, 이해종, 임배만, 신민철. 의료서비스 마케팅 이론과 실제, 아카데미아, 2008.
케스 반 데르 헤이든 지음(정수지 역). 위험을 최소화하는 시나리오 경영. 21세기 북스. 2011.
피터 팬드, 로버트 노이만, 롤랜드 카바나 (신완선, 고기전 옮김). 6시그마로 가는 길, 물푸레, 2001.
피터 팬드, 로버트 노이만, 롤랜드 카바나 (심현택, 김창덕 옮김). 6시그마 팀 필드북, 물푸레, 2002.
한국QI간호사회. QI 활동 지침서, 2000.
한국보건산업진흥원. 보건의료기술 R&D 자료집, 한국보건산업진흥원 R&D 진흥본부 내부 자료, 2012.
한국보건의료관리연구원. 의료의 질 향상, 1998.

Argyris, C. and Schon, D. A., Organizational Learning II: Theory, Method, and Practice. Addison-Wesley. 1996.
Belardo, G. & Petersen, K. "Sustainability: A New Playbook for Hospitals," VCU Energy & Sustainability Conference, 2013.
Branda~o C., Rego G., Duarte I. & Nunes R. "Social Responsibility: A New Paradigm of Hospital Governance?" Health Care Analysis, 21:390-402, 2013.
Caroll, A. "The Pyramid of Corporate Social Responsibility: Toward the Moral Management of Organizational Stakeholders," Business Horizons, 43(4):42, 1991.
Christian Gronroos. "A Service Quality Model and its Marketing Implications," European Journal of Marketing, 18(4), 36-44, 1984.
Daft, R. L. (김광점 외 역), 조직이론과 설계 (10판), 한경사. 2010.
de Kluyver, C. A. and J. A. Pearce II. Strategy: A View from the Top, 3rd ed. Pearson. 2009
Dlugacz YD, Restifo A, Greenwood A. The Quality Handbook for Health Care Organizations, Jossey-Bass, 2004.
Fitzsimmons J, Fitzsimmons M. Service management for competitive advantage, McGraw-Hill, 1994.
Frederick F. Reichheld. Loyalty Rules-How Today's Leaders Build Lasting Relationships. Boston MA: Harvard Business School Press, 2001.
Fuchs, P. H., Mifflin K. E., Miller, D., and J. O. Whitney, 2000. Strategic Integration: Competing in the Age of Capabilities. California Management Review, 42(3), 118-147
Global Reporting Initiative, G4 Sustainability Reporting Guidelines, 2013.
H. V. 뷰오리(서울대학교 의과대학 의료관리학교실 옮김). 의료의 질 - 개념과 방법론, 한울, 1996.
Heskett, J. L., T. O. Jones, G. W. Loveman, W. E. Sasser, & L. A. Schlesinger. "Putting the

Service Profit Chain to Work," Harvard Business Review, 72(2): 105–11, 1994.

Iezzoni LI. Risk Adjustment for Measuring Health Care Outcomes, Health Administration Press, 2003.

Joan Gratto Liebler and Charles R. McConnel, Management Principles for Health Professionals, 6th ed. Jones & Bartlett Learning, 2011.

Johnson, M. W., C. M. Christensen, and H. Kagermann. Reinventing Business Model. Harvard Business Review, 2008, Dec.

Keith Sutter. "The Growing Importance of More Sustainable Products in the Global Health Care Industry," Johnson and Johnson White Paper, 2012.

Kotler Phillip & Kevin Keller. Marketing Management: Prentice Hall, 14th edtion, 2011.

Kotter, J. P. and D. A. Cohen, The Heart of Change. Harvard Business School Press, 2002.

Marszalek–Gaucher E, Coffey RJ. Total Quality in Healthcare: from Theory to Practice, Jossey–Bass, 1993.

Miller, D. Icarus Paradox. Harper Business, 1990.

Parasuraman A., Valarie A. Zeithaml, & Leonard Berry. "SERVQUAL: A Multiple Item Scale for Measuring Consumer Perceptions of Service Quality," Journal of Retailing, 64, 12–40, 1988.

Pfeffer, J. and R. I. Sutton. The Knowing–Doing Gap: How Smart Companies Turn Knowledge into Action. Harvard Business School Press. 2000.

Ransom SB, Joshi MS, Nash DB, The Healthcare Quality Book, AUPHA, 2005.

Rashad Massoud 외 6인 (이상일 옮김). 실무자를 위한 의료의 질 관리 핸드북, 한학문화, 2004.

Saloner, G., Shepard, A., and J. Podolny. Strategic Management Wiley. 2001.

Sharon B. Buchbinder, Nancy H. Shanks. Introduction to Health Care Management. Jones & Bartlett Learning, 2nd ed., 2011.

Shelton PJ. Measuring and Improving Patient Satisfaction, An Aspen Publication, 2000.

Shortell, S. M. and A. D. Kaluzny (김한중 외 역), 병원조직관리론(번역개정판), 가톨릭대학교출판부. 2003.

Smith, R. "Understanding and Linking Sustainability for Healthcare," White Paper, Johnson Controls Inc. 2010.

Stephen M. Shortell, Arnold D. Kaluzny. Shortell and Kaluzny's Health Care Management: Organization Design and Behavior, 6th ed. Cengage Learning, 2011.

Swayne, L. E., Duncan, W. J., and P. M. Ginter, Strategic Management of Health Care Organization, 6th ed., Jossey–Bass. 2008

Takahashi, T., Koide D. "CSR and BSC for Sustainable Hospital Management (Part 1 Hospitals and CSR)", Information Science Studies (Institute of Information Science, College of Commerce, Nihon University) 20: 31–52, 2011.

UNESCO. The Report of the International Bioethics Committee of UNESCO on Social

Responsibility and Health, Division of Ethics of Science and Technology, 2010.
Valarie A. Zeithaml Lenard L. Berry, & A. Parasuraman. "The Behavioral Consequences of Service Quality," Journal of Marketing, 60, 31–46, 1996.
Wirtz J., Chew P. and Lovelock C. Essentials of Services Marketing, 2nd edtion. Pearson, 2013.
World Energy Council, World Energy Scenario. 2013.
Zeithaml. V., Bitner. M & Gremler D. D. Services Marketing, 6th edition. Mc Graw–Hill, 2013.

INDEX

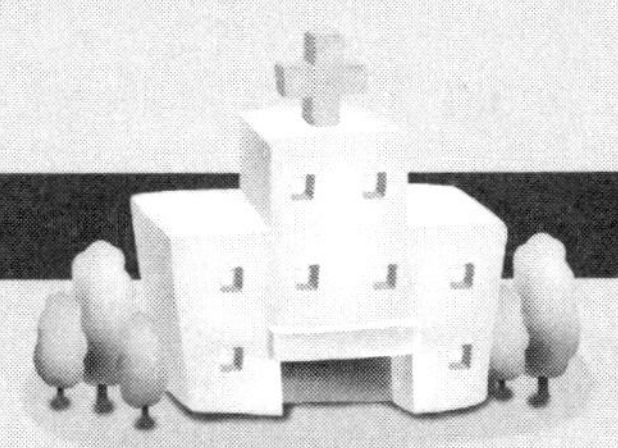

찾아보기

ㅅ

ㅇ

ㅈ

ㅎ

기타